Melanie Büttner
Alina Schadwinkel
Sven Stockrahm

Ist das normal?

Melanie Büttner
Alina Schadwinkel
Sven Stockrahm

Ist das normal?

Sprechen wir über Sex, wie du ihn willst

BELTZ

FSC www.fsc.org
MIX
Papier | Fördert gute Waldnutzung
FSC® C089473

Dieses Buch ist erhältlich als:
ISBN 978-3-407-86592-2 Print
ISBN 978-3-407-86619-6 E-Book EPUB

3. Auflage 2025

in der Verlagsgruppe Beltz · Weinheim Basel
Werderstraße 10, 69469 Weinheim
service@beltz.de

Illustration: Thomas Kappes
Lektorat: Katharina Theml, Büro Z, Wiesbaden; Dorothea Bühler
Umschlaggestaltung: Vietmeier Design, München
Bildnachweis: © Laura Normand

Herstellung: Sarah Veith
Satz: Publikations Atelier, Dreieich
Layout: www.anjagrimmgestaltung.de
Druck und Bindung: Beltz Grafische Betriebe, Bad Langensalza
Beltz Grafische Betriebe ist ein Unternehmen mit finanziellem Klimabeitrag (ID 15985-2104-1001)
Printed in Germany

Weitere Informationen zu unseren Autor_innen und Titeln finden Sie unter: www.beltz.de

Inhalt

Vorwort

Nicht irgendein Sexratgeber, sondern dein ganz persönliches Sexbuch

Bitte kein Dick Pic, haben wir gedacht. Hoffentlich schickt uns keiner ein Foto seines entblößten Penis. Womöglich noch mit der Frage: Ist das normal, dass ich so gut bestückt bin und alle auf mich abfahren? Das brachte uns dann doch zum Lachen. Das mit dem Dick Pic war im September 2017. »Schickt uns eure Fragen, alles was ihr schon immer über Sex wissen wolltet«, so fing es mit einem Sexpodcast auf ZEIT ONLINE an. Wir öffneten eine Art Sprechstunde und wussten damals noch nicht, was uns erwarten würde. Neugierig und etwas angespannt hofften wir auf erste Zuschriften. Und wurden positiv überrascht: Das Interesse war groß. Zehntausende Menschen begannen, uns Folge für Folge zuzuhören. Hunderte vertrauen sich uns bis heute per E-Mail an. Immer ausgehend von einer Frage: Ist das normal?

Ist das normal, dass der Sex in meiner Beziehung langweilig geworden ist? Ist das normal, dass mir Sex nicht das gibt, was er anderen Menschen zu geben scheint? Ist das normal, wenn ich täglich zum Einschlafen Pornos schaue, ich nur einen Orgasmus habe, wenn ich mich selbst befriedige, ich mir beim Sex mit meinem Partner jemand anderes vorstelle?

Viele solcher Zuschriften bekommen wir Woche für Woche. Wir, das sind Melanie Büttner, Sexualtherapeutin und Fachärztin für Psychosomatische Medizin und Psychotherapie, sowie Alina Schadwinkel, Wissenschaftsjournalistin und Redakteurin, und Sven Stockrahm, stellvertretender Ressortleiter für Wissen und Digital bei ZEIT ONLINE.

Unser Sexpodcast unterscheidet sich von vielen anderen da draußen. Wir erzählen darin nicht von uns und noch weniger von den Dates, die wir hatten, von unseren Partnern oder unserer eigenen Sexualität. Stattdessen dreht sich alles um die Fragen unserer Hörerinnen und Hörer. Von Beginn an fiel uns dabei etwas auf, dem Melanie als Therapeutin auch in ihrer Sprechstunde immer wieder begegnet: Es gibt viel Verunsicherung und ganz grundlegende Fragen zu Sexualität, zu Beziehungen und Liebe, zu persönlichen Vorlieben, Wünschen und Bedürfnissen. Vielen Menschen, egal wie alt sie sind, die mitten im Leben stehen, Job, Familie und Alltag managen, fehlt etwas: Wissen über Sex.

Wie kann das sein? So viel und offen wie heute wurde doch noch nie über Sex berichtet, geschrieben und gesprochen. In Magazinen gibt es sogar Tipps, wie sich der Anus am besten bleichen lässt. Längst teilen Menschen ihre Erfahrungen über Analsex und Sadomaso, planen Sextoy- statt Tupper-Partys oder diskutieren darüber, welche Intimfrisur welche Vulvalippen am besten zur Geltung bringt. Im Kino oder auf Netflix, in der Werbung, in Songs, Büchern, auf Instagram oder Nachrichtenseiten wird uns gezeigt, wie Sex ist oder wie er zu sein hat. Auf dem Smartphone streamen Menschen den Porno für zwischendurch, scrollen sich durch erotische Fotos, lesen Sexratgeber oder sind bei Tinder, Lovoo, Lesarion, Grindr oder anderen Dating-Apps unterwegs. Für jeden scheint etwas dabei zu sein. Sex wirkt frei, intensiv und direkt – ganz gleich, wer da miteinander Spaß hat: Frau und Mann, Mann und Mann, Frau und Frau oder auch zu dritt und mehr.

Dass Sex so selbstverständlich geworden ist, ist erst einmal ein Grund zu feiern. Denn dafür haben viele Gruppen jahrzehntelang gekämpft: die Studentenbewegungen in den Sechzigern und Siebzigern, sexpositive Feministinnen, schwule, lesbische und Transmenschen, aber auch Sexualforscherinnen, -therapeuten und andere Fachleute. Fragen stellen, Tabus brechen – das hilft, um aufzuklären und zu informieren. Doch wie unverkrampft, wie ehrlich sind wir wirklich, wenn es um unsere ganz persönliche Sexualität geht? Und wissen wir überhaupt, was das ist?

Die Wahrheit ist: Was die meisten heute über Sex erfahren, ist leider noch immer mit Klischees durchsetzt und geht oft an der Realität vorbei. Nicht selten werden die Bedürfnisse jedes Einzelnen ignoriert und Mythen als Gewissheiten verkauft: Nur wer als Paar zweieinhalb Mal die Woche miteinander schläft, führt eine gute Beziehung, heißt es zum Beispiel. Oder auch: Jede Frau kann einen Orgasmus haben, wenn sie es nur richtig anstellt, sich entspannt und einfach mal den Kopf ausschaltet. Männer fragen sich, ob sie versagt haben, wenn die Frau oder ihr Partner nicht kommt. Es liege an der Performance, heißt es dann, aber die lasse sich in den Griff bekommen. Wer verführen will, müsse das Ganze nur vernünftig choreografieren, ausgefeilte Sextechniken einstudieren und möglichst viele Stellungswechsel parat haben. Es sei denn, der Penis streikt, ist nicht groß genug, oder der Mann hat andere Probleme. Egal, ob hetero, schwul, lesbisch, bi, trans oder einfach anders, sprich queer: Die Anforderungen an guten, richtigen Sex sind hoch. Wer es nicht bringt, so der Eindruck, könne eine erfüllende Beziehung und ein schönes Sexleben vergessen.

Was für ein Quatsch! Vieles davon ist nicht mehr als Gerede, die Quellen sind oft zweifelhaft. Da gibt es beispielsweise Vibrator- und Kondomhersteller, die hoffen, dass sich ihre Produkte besser verkaufen, wenn sie Ergebnisse von Studien veröffentlichen, die sie selbst in Auftrag gegeben haben. Oder Sex-Sites, die Kunden für sich gewinnen wollen, und Medien, die wissen: Sex sells. Wie soll sich jeder Einzelne von uns da ernst genommen fühlen? Wie soll ich wissen, was mir guttut, was ich wirklich will und brauche?

Um das herauszufinden, haben wir dieses Buch geschrieben. Unsere Erfahrungen mit dem Podcast und Melanies Wissen aus der Praxis zeigen: Die neue sexuelle Freiheit kann überfordern. Doch es muss nicht so sein. In der Sexualität geht es nicht darum, normal zu sein oder normal zu werden, sich einem Standard anzupassen. Es geht darum, zu finden, was einem selbst gefällt. Die eigenen Sehnsüchte ernst zu nehmen, sich zu fragen: Womit habe ich Spaß, was macht mich lebendig? Und sich von dem zu verabschieden, was uns überall vorgeturnt wird. Das sind die Erfahrungen und Erkenntnisse aus jahrzehntelanger Sexualforschung und -therapie.

Vielleicht sehnst auch du dich nach etwas anderem, selbst wenn dir noch nicht klar ist, was das sein könnte. Dieses Buch kann dir helfen, dem nachzuspüren, und vor allem deutlich machen, dass Sexualität nur einem Drehbuch folgen sollte: deinem eigenen. Wer darin die Hauptrollen spielt, wie das Set aussieht und vor allem welche Schlüsselszenen du dir wünschst, entscheidest erstmal nur du allein. Wer sich und seine Bedürfnisse kennt, der kann seine Sexualität auch mit einem Partner, der Frau oder dem Freund ganz neu entdecken.

Einigen wird dies klar, wenn sie merken, dass etwas nicht stimmt. Sexualität ist eben nicht immer nur lustvoll, aufregend oder ekstatisch, sondern kennt auch andere Seiten. Sie kann anstrengend, langweilig, leer, traurig oder gar abstoßend sein. Einige können Sex nicht mehr genießen, oder er hat ihnen noch nie so richtig gut gefallen. Intim zu sein ist für sie eher Druck als Entspannung. Ist Sex nur richtig und gut, wenn beide vor Lust fast ekstatisch sind? Was passiert, wenn eine oder beide nicht kommen? Habe ich dann versagt? Ist womöglich etwas mit mir nicht in Ordnung?

Fast jeder hat im Lauf seines Lebens ähnliche Gedanken. Die einen verspüren keine körperliche Erregung oder haben Schwierigkeiten mit dem Orgasmus. Manche kommen gar nicht, fühlen nie das Kribbeln, das über unser zentrales Nervensystem in Wellen durch den Körper jagt. Andere können keine Erektion erleben oder kommen zu früh. Nicht wenigen Frauen und so manchem Mann tut der Sex weh. Und dann ist da die Lustlosigkeit, wenn Sex einfach nicht mehr reizt. Oder auch eine Porno- oder Sexsucht.

Für all das gibt es ganz unterschiedliche Gründe. Oft kommen mehrere zusammen – psychologische, körperliche und eben auch das, was wir hören, lesen, sehen und erleben. Seit die neuen Normen und Stereotype von Sexualität über Breitband-Internet in die Welt gesendet werden, beobachten Sexualtherapeutinnen, Wissenschaftler und Medizinerinnen, dass bestimmte sexuelle Probleme häufiger auftreten als zuvor. Vermutlich ist dies kein Zufall.

Doch auch die Beziehung mit der Partnerin oder dem Partner beeinflusst unsere Sexualität. Wie gehen wir miteinander um? Sprechen wir über unsere Bedürfnisse und Wünsche? Fühlen wir uns gehört und verstanden? Wie gehen wir aufeinander ein? Gelingt es uns gemeinsam, uns von Klischees frei zu machen, finden wir unseren ganz eigenen Weg in der Sexualität, der uns beide erfüllt?

Viele Erfahrungen, die wir seit der frühesten Kindheit mit uns selbst, unserem Körper und anderen Menschen gesammelt haben, beeinflussen unsere Sexualität bis heute. Nicht immer ist das, was wir erleben, stärkend und schön. Vor allem sexuelle Gewalt kann sich auf drastische Weise auswirken. Wenn Menschen überredet oder auf andere Weise dazu bewegt werden, beim Sex Dinge zu tun, die sie nicht wollen, sie bedroht oder mit Gewalt zum Sex gezwungen werden, spüren sie die Folgen oft noch Jahre später.

Dass viele heute Mainstream-Pornos schauen, macht die Situation nicht besser. Denn die vermitteln uns nicht nur unrealistische Vorstellungen davon, wie Sex auszusehen hat, sie kommen auch äußerst hart daher. In den Filmen wird allzu oft auf angedeutete oder tatsächliche Gewalt gesetzt. Und dabei sind Deepthroaten, Schläge auf den Hintern und an den Haaren ziehen noch die vermeintlich harmlosen Varianten. Umso wichtiger ist es, Bescheid zu wissen und sich selbst genauer kennenzulernen. Damit man die richtigen Entscheidungen für sich treffen kann.

Wir schreiben in diesem Buch über Sex, wie du ihn willst. Dazu gehört auch, sich mit sich selbst und in seiner Haut wohlzufühlen. Unser Körper ist der zentrale Ort des Geschehens beim Sex. Je vertrauter er uns ist, desto intensiver und vielseitiger können wir Lust, Sinnlichkeit, Leidenschaft, Geborgenheit und Liebe empfinden – und mit allen Reizen spielen, die uns zur Verfügung stehen. Gerade dann, wenn wir uns vielleicht wünschen, anders auszusehen. Klar, manche hätten gerne ein paar Kilo weniger, eine kleinere Nase, nicht so viele Falten, zartere Vulvalippen oder einen größeren Penis. Das ist normal, und doch sollten wir uns nicht zu sehr davon verrückt machen lassen. Niemand ist perfekt. Unser Körper ist es wert, gemocht und akzeptiert zu werden, und zwar so, wie er ist. Wem das gelingt, dem fällt es leichter, Sex zu haben und zu genießen.

Wir haben uns durch Studien, Umfragen, Statistiken und Bücher gelesen und aktuelles Wissen über Sex zusammengetragen. Doch unser Buch setzt nicht nur auf das, was zahlreiche Sexualforscher, Psycho- und Sexualtherapeutinnen, Mediziner und andere Fachleute berichten. Wir bringen die Erfahrungen mit ein, die Melanie Büttner in ihrer Praxis macht, und Gedanken derjenigen, die unseren Sexpodcast hören. An vielen Stellen im Buch tauchen sie als Stimmen auf, die auf dem beruhen, was die Menschen in Melanies Sprechstunde und unsere Hörerinnen und Hörer uns fragen. Bestimmt denken viele von ihnen über ähnliche Dinge nach wie du selbst. Die Ideen, Erkenntnisse und Einsichten, die wir mit dir teilen wollen, sind im Kern universell. Unabhängig davon, wer du bist, wen du liebst und mit wem du Sex hast. Um die Privatsphäre der Personen zu schützen, die ihre Fragen und Erfahrungen mit uns geteilt haben, fassen wir ihre Gedanken in neue Worte. Statt ihre echten Namen zu nennen, nutzen wir Pseudonyme – auch die Altersangaben sind nur angelehnt an das echte Alter der Menschen.

In unserem Buch benutzen wir männliche, weibliche und neutrale Formen, schreiben über Frauen, Männer, Personen und Menschen. Oder wechseln ab. Alle Quellen und Literaturempfehlungen haben wir ins Netz gestellt. Die Literatur ist dort kapitelweise und in der Reihenfolge ihres Erscheinens im Text gelistet. Wo du die Literaturliste finden kannst, sagt dir der Verweis am Ende des Buches.

Wir werden dich an der ein oder anderen Stelle ermuntern, dir ganz konkret Gedanken zu machen. Am Ende des Buches gibt es außerdem einen Wegweiser, der dir dabei hilft, einen Profi zu finden, der dich direkt unterstützen kann, wenn du das möchtest.

Und noch etwas: Nichts muss bleiben, wie es schon immer war oder ist. Unsere Sexualität verändert sich ein Leben lang. Weil wir neue Erfahrungen machen – gute oder schlechte –, neue Partner kennenlernen, der Körper sich entwickelt oder weil mit den Jahren das Bedürfnis in uns wächst, authentischer zu sein und sich weniger anzupassen. Dieses Buch ist nur ein erster Schritt. Eine Art Sprechstunde – auch mit dir selbst. Denn Sex ist das, was du draus machst.

Viel Spaß beim Lesen wünschen dir
Melanie Büttner, Alina Schadwinkel und Sven Stockrahm

PS: Ein Dick Pic haben wir übrigens bis heute nicht bekommen, und dies ist keine Aufforderung, uns eines zu schicken.

BITTE BEACHTE AUCH DAS FOLGENDE

Die Informationen in diesem Buch wurden mit großer Sorgfalt zusammengestellt. Sie ersetzen jedoch nicht das persönliche Gespräch mit einem Sexual-, Paar- oder Psychotherapeuten und auch keine ärztliche Untersuchung. Deshalb: Sprich im Zweifelsfall mit einer Fachfrau oder einem Fachmann. Wer für welche Fragestellung geeignet ist, erfährst du in Kapitel 6.

1
Zu befreit, um frei zu sein – wie Porno und neue Stereotype unsere Sexualität prägen

Warum überhaupt noch über Sex reden? Wer sich heute umhört und umschaut, könnte meinen, es sei längst alles gesagt, geschrieben oder gezeigt worden. Auf Social Media, in Filmen und Serien, in Frauen- und Männerzeitschriften, in der Musik, in den Massenmedien, in Romanen, der Werbung oder Pornos erfahren wir, was vermeintlich richtigen und guten Sex ausmacht: Lust und Leidenschaft auf Abruf, unter fünf Stellungswechsel geht kaum etwas, sportlich und ausdauernd soll Sex sein, je lauter, desto besser. Wer sucht, was uns scharf machen soll, findet Antworten meist im Netz. Da begegnen uns Tipps und Ratgeber zu Fragen wie: Bin ich zu prüde? Welches Sextoy ist das richtige? Wie behalte ich einen Ständer? Wie werde ich besser im Bett? Und lernen wir nicht auch: Wer Sex hat, gehört dazu, ist glücklich, gesund und attraktiv, kurzum, führt ein besseres Leben?

Noch nie ging es offener, direkter und expliziter zu als heute. Nahezu alles scheint möglich. Es gibt Diskussionen über die Vulva, den sichtbaren Teil des weiblichen Geschlechtsorgans mit ihren Lippen, der Klitoris, dem Eingang zur Vagina und dem Venushügel, auf dem Haare wachsen. Und über Penisse, Nippel, Hintern und den Anus. In einigen Städten wirbt ein Onlinehändler mit Sprüchen wie »Alles für'n Arsch« ganz selbstverständlich für Dildos, Analduschen und Prostatamassagegeräte.

Sex scheint so immer und überall verfügbar: Menschen chatten auf Dating-Apps, treffen sich nach kurzem WhatsApp-Hin-und-Her zum One-Night-Stand. Männer, Frauen und Menschen, die sich zu keinem dieser Geschlechter zählen, finden heute online den passenden Partner. Die Welt ist auch in der Sexualität zu einer digitalen Gemeinde geworden, für jeden – ganz gleich, wen wir lieben, mit wem wir schlafen, als wer wir uns definieren. Zwei von fünf heterosexuellen und zwei von drei gleichgeschlechtlichen Partnerschaften beginnen heute online (in Kap. 4, ab S. 282 beschäftigen wir uns ausführlicher mit dem Thema).

Auch sonst sind die neuen Möglichkeiten, die einige längst nutzen, divers: Per Snapchat, Messenger oder im Videochat begegnen sich viele ganz intim, manche haben Sex per Livestream oder teilen explizite Nachrichten, Bilder und Videos miteinander. Und wer gerade Single ist oder wem langweilig wird, der googelt sich rasch den nächsten Pornoclip.

Heute sprechen vor allem die noch von digitalen und analogen Welten, die sich daran erinnern können, wie es war, nicht rund um die Uhr online zu sein. Wer dagegen so groß geworden ist, kennt keine Welt ohne dieses Internet, das uns alle auch irgendwie aufklärt in Sachen Sex. Dagegen wirken der *Playboy* und andere Magazine wie Relikte aus längst vergangenen Zeiten. Selbst die *Bravo* und ihr Doktor-Sommer-Team sind für viele schon eine leicht angestaubte Anekdote von damals, als Pornos noch heimlich auf DVD oder sogar auf Videokassette geschaut wurden.

Sex – wann ich will, so oft ich will, wie ich will: Ist das wirklich so? Seltsamerweise passt so einiges, was uns über Sex erzählt wird, nicht zu dem, was viele von uns erleben. Denn Sex ist nicht immer unbeschwert, aufregend und schön. Für viele ist er ganz anders als das, was auf Social Media, in Filmen oder der Werbung gezeigt wird. Wem dies klar wird, der fühlt sich vielleicht unzulänglich. Am Ende scheint die von immer mehr Bits und Bytes beschleunigte Evolution der Sexualität außer mehr Freiheit noch etwas anderes hervorgebracht zu haben: jede Menge Verunsicherung und neue Zwänge, die viele spüren, wenn es um die Frage geht, was heute normal ist. Und dieses Gefühl hat unter anderem mit einem Massenphänomen zu tun: Pornos.

Wie viel Porno steckt in unserem Sex?

»Ich konsumiere seit Jahren täglich Pornos und hatte deshalb lange kein Interesse an ›echtem Sex‹. Jetzt habe ich eine Freundin. Weniger Lust auf Pornos habe ich deshalb aber nicht. Bisher habe ich nichts Negatives an meinem Konsum entdeckt, dennoch habe ich Angst, dass sich das ändern kann. Wie gefährlich ist das eigentlich?« – James, 28.

Sofort erreichbar, günstig und vor allem anonym: So leicht wie heute hatten wir noch nie Zugriff auf erotische Fotos und Filme – und das jederzeit, an jedem Ort mit 4G oder WLAN. Viele schauen längst auf ihren Smartphones zu Hause oder unterwegs, mancher gar in der Mittagspause. 2019 standen zwei Pornoseiten auf Platz zehn und elf der am häufigsten aufgerufenen Websites in Deutschland. Deutlich mehr Männer als Frauen und mehr jüngere als ältere Menschen wischen, klicken und scrollen sich durch das unüberblickbare Angebot. 2018 sahen sich je nach Alter 73 bis 90 Prozent aller Männer und 13 bis 58 Prozent aller Frauen in Deutschland Pornos an, ein großer Teil von ihnen regelmäßig. Für viele sind Sexfilme Alltag – ob gewollt oder ungewollt, ob wir darüber sprechen oder nicht.

Pornokonsum in Deutschland:
Erwachsene zwischen 18 und 75 Jahren

Wer hat in den letzten vier Wochen Pornos geschaut?

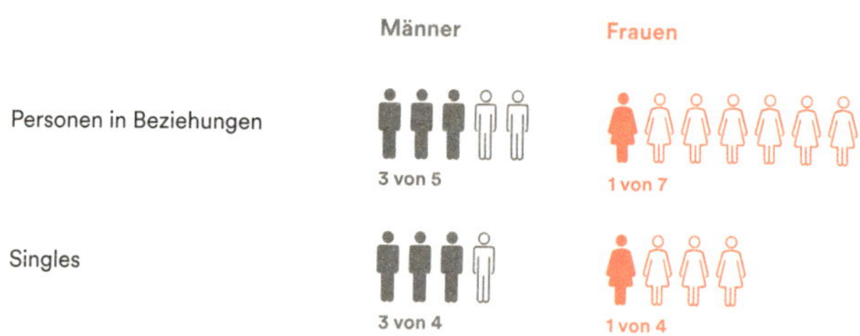

Wie oft wurden in den letzten vier Wochen Pornos geschaut?

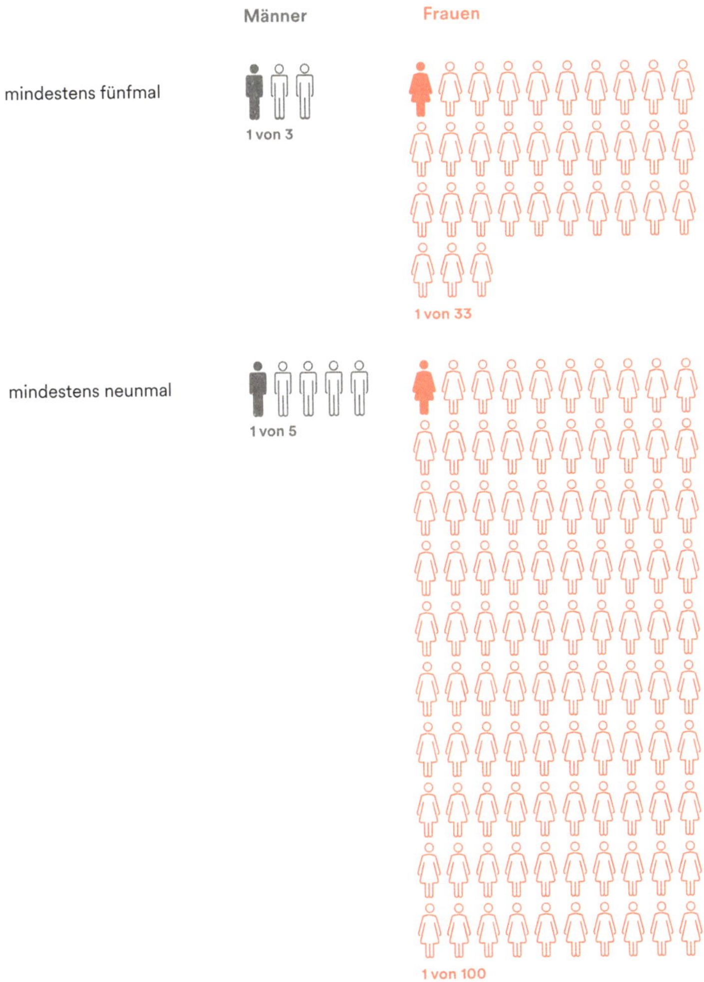

Martyniuk und Dekker, 2018

Pornos sind selbstverständlich geworden und haben trotzdem ihr eher schlechtes Image nicht verloren. Immer noch schauen wir sie vor allem alleine, viele versteckt. Die Filme wirken verboten, geheimnisvoll und für manche unanständig oder beschämend. Auf Schulhöfen gehen dafür Links mit Pornoclips um. Die Zeiten, in denen Kinder und Jugendliche noch kicherten, während sie heimlich einen Blick in ein Sexmagazin warfen, das irgendjemand mitgebracht hatte? Von gestern. Männer, die heute zwischen 18 und 30 sind, haben im Durchschnitt mit knapp 14 Jahren zum ersten Mal etwas aus einem Porno gesehen, Frauen mit 16 Jahren. Und manche eben auch deutlich früher.

Für viele sind die Videos der erste bewusste Kontakt mit Sexualität. Und das kann Folgen haben: Ergebnisse einer Befragung unter Neunt- und Zehntklässlern, an der fast alle Schulen in Hessen teilnahmen, zeigen, dass bereits 48 Prozent der Schüler und acht Prozent der Schülerinnen öfter Sexvideos schauen. Jeder elfte unter den Dauernutzern ging davon aus, dass echter Sex genauso ist wie im Porno, ein Viertel sagte von sich, dass sie nur noch Körper schön finden, die genauso aussehen wie in den Videoclips. Fast ein Drittel konnte nicht mehr einfach mit dem Konsum aufhören, mehr als jeder achte merkte, dass er immer mehr davon brauchte – beides Anzeichen für eine Suchtentwicklung. So geprägt und ausgestattet starten viele Menschen heute in ihr Sexleben. Und merken dann nicht selten, dass der Sex mit einem echten Menschen anders läuft als das, was in Pornos auf Anhieb klappt und befriedigt.

Viele fangen aus Neugier an, Pornos zu schauen. Wer regelmäßig und viel guckt, das sagen vor allem Männer, findet Sexfilme erregend, inspirierend, unterhaltsam. Pornos könnten auch das eigene Sexleben verbessern. Ein Problem sehen die meisten Nutzer darin nicht, wie die Studie von Martyniuk und Dekker belegt (s. Kasten). Während die Mehrheit der befragten Frauen und Männer meint, dass Pornokonsum keine Auswirkungen auf ihren Sex habe, bemerkt ein knappes Drittel ausschließlich positive Folgen. Einigen jedoch ist klar, dass Porno durchaus Nachteile für sie hat.

Pornokonsum in Deutschland und Auswirkungen auf das Sexleben

	Frauen	Männer
Keine Auswirkungen	62 %	57 %
Ausschließlich positive Auswirkungen	32 %	28 %
Sowohl positive als auch negative Auswirkungen	5 %	12 %
Ausschließlich negative Auswirkungen	2%	3 %

Martyniuk und Dekker, 2018. Es sind die Originalwerte aus der Studie angegeben. Die Spalte »Frauen« addiert sich zu 101 Prozent, möglicherweise weil gerundete Werte dargestellt sind.

Ob diese Zahlen wirklich abbilden, was Pornos mit der Sexualität machen, lässt sich nicht genau sagen, weil es sich um Selbsteinschätzungen der befragten Personen handelt. Wer nicht weiß, dass Pornogucken ihm womöglich schadet und wie, der unterschätzt leicht die Folgen. Und zu diesen zählen neben Pornosucht manchmal auch sexuelle Funktionsstörungen. Wer davon betroffen ist, kommt zum Beispiel bei der Selbstbefriedigung mit Pornos ohne Weiteres zum Orgasmus, nicht aber beim Sex mit der Partnerin oder dem Partner – da klappt es entweder gar nicht oder nur mit einiger Anstrengung. Manche kriegen beim Sex zu zweit keinen hoch, und unbefriedigend ist das Ganze sowieso. Kein Wunder, dass das Verlangen danach schließlich auch schwindet.

Sexuelle Probleme wie diese gehören in den Praxen von Sexualtherapeutinnen und Sexualmedizinern heute zum Alltag. Und auch aus der

Forschung kommen erste Einschätzungen: Die meisten Menschen, die Pornos schauen, müssen sich wohl keine Sorgen machen, dass sie deshalb süchtig werden oder sexuelle Funktionsstörungen entwickeln. Wer jedoch merkt, dass er Pornos oft nutzt, weil er gestresst ist, sie dem Sex zu zweit sogar vorzieht und gar nicht mehr gut ohne kann, ist gefährdeter als andere.

Andererseits können Pornos dabei helfen, bestimmte Probleme mit dem Sex zu überwinden. So manche Frau spürt angesichts eines Erotikfilms, der ihr gefällt, zum ersten Mal seit Langem wieder intensive Erregung. Will der Penis nicht mehr stehen, können Pornos manchmal doch zur Erektion verhelfen. Und auch die Lust auf Sex lässt sich durch sie anregen, weil sie Ideen für das eigene Sexleben liefern. Was macht mich an? Was meinen Partner oder meine Partnerin? Was könnte uns gefallen? Wie stimuliere ich ihn oder sie richtig und was wollen wir vielleicht mal gemeinsam ausprobieren? Zusammen einen Porno zu schauen, der beiden gefällt, kann Spaß machen und es durchaus auch erleichtern, über den gemeinsamen Sex zu sprechen und Wünsche zu äußern.

Vor allem unter heterosexuellen Paaren liegen die Wünsche von Männern, die Pornos schauen, und die Vorstellungen ihrer Partnerinnen manchmal aber auch ganz schön weit auseinander. Manche Frauen können verfilmtem Sex generell nichts abgewinnen, anderen sagt nicht zu, was in den Clips zu sehen ist. Kein Wunder, denn in den meisten Pornos werden vor allem Männerfantasien bedient, und zwar auf ziemlich einseitige Weise. Alles dreht sich um den Mann, die Frau erfüllt ihm seine Wünsche und findet einfach alles gut, was er tut – egal wie extrem, entwürdigend oder sogar gewalttätig es sein mag. Die Schauspielerinnen präsentieren sich fügsamer und leidenswilliger, als es für Körper und Seele gesund ist, und werden zu Objekten – gut gebaut, perfekt geschminkt, aber ohne Geist und Verstand. Reduziert auf ihre Körper und Genitalien, die Produzenten größer und erregter inszenieren, als sie es in Wirklichkeit je sein könnten.

GEWALT IN PORNOS

In einer US-amerikanischen Studie untersuchten Wissenschaftler eine zufällige Auswahl von 50 der beliebtesten Pornos aus den Jahren 2004 und 2005 auf die Häufigkeit von Gewaltdarstellungen. Von den 304 analysierten Szenen zeigten fast 90 Prozent Akte körperlicher Gewalt, etwa in Form von Schlägen auf den Po, Ohrfeigen oder Würgen. In knapp der Hälfte der Szenen wurden Entwürdigungen geäußert. Die Gewalt wurde in der Regel von Männern gegen Frauen verübt und von diesen lustvoll oder bestenfalls neutral beantwortet.

Auch an anderer Stelle wird die Realität von Sex in den meisten Mainstream-Pornos ausgeblendet. Stattdessen folgen sie den immer gleichen Drehbüchern: von vorne, von hinten, im Stehen, rittlings, kniend, sitzend und dann das Ganze nochmal von Neuem. Starr und mechanisch, mit lautem Stöhnen oder Dirty Talk wird der Penis immer wieder in Vagina, Po oder Mund gestoßen, und am Ende landet das Sperma im Gesicht. Wer solche Szenen im Kopf hat und sie immer wieder anschaut, für den wirkt Sex im wahren Leben nicht selten blass und unbefriedigend. Andere empfinden die extreme Körperlichkeit eher als unappetitlich. Wer beim Sex Augenhöhe, Sinnlichkeit, Genuss, Behutsamkeit, Nähe und Verbundenheit sucht, kann damit meist nicht viel anfangen.

> »Ich schaue regelmäßig Mainstream-Pornos. Aber so langsam bin ich mir nicht mehr so sicher, wie gut mir das tut. Es gibt doch auch andere Arten von Sexualität. Es fahren ja auch nicht alle Auto wie bei *The Fast and the Furious*. Warum soll dann jeder Sex haben wie im Porno?« – Laura, 34.

Mittlerweile gibt es Pornos, die anders sind (s. Kap. 2, ab S. 64). Sie setzen auf mehr Gefühl, stellen die Menschen in den Mittelpunkt und wie sie sich begegnen. Ihre Berührungen, der Ausdruck in ihren Gesichtern, Blickkontakt, die Spannung zwischen ihnen, ihre Sinnlichkeit und ihr Begehren. Wie sie über ihren Sex sprechen und sich zeigen, was sie sich wünschen, um dann gemeinsam zu entscheiden, was sie miteinander tun wollen. So bekommt eine Lust ihren Platz, die sich subtiler entfaltet und authentischer ist. Weder müssen die Männer einen Dauerständer haben und bis zur totalen Erschöpfung rammeln, noch ist es tragisch, wenn Frau oder Mann nicht kommt. Auch Menschen mit ein paar Kilos mehr, dem ein oder anderen Achselhaar, einer Vulva, die nicht aussieht wie die einer Dreizehnjährigen, oder Männer mit einem schlaffen Penis können wunderschön sein und Erotik ausstrahlen. In diesen Pornos sind alle Geschlechter und Orientierungen zu sehen. Es gibt Filme für und mit Frauen, Männern, trans, non-binary und intersexuellen Menschen, die hetero-, homo- oder bisexuellen Sex zeigen. Auf diese Weise kann Porno sogar Befreiung und Empowerment sein.

Wollen wir wirklich, was wir zu wollen glauben?

Ein halbes Jahrhundert nachdem die 68er die sexuelle Revolution ausgerufen haben, ist offensichtlich längst nicht alles gesagt, was es zu Sex zu sagen gibt. Es fühlt sich manchmal nur so an.

»Alle Leute um mich herum haben laut ihren Berichten scheinbar fantastischen Sex. Bei mir ist das völlig anders. Nicht mal bei der Selbstbefriedigung kriege ich einen Orgasmus hin – dabei habe ich wochenlang geübt. Wie man einen Penis stimuliert, habe ich mir im Netz angeschaut, aber ich würde mich gar nicht trauen, das bei einem Mann zu versuchen. Der merkt doch sofort, dass ich es nicht drauf habe. Mein erster Freund hat zu mir gesagt, ich soll mir halt mal ein paar Pornos anschauen, dann wird das schon. Das hab ich versucht, aber diese Filme sind einfach nicht mein Ding. Ich bin irgendwie anders. Wenn das so bleibt, finde ich ganz sicher keinen Freund.« – Mathilda, 23.

Wie offen sprechen wir über unsere eigene Sexualität? Eher wenige von uns vertrauen sich einer Freundin oder einem Kumpel an, wenn es im Bett nicht so recht läuft. Kaum jemand spricht über seine Erektionsprobleme, die Schmerzen, die er beim Sex erlebt, oder darüber, dass er einfach nicht zum Orgasmus kommt. Wer traut sich zum Urologen, zur Gynäkologin oder in eine Sexualberatung, wenn etwas nicht klappt?

Obwohl Sex in den Medien und in den Gesprächen von vor allem jungen Menschen mittlerweile sehr präsent ist, beobachten Sexualtherapeuten und Forscherinnen noch immer eine große Sprachlosigkeit, wenn es um die ganz persönliche Sexualität geht – und zwar erst recht, wenn damit nicht alles so läuft wie gedacht. Ihr Eindruck ist, dass sich auch heute viele Menschen nicht bewusst sind, was ihnen beim Sex wichtig ist, was für ein sexuelles Wesen sie sind und wer sie eigentlich sein wollen. Selbst wenn sie Wünsche verspüren und eigene Ideen haben, fällt es nicht jedem leicht, sich damit ernst zu nehmen. Das gilt ganz besonders, wenn die Bedürfnisse nicht den gängigen Bildern von Sex entsprechen, die uns überall begegnen. Schnell entstehen daher Gedanken wie »ich bin komisch« oder »ich bin doch irgendwie nicht normal«.

Offen mit dem Partner oder der Partnerin darüber zu sprechen, ist für viele eine weitere Hürde. Nicht nur, weil bis heute der Mythos besteht, dass guter Sex ohne Worte funktioniere. Im Porno wird schließlich auch nicht darüber geredet, was man wie miteinander machen möchte – man tut es einfach. Dabei sprechen die Pornodarsteller mit der Regisseurin sehr wohl, allerdings bevor gedreht wird oder in Drehpausen, was hinterher bloß nicht zu sehen ist. Andere gehen schon von vornherein davon aus, dass ihre Wünsche nicht zählen und darüber zu reden nichts bringt. Wer es dennoch versuchen will, ist oft unsicher, wie er es angehen soll. Vielen fehlen im wahrsten Sinne die Worte, um zu beschreiben, worum es ihnen geht. Wie spreche ich über meinen Penis oder meine Vulva, wie beschreibe ich, nach welchen Gefühlen ich mich sehne, wo ich berührt werden will, was genau ich mit dem anderen eigentlich erleben und teilen möchte?

Vielleicht sind einige von uns zu befreit, um frei zu sein. Gerade weil uns Sex so offensiv begegnet, alles möglich scheint, wenn wir uns nur ausprobieren, setzt er uns schon wieder unter Druck. Und gleichzeitig gibt es zweifelhafte Tipps und Ratgeber, wie es im Bett noch besser klappen soll – immer schärfer, geiler und effektiver. Wer sich nur genug anstrengt, könne beim Sex der oder die Beste sein. Das ist nicht nur unrealistisch, sondern verdrängt vieles, was Menschen wirklich bewegt und ausmacht. Und das hat möglicherweise Folgen.

Studien aus den USA und Großbritannien zeigen, dass wir seit Beginn des neuen Jahrtausends seltener Sex haben als früher. Vor allem die Millennials, die in den achtziger und neunziger Jahren geboren sind, sind auffallend weniger sexuell aktiv als die Generationen vor ihnen. Ist es nur ein Zufall, dass sich gleichzeitig unser Leben digitalisiert hat und sich Pornos auf jedem Gerät mit Bildschirm und Internetanschluss streamen lassen? Fühlen sich angesichts der neuen Leistungsstandards beim Sex womöglich viele von uns überfordert und verlieren die Lust daran? Wächst die Zahl derer, die ihre Sexualität heute alleine mit einem Porno oder via Chat leben statt mit Menschen aus Fleisch und Blut? Mit Sicherheit lässt sich das heute noch nicht beantworten.

Die neuen Anforderungen an den Sex vermischen sich zudem mit längst veralteten Klischees und Vorurteilen. Zum Beispiel: Brauchen und wollen Männer nicht schon von Natur aus mehr Sex als Frauen? Und muss dieser nicht stets schnell, knackig und heiß sein? Frauen, die davon ausgehen, ordnen ihre Wünsche und Bedürfnisse nicht selten dieser stereotypen Vorstellung unter. Sie haben Sex, den sie so gar nicht wollen oder der ihnen eigentlich nicht wirklich gefällt. Eher Lustspenderinnen als Lustempfängerinnen setzen sie um, was in ihren Augen zu einer Beziehung dazugehört. Der Mann hingegen muss stehen und immer bereit sein, um die Frau von einem zum nächsten Höhepunkt zu stoßen. Die Frage aber, ob so eine Sexualität überhaupt ihren Bedürfnissen entspricht oder was sie stattdessen entwickeln könnten, kommt beiden nicht in den Sinn – Hauptsache, sie machen alles »richtig« und wie es angeblich von ihnen erwartet wird.

Man kann sich schon fragen, wie wir dahin gekommen sind. Macht uns Sex heute anders zu schaffen als vor der sexuellen Revolution? Bestimmt. Nur ist es mittlerweile möglich, frei darüber nachzudenken und sich zu überlegen, ob man wirklich will, was man zu wollen meint.

Sexuell befreit, aber noch verkatert

Zu oft trifft Überforderung auch heute auf verkorkste Vorstellungen von Sex. Vielleicht dröhnt uns noch unbewusst der Kopf vom Kampf der sexuellen Revolution. Selbst wenn ein Großteil von uns diese gar nicht miterlebt haben dürfte. Dass Tabus gebrochen wurden und wie sehr sie eingeengt haben, zeigt sich immer erst im Rückblick.

Viel hat sich in den vergangenen Jahrzehnten getan. Dass Sex Alltag ist und mehr Menschen versuchen, einen unverkrampften Umgang damit zu finden, haben wir unzähligen Vorkämpferinnen und Vorkämpfern zu verdanken. Zum Beispiel dem wohl berühmtesten Sexualforscher überhaupt, Alfred Charles Kinsey. Seine Reports, die er Ende der vierziger und Anfang der fünfziger Jahre veröffentlichte, enthielten erstmals umfassende Daten über das Sexualverhalten von Frauen und Männern. Nie zuvor waren so viele Menschen so detailliert danach gefragt worden, wie häufig sie masturbierten, mit wem sie Sex hatten und ob sie ihre Partnerinnen und Partner schon einmal betrogen hatten. Zusätzlich wurde erfasst, wie viele Frauen schon vor der Ehe Sex hatten, wer mit einem Menschen des gleichen Geschlechts geschlafen und wer welche sexuellen Fantasien gehabt hatte. In der prüden und verklemmten Gesellschaft dieser Zeit waren die Daten für viele ein Skandal. Dennoch löste Kinseys Forschung vermutlich die sexuelle Revolution mit aus, die 1968 durch die liberale Studentenbewegung befördert auch in Deutschland an Fahrt gewann.

Was damals folgte, war eine Kampfansage an jahrhundertealte Vorstellungen von Geschlechterrollen, Sitte und Moral sowie der Anstoß eines noch immer andauernden gesellschaftlichen Wandels. Die Antibabypille kam auf den Markt und wurde frei zugänglich, Sex vor der Ehe war kein absolutes Tabu mehr, unverheiratete Paare konnten zusammen eine Wohnung mieten, Frauen durften arbeiten, ohne zuvor ihren Mann um Erlaubnis zu fragen. Auch Schwule, Lesben und queere Menschen kämpften sichtbarer für ihre Rechte und weigerten sich, den ihnen zugewiesenen Platz am Rand der Gesellschaft zu akzeptieren.

Dieses Einstehen für freie Liebe und Menschenrechte hat uns vorangebracht. Zuvor hatte Sexualität in der Öffentlichkeit praktisch keinen Platz. Geschlechtsverkehr war dazu da, die Ehe zu vollziehen und Kinder zu zeugen. Penis rein, Spermien einbringen, fertig. Wer sich hingegen heute noch in modernen Gesellschaften dafür stark machen würde, dass Sex eine Ehepflicht sei, verheiratete Männer über die Körper ihrer Frauen entscheiden dürften, schwuler, lesbischer oder queerer Sex nicht nur verwerflich, sondern ein Verbrechen sei, stünde mittlerweile zum Glück fast alleine da. Viraler Shitstorm inklusive.

Heute bestimmen viele selbst über ihre Sexualität und nutzen ihre sexuelle Freiheit. Inspiriert auch von jenen, die die meisten Follower auf Social-Media-Plattformen haben. Auf Instagram oder für Magazincover pressen Berühmtheiten wie Kim Kardashian ihre Körper in immer engere Korsetts und formen Hintern und Brüste zu Kunstobjekten. Auf YouTube sind Superstars zu sehen, die zweideutig oder ganz direkt über Sex singen, sich in ihren Musikvideos halbnackt und in hautengen Outfits räkeln – Powerfrauen wie Lady Gaga, Beyoncé und Madonna, die in den Achtzigern den selbstbestimmten weiblichen Sex auf die Bühne des Pop holten. Ihnen geht es nicht nur darum zu gefallen, sondern auch um Befreiung: Die Zeiten von Männern, die die Regeln diktieren und Frauen vorschreiben, was sie zu denken, zu sagen, zu tun und zu lassen haben, neigen sich in westlichen Gesellschaften dem Ende zu. Doch auch moderne Männer haben aufgeholt. Kaum ein Star, der uns nicht in engen Boxershorts seinen wohlgeformten Schritt entgegenhält – mitsamt perfekt aufgereihten Bauchmuskeln darüber. Mit Sex und Sexualität wird offen gespielt, freizügig und diverser denn je.

Gleichzeitig finden sich viele Klischees und absurde Rollenbilder aus Pornos bis heute in der Popkultur wieder. In Musikvideos beispielsweise provozieren selbsternannte Alphamänner nicht nur mit sexistischen und manchmal homofeindlichen Texten, sondern auch mit Tänzerinnen, die vor ihnen in die Knie gehen oder ihnen ihre Hintern entgegenwerfen. Noch immer verbinden viele dies mit Rap oder Hiphop, obwohl diese Stile heute längst vielfältiger und progressiver sind. Bestes Beispiel sind Musikerinnen wie Nicki Minaj, Cardi B oder Azealia Banks sowie neue, junge Talente wie der schwule Rapper Lil Nas X. Dessen Song *Old Town Road* landete nicht nur in Deutschland 2019 auf Platz 1, sondern wurde zur erfolgreichsten Single in der Geschichte der US-Billboard-Charts.

Auch Film, Fernsehen und Streaming wandeln sich und verändern die Wahrnehmung von Sexualität in der Gesellschaft. Immer wieder gibt es Produktionen, in denen Sex nicht mehr bloß vorkommt – sie wären nichts ohne ihn. Geradezu legendär sind die freizügig ausgelebte Erotik in *Basic Instict*, die Konflikte um Untreue und Eifersucht im erotischen Mystery-Drama *Eyes Wide Shut* oder der Neo-Western *Brokeback Mountain* sowie das Drama *Moonlight*, die sich beide mit Homosexualität und Homofeindlichkeit auseinandersetzen.

Zugleich erschienen in den vergangenen zwei Jahrzehnten Serien, die nicht nur rund um das Thema Sex konzipiert waren, sondern in denen Frauen Sex hatten, wie er bis dato offiziell nur Männern vorbehalten war. So schliefen sich Ende der neunziger Jahre vier Frauen in *Sex and the City* auf der Suche nach der großen Liebe jahrelang durch New York, um dabei alle Dates, Sexerlebnisse und Schwierigkeiten, die Partnerschaften so mit sich bringen, ausführlich zu diskutieren. Differenzierter und weitaus realitätsnaher setzte sich die Grundidee starker, sexuell befreiter Frauen in Formaten wie *Girls* und *The Bold Type* weiter durch.

Die Suche nach der eigenen sexuellen Orientierung war in den genannten Serien immer mal wieder Thema. Im Fokus jedoch stand sie bereits im Jahr 2000 in *Queer as folk*, gefolgt von *The L Word* sowie *The New Normal* oder *Modern Family*. Wieder später huldigte *Looking* vor allem dem hedonistischen Lebensgefühl der Gay Community in San Francisco, die Miniserie *Tales of the City* – jüngster Weiterdreh einer in den neunziger Jahren gestarteten Reihe – ist etwa der dort ansässigen LGBTQIA-Community und ihrer politischen Geschichte gewidmet. In *Transparent* wiederum steht ein Elternteil nach vielen Jahren dazu, trans zu sein.

Was all diese Produktionen eint: Sie zielen allen voran auf Menschen, die Mitte 20 oder älter sind. Anders die Serien *Sex Education* oder *Big Mouth*, die sich an junge Menschen in der Pubertät richten – mit vollkommen unterschiedlichen Zugängen. Während Erstere humorvoll und einfühlsam, geradezu sexualtherapeutisch ist, stehen bei Letzterer derbe, unangebrachte Witze im Mittelpunkt, um gleichzeitig für Entsetzen und Spaß zu sorgen.

Binnen weniger Jahre hat sich also einiges verändert. Was bleibt, sind immer neue Ideale von Sexualität, während gleichzeitig so einiges von dem nachwirkt, was schon vor Kinsey und der sexuellen Revolution unseren Umgang mit Sexualität bestimmt hat. Was sind schon fünfzig Jahre oder einige mehr im Vergleich zu Jahrhunderten sexueller Unterdrückung? Gesellschaftlicher Wandel vollzieht sich eben nur langsam.

Die Stereotype und Mythen von heute

Zwangsläufig orientieren sich viele Menschen dieser Tage an neuen Stereotypen und pornogeprägten Mythen. Männer, die ihre Partnerin noch immer nicht zum Orgasmus bringen können, seien einfach schlecht im Bett oder zu doof, um sich zu informieren. Jede und jeder solle bitte schön so viel wie möglich ausprobieren und experimentieren. Männer, die ihren Sexpartnern ins Gesicht spritzen, scheinen ebenso der Standard zu sein wie Analsex. Und wer als Frau noch nie gesquirtet hat, hinkt sowieso hinterher.

Das alles stimmt so nicht, aber es zeigt, wie Menschen heute über Sex denken. Es heißt zum Beispiel, Sex ließe sich stets höher und weiter treiben, müsse vor allem lustvoll und leidenschaftlich sein. Wer das nicht so empfindet, fühlt sich oft allein oder unter Druck: Kann ich meine Partnerin, meinen Partner überhaupt zufriedenstellen? Wieso gibt mir Sex nicht so viel? Darf ich das überhaupt fühlen, gar sagen? Es richtig machen und gut, eine echte Frau sein oder ein ganzer Mann, es hinkriegen, so wie alle anderen angeblich auch, darum dreht es sich heute oft.

WIE OFT IST BEIM SEX NORMAL?

Zweieinhalbmal Sex pro Woche sei die Norm, besagt ein Gerücht, das im Netz verbreitet wird. Faktencheck: Bei etwa einem Mal pro Woche liegt der Schnitt laut einer aktuellen Studie. Männer haben etwas häufiger Sex als Frauen (59 Mal im Vergleich zu 49 Mal jährlich), Leute, die sich in einer festen Beziehung befinden, doppelt so oft wie Singles. Zusammenlebende, unverheiratete Paare haben mit 86 Mal im Jahr am häufigsten Sex von allen. Mit der Dauer der Partnerschaft und mit steigendem Alter sinken die Werte.

Statt sexuell befreit scheinen viele von uns mittlerweile sexuell frustriert zu sein. Darüber schrieb zu Anfang des Jahrtausends schon der französische Journalist und Autor Jean-Claude Guillebaud. Die »Tyrannei der Lust« nannte er das. Andere sprechen vom Orgasmuszwang. Wer kommt, hatte guten Sex, denken viele. Bleibt der Höhepunkt aus, fühlt es sich an, als habe jemand versagt – wenn nicht man selbst, dann der Partner.

Wer an Sex denkt, dem fällt außerdem zumeist nur ein Penis, ein Finger oder auch ein Sexspielzeug ein, die in einer Vagina, im Mund oder im Anus verschwinden. Und dann wird sich solange vor- und zurück, hin- und herbewegt, bis einer kommt oder auch beide. Doch was ist, wenn einen an diesem Rein und Raus nichts wirklich berührt? Man keinen Orgasmus dabei haben kann, ihre Vagina verkrampft oder er keinen hochbekommt? Hört Sexualität dann auf? Solange Sex vor allem mit Penetration gleichgesetzt wird, ist alles an Intimität, was dieser Leitidee nicht folgt, nicht nur anders, sondern weniger wert oder findet einfach gar nicht erst statt. »Intercourse-or-nothing-Prinzip« heißt das auch – entweder Sex mit Einführen oder eben nichts.

All das funktioniert wie so viele andere Dinge, die Menschen für besonders erstrebenswert halten. Nur langsam zeigt etwa das Schönheitsideal der westlichen Gesellschaft, das uns vermittelt, nur ein besonders schlanker Körper sei attraktiv, Risse. Modebranche und Medien labeln hochgewachsene, dünne Ausnahmekörper als richtig, gar perfekt und setzen noch immer neue Trends mit dieser Maßvorgabe. Enger, schlanker, Size Zero. Dass das für die meisten Menschen gar nicht oder nur mit harten Einschnitten erreichbar ist, dass viele sich in ihren Körpern deshalb unwohl fühlen, sich als unzulänglich empfinden, wird oft einfach hingenommen.

Ähnlich ist es mit dem Ideal der romantischen Liebe, dem wir in Film, Musik und Literatur immer wieder begegnen. Diese Geschichten, die von Verliebtheit und Begehren erzählen und so tun, als sei eine Beziehung nur dann in Ordnung, wenn sie immer wieder überschwängliche Gefühle, Leidenschaft und Spaß auslöst. Im Leben und in der Partnerschaft ist jedoch nicht immer alles angenehm, perfekt schon gar nicht. Lernen wir uns besser kennen, entdecken wir am anderen auch dessen Macken. Natürlich streiten wir uns, dazu kommt der gemeinsame Alltag, mit all seinen Aufgaben und dem Stress durch Job, Kinder und andere Verpflichtungen. Was viele daraus schließen, wenn es mal knirscht? Mit der Beziehung stimmt etwas nicht! Und dann? Trennung, neuer Partner, aber wieder dasselbe Problem – willkommen in der seriellen Monogamie.

Etwas, das andere uns vorgeben, wird auf diese Weise zum Standard, an dem sich viele messen. Und niemand kann uns das übel nehmen. Denn natürlich sehnen sich Menschen danach, sich angenommen und akzeptiert zu fühlen, wertvoll und liebenswert zu sein – dazuzugehören. Wir sind soziale Wesen. Und deshalb richten wir uns an solchen Vorgaben aus und versuchen ihnen möglichst nahezukommen. All das zu hinterfragen oder sich auch nur bewusst zu machen, ist ein erster Schritt. Jede Generation und Zeit hat ihre eigenen Tabus und Baustellen, wenn es um Sexualität geht. Vielleicht sind es heute die Verunsicherung, die Sprachlosigkeit, das fehlende Wissen und der Druck, normal zu sein, die es zu überwinden gilt – wenn wir denn wollen.

Jede und jeder kann Sexualität neu denken, weniger in Performance und Praktiken als vielmehr in Fragen von Selbstwert und Empowerment. Wer sich darauf einlässt, kann dem nachspüren, was er oder sie wirklich braucht, um sich in seiner Haut und ihrem Sex wohlzufühlen.

2

Das bin ich – meine sexuelle Identität

»Ich weiß ehrlich gesagt gar nicht genau, was mir gefällt. Mein Freund fragt mich zwar immer wieder, was ich möchte, aber ich habe keine Antwort darauf.« – Paulina, 28.

»Ich habe schon so einiges ausprobiert. Das war gut, aber jetzt bin ich an einem Punkt, wo sich alles nur noch wiederholt. Ich merke, dass mir langweilig ist. Und dass mir nichts mehr einfällt. Was kann noch kommen, wenn man schon alles gesehen hat?« – Marc, 38.

Wie Paulina oder Marc geht es vielen. Die einen können mit dem, wie sie Sexualität kennengelernt haben, nicht viel anfangen. Sie fragen sich, wie das eigentlich geht: dieses höher, schneller, weiter – völlig enthemmter und wahnsinnig lustvoller Sex, bei dem alles um sie herum unwichtig wird. Anderen wird der Sex mit der Zeit langweilig, weil sie gefühlt alles ausgereizt haben.

Fragt man Menschen, was Sex ist, beschreiben viele eine immer gleiche Choreografie: Zwei Personen ziehen sich aus und beginnen mit einem Vorspiel, um in Stimmung zu kommen. Sie küssen sich, stimulieren sich gegenseitig, berühren sich dort am Körper, wo sie erregbar sind. Dann kommt der Geschlechtsverkehr: Der eine dringt in den anderen ein, was für beide ganz besonders lustvoll ist. Das Ziel ist der Orgasmus, der deshalb auch als Höhepunkt gilt. Anschließend sind beide befriedigt. Sie können noch etwas nachglühen und sich weiter streicheln und küssen, um den Sex ausklingen zu lassen. Wer weniger Zeit hat oder es knackiger will, streicht Vor- und Nachspiel und beschränkt sich auf die Penetration.

Ist Sex also nicht viel mehr als ein Penis, der sich an Venushügel und Vulva vorbei in die Vagina schiebt? Oder in den Mund, vielleicht in den Anus? Finger, die um Körperöffnungen kreisen, bis sie schlussendlich hineinwandern? Rein, rauf, runter, raus und von vorne?

Dein Drehbuch von Sex

Sexualwissenschaftler und Forscherinnen nennen solche Vorstellungen auch sexuelle Skripte. Wie ein Drehbuch im Kopf steuern sie, wie wir handeln, worauf wir Lust haben und was uns erregt. Sexuelle Skripte erlernen wir. Jeder macht von frühester Kindheit an und über das gesamte Leben hinweg die unterschiedlichsten Erfahrungen mit Beziehungen, Körperlichkeit und Sexualität. So eignen wir uns manches bewusst, anderes unbewusst an – je nachdem, was wir mit unseren Eltern, Geschwistern, Gleichaltrigen, Freunden, in der Schule, im Netz, in Medien oder mit unseren Partnerinnen und Partnern erleben. All dies prägt unsere Sexualität mindestens ebenso sehr wie das, was biologische Vorgänge in unserem Körper bestimmen – etwa über Gene, Nervenbahnen, Blutgefäße oder Hormone. Und weil wir alle zwar zum einen Teil ähnliche Erfahrungen machen, zum anderen aber ganz verschiedene, erlebt jeder Mensch Sexualität ein wenig anders. Konkret heißt das: Sexualität ist eine höchst individuelle Angelegenheit. Es gibt bei Weitem nicht nur eine Art von Sex, die gefällt.

Um beim Drehbuch zu bleiben: Welche Art Film gefällt dir zum Beispiel besonders? Viele Menschen schauen gerne Hollywood-Blockbuster. Warum? Vielleicht mögen sie besonders aufwendige Produktionen mit vielen Spezialeffekten. Oder der Film läuft gerade überall, und es ist ihnen zu anstrengend, das Programm kleinerer Kinos durchzugehen. Womöglich wird der Streifen gerade so gelobt, dass sie ihn einfach gesehen haben wollen, um mitreden zu können. Und doch gibt es andere Filme, feinsinnig, emotional mit Tiefgang oder mit künstlerischem Anspruch, vielleicht trashig. Unkonventionell erzählt, aber wahnsinnig vielfältig.

Wer würde sagen, dass Kino immer nur Blockbuster sein muss? Vielleicht magst du Hollywood sogar, freust dich aber auch mal über einen Independent-Film. Oder du warst früher ein Fan der großen Produktionen, jetzt begeistern sie dich aber nicht mehr. Sie können sogar bedeutungslos geworden sein, nerven dich, oder du erträgst die stets ähnlich aufgebauten Geschichten nicht mehr, weil sie dich so sehr langweilen. Klar gibt es Menschen, die es komisch finden, wenn jemand mit Hollywoodfilmen nichts anfangen kann. Nur weil etwas Mainstream ist, muss es aber nicht jeder mögen. Und wer etwas anderes sucht, ist nicht automatisch schräg.

Damit sind wir zurück beim Sex. In der Sexualität gibt es kein richtig oder falsch, kein gut oder schlecht; zumindest solange du nicht die Wohlfühlgrenzen von jemand anderem übertrittst. Kein Gefühl ist merkwürdig, kein Gedanke daneben, kein Wunsch zu wenig wert. Alle Bedürfnisse verdienen es, beachtet zu werden.

Lerne deinen Sex kennen

Das haben auch Sexualtherapeutinnen und Sexualforscher erkannt. Masters, Johnson und Kolodny, drei Pioniere der Sexualtherapie in den siebziger Jahren, waren beispielsweise der Ansicht, dass Sexualität sich »auf alle Aspekte sexuellen Seins« beziehe. Klingt bedeutsam. Aber was heißt das?

Sexualität sei eher eine Persönlichkeitsdimension als nur die bloße Fähigkeit zu einer erotischen Reaktion, erklären die drei Sexualwissenschaftler. Wer versuche, Sexualität allein als Akte und Verhalten zu verstehen, kratze nicht einmal an der Oberfläche. Selbst wenn damit nicht nur Geschlechtsverkehr und Selbstbefriedigung gemeint seien, sondern auch Küssen, Flirten, Daten, sich erotisch kleiden und – die Siebziger lassen grüßen – den *Playboy* zu lesen.

Zwei Jahrzehnte später führte Aline Zoldbrod diese Überlegungen noch einen Schritt weiter: »Ein Blick, ein Gespräch, ein Flirt, ein Traum, ein Gedanke, tanzen, umarmen, küssen, eine sinnliche Massage, leichte Berührung, Stimulation mit Mund, Finger oder Genitalien, Geschlechtsverkehr oder auch eine anders gestaltete körperliche und geistige Vereinigung« – was immer sexuelles Vergnügen bereite, ist laut der amerikanischen Sexualtherapeutin Sexualität. Damit erweitert sie den Blick auf all das, was möglich ist. Sexualität kann wahnsinnig viele Facetten haben, lässt sich aus ihren Worten schließen – körperliche ebenso wie mentale und emotionale. Was immer dir beim Sex guttun könnte, kann Teil der Sexualität sein, die dir und deinen persönlichen Vorlieben entspricht. Doch das ist noch nicht alles. Orgasmen könnten ein Ziel von Sexualität sein, erklärt Zoldbrod weiter. Allerdings seien sie nicht notwendig, um Sex zu einer intensiv erotischen, lustvollen und bedeutsamen Erfahrung zu machen. Selbst Geschlechtsverkehr brauche es dafür nicht.

Sex ist also mehr als nur ein Rein-und-raus und fängt weder da an, wo wir den Orgasmus anstreben, noch muss er damit aufhören. Denn eng gefasste Idealvorstellungen und simple sexuelle Skripte blenden viel zu leichtfertig all die anderen Varianten aus, wie Menschen sich sonst körperlich nahe sein, wie sie zärtlich und liebevoll miteinander umgehen, sich sinnlich berühren und atemberaubend intim sein können.

Sex ist mein ganz persönliches Kino

Sexualität ist damit plötzlich wahnsinnig komplex. Selbst Wissenschaftler, Medizinerinnen und Therapeuten in aller Welt können sich bis heute nicht auf eine gemeinsame Definition einigen. Das ist vielleicht sogar ganz gut so. Es braucht keine weitere Norm, der alle nacheifern. Stattdessen bist du selbst gefragt. Was soll Sexualität für dich sein? Was ist deine ganz persönliche Definition? Egal wie alt du bist, ob männlich, weiblich, beides, keins von beidem, oder zu welchem Geschlecht es dich hinzieht – nur du kannst entscheiden, was dir entspricht und was für dich alles dazugehört. Nur du kannst herausfinden, was du brauchst, was du dir wünschst und was deine ganz eigenen Ideale sind.

Deine Sexualität ist einzigartig. Jeder kann sein eigenes Drehbuch schreiben. Und das lässt sich ändern, erweitern, wir können Szenen rausschneiden oder neu zusammensetzen. Denk dir deine Blockbuster aus. Du bist nicht nur Autorin oder Autor deines Films, sondern führst auch Regie, bist Executive Producer und spielst die Hauptrolle, wenn du willst. Für dein ganz großes und intimes Kino. Rufe »Action« oder »Cut«, wie es für dich am besten ist. Und überlege dir: Was zeichnet dein sexuelles Wesen aus?

Wer bin ich und wer will ich sein?

Sich von all den Klischees über Sex zu verabschieden, ist herausfordernd. Die eigenen Bedürfnisse benennen zu können, braucht Mut. Aber es kann sich lohnen. Wer sich selbst als sexuelles Wesen kennenlernt, ist oft zufriedener als vorher. Das gilt nicht nur für Singles, sondern ebenso in Beziehungen. Wer auf diese Weise gefestigt ist, kann sich leichter mit der Partnerin oder dem Partner darüber austauschen, wie der Sex für ihn zu einer schönen, bewegenden, wohligen oder atemberaubenden Erfahrung werden kann, um dann gemeinsam zu entscheiden, was man tun möchte.

Deshalb nimm dir Zeit und schaffe dir eine Art Schutzraum, um darüber nachzudenken, wie du Sexualität verstehen und leben willst. Kümmere dich für einen Moment nicht darum, wie dein Partner, deine Partnerin oder sonst jemand die Dinge wohl sehen würde. Es geht erstmal ausschließlich um dich. Denn was guter, was richtiger Sex für dich ist, bestimmst du. Natürlich kannst du dich auch einfach beim Sex ausprobieren. Machen statt denken. Wer dem eigenen Verlangen aber einmal ganz bewusst nachgeht, sich selbst besser verstehen lernt und herausfindet, was es noch alles zu entdecken gibt, dem stehen für die eigene Weiterentwicklung viel mehr Möglichkeiten zur Verfügung.

Dieser Prozess beginnt mit vier Fragen, die du für dich beantworten kannst: Wie wichtig ist mir Sex? Warum will ich Sex? Wo stehe ich und wo will ich hin? Und: Was mag ich beim Sex und was nicht?

Wie wichtig ist mir Sex?

»Ist es normal, dass ich für Sex nicht so viel übrig habe? Ich habe mich viel ausprobiert, aber eigentlich gefällt es mir nicht so sehr, Sex zu haben. Dabei küsse ich gerne, flirte und verführe, mehr muss es aber nicht sein. Ich mag es auch, einen Orgasmus zu haben, doch der muss nicht immer sein. Ich selbst fühle mich damit ganz gut, aber mir scheint, dass es anderen kaum so geht wie mir. Und ständig höre und lese ich, dass mir Sex doch etwas geben muss, ich nur weiter experimentieren muss, weil ich sonst was verpasse.« – Nina, 25.

Wie sexuell bist du?

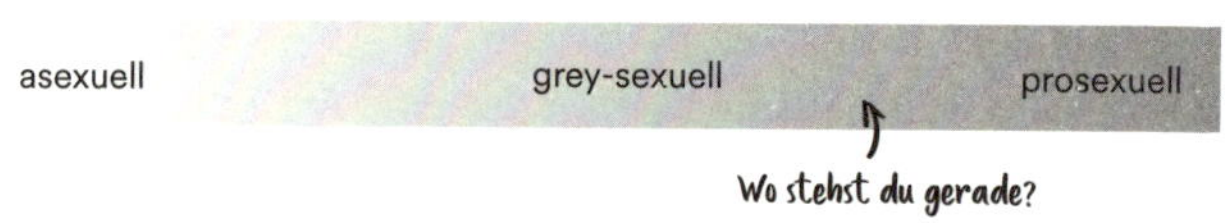

Sexualität kann man als Spektrum verstehen:

- Wenn dir Sexualität sehr wichtig ist, du ein sehr starkes Bedürfnis danach verspürst und sooft wie möglich Sex haben möchtest, bist du ein prosexueller Mensch.
- Kannst du hingegen mit Sex nichts anfangen, weil er für dich weder interessant noch attraktiv ist und es dich zu anderen Menschen nicht sexuell hinzieht, bist du vielleicht asexuell oder tendierst in diese Richtung.
- Zwischen diesen beiden Polen, die sich als »prosexuell« und »asexuell« beschreiben lassen, liegt der weite Bereich des Greysexuellen. Du hast generell schon ganz gerne Sex, aber überragend wichtig ist er dir nicht. Oder es schwankt, wie viel dir Sex bedeutet.

Als die schönste Nebensache der Welt wird Sex manchmal bezeichnet. Jeder hat ihn, jeder will ihn, lautet ein weiterer Glaubenssatz. Das stimmt so aber nicht für jeden. Hast du schon mal darüber nachgedacht, wie wichtig dir Sex ist? Wenn du die Bedeutung von Sex auf einer Skala von 0 bis 10 verorten solltest, wo würde er landen? Von »völlig unwichtig« über »nicht sooo wichtig« und »ziemlich wichtig« bis »überaus wichtig« ist alles möglich und völlig normal (s. Kasten).

Vielleicht merkst du auch, dass du Sex zwar magst, dass er für dich aber nur dann interessant ist, wenn du ihn mit jemandem haben kannst, den du schon besser kennst. Manche zieht es erst dann sexuell zu einem anderen Menschen hin, wenn sie sich emotional bereits tief mit ihm verbunden fühlen. Selten wird das nach ein oder zwei Treffen sein. Wer so empfindet, findet vielleicht »demisexuell« als Beschreibung für sich zutreffend. Der Begriff leitet sich von dem französischen Wort *demi* ab, was so viel bedeutet wie halb oder Mittelfeldspieler. Für demisexuelle Menschen sind unverbindliche sexuelle Kontakte und One-Night-Stands nicht interessant, weil sie ein starkes Bedürfnis nach Beständigkeit und Vertrauen haben.

Was ist aber, wenn du gar keinen Sex möchtest? Es gibt einige Gründe, die gegen Sex sprechen. Vielleicht kannst du ihm nichts abgewinnen, vielleicht ist er nicht Teil deiner Neigungen. Möglich ist auch, dass dir emotionale Nähe wichtiger ist als körperliche. Oder du hast schlechte Erfahrungen mit Körperkontakt gemacht, vielleicht schon als Kind. Auch wenn du Sexualität auf unangenehme Weise kennengelernt oder Gewalt und Missbrauch erlebt hast, kann das Interesse an Sex gering sein (hierzu findest du weitere Informationen in Kap. 5, ab S. 318 und S. 337). Möglicherweise gibt es den Menschen, mit dem du Sex möchtest, in deinem Leben nicht mehr. Oder du bist gerade in einer Lebensphase, in der andere Dinge Vorrang haben: Familie, Kinder, Ausbildung, Studium, die Arbeit. Das Alter kann eine Rolle spielen, ebenso eine Erkrankung. Sexualität verändert sich ein Leben lang. Sie ist mal mehr, mal weniger bedeutsam, findet mal häufiger, mal sel-

WAS MEINT ASEXUALITÄT GENAU?

Für Wissenschaftlerinnen und Forscher ist Asexualität heute eine vierte sexuelle Orientierung neben Hetero-, Homo- und Bisexualität. Wer asexuell ist, verspürt weder eine sexuelle Anziehung zu einem anderen Menschen noch ein Verlangen nach sexueller Interaktion.

Viele asexuelle Menschen wünschen sich trotzdem eine liebevolle Beziehung. Jemanden, der ihr Leben mit ihnen teilt, mit dem sie Spaß haben, der ihnen Zuneigung schenkt und für sie da ist. Manche hätten gerne eine Familie und Kinder. Künstliche Befruchtung ist für einige eine Möglichkeit, um dieses Ziel zu erreichen. Spezielle Dating-Portale wie Gleichklang oder AVEN-Partner helfen, jemanden zu finden, der ebenfalls eine Partnerschaft ohne Sex sucht.

Einigen asexuellen Menschen sind körperliche Nähe und Intimität aber wichtig. Wo dabei für jeden Einzelnen die Grenze liegt, ist individuell. Manche mögen es, sich zu umarmen, zu streicheln oder zu küssen. Andere genießen Slow Sex (mehr dazu später in diesem Kap. ab S. 71), solange vielleicht Vulva, Vagina, Penis und Anus dabei unangetastet bleiben und keine Zungenküsse stattfinden. Für wieder andere ist Sexualität in der Fantasie oder wenn sie sich selbst befriedigen okay, nicht aber mit einem anderen Menschen. Gelegentlich verschieben sich diese Bedürfnisse mit der Zeit. Nur weil sich jemand heute als asexuell erlebt, muss das nicht immer so sein. Wenn du mehr über Asexualität wissen möchtest und vielleicht auch Anschluss an Menschen suchst, die ähnlich empfinden, kannst du dir die Seite des Vereins AktvistA anschauen. AVEN ist ein Netzwerk von asexuellen Menschen, das zum Thema informiert, Möglichkeiten bietet, sich zu verbinden und auch bei der Partnersuche hilft.

tener statt. Du allein entscheidest, wie wichtig dir Sex heute und in Zukunft sein soll.

Falls du meinst, dass Sex in deinem Leben eine größere Rolle spielen sollte als bisher, kannst du dich fragen, warum. Brauche ich einfach mehr Sex, um mich wohlzufühlen? Will ich für mich etwas Neues entdecken? Oder die gemeinsame Sexualität in der Beziehung weiterentwickeln? All das wären selbstbestimmte Gründe. Es gibt aber auch andere. Willst du mehr Sex, weil dein Partner oder jemand anderes dich sonst nicht normal findet? Weil es vermeintlich dazugehört und du denkst, ohne Sex wärst du kein richtiger Mann oder keine vollwertige Frau? Vielleicht machst du Sex mit, um Einsamkeit zu vermeiden oder Konflikten in deiner Beziehung aus dem Weg zu gehen? Falls du solche oder ähnliche Gedanken hegst, halte kurz inne. Möchtest du dich noch mehr den Vorstellungen von anderen anpassen? Oder doch lieber einen weiteren Schritt auf dich zugehen? Das bringt uns zur zweiten Frage:

Warum will ich Sex?

Worum es uns beim Sex wirklich geht, darüber denken wir oft nicht nach. Manches mag Gewohnheit sein, anderes passiert unbewusst. Tatsächlich kennt die Sexualforschung Hunderte Gründe, weshalb Menschen Sex wollen und ihn haben. Einige davon haben wir hier zusammengefasst (s. nächste Seite). Schau doch mal, welche Gründe für dich möglicherweise von Bedeutung sind.

Ich möchte oder habe Sex, weil ...

Nimm einen Stift und verteile für jede Aussage 0 bis 3 Punkte:
0 = stimmt nicht, 1 = stimmt ein bisschen, 2 = stimmt oft, 3 = stimmt völlig

1. ... ich einer anderen Person, meiner Partnerin oder meinem Partner nah sein möchte.
2. ... ich den Körper einer anderen Person, meiner Partnerin oder meines Partners sinnlich spüren möchte.
3. ... ich mich selbst sinnlich spüren möchte.
4. ... ich Lust, Erregung und Orgasmen erleben will.
5. ... ich einer anderen Person, meiner Partnerin oder meinem Partner emotional verbunden sein möchte.
6. ... ich Erotik mag.
7. ... ich körperliche Geborgenheit suche.
8. ... ich Zuneigung und Liebe bekommen möchte.
9. ... ich mich vital und lebendig fühlen möchte.
10. ... ich eine spirituelle Erfahrung machen möchte.
11. ... ich etwas für meine Gesundheit tun möchte.
12. ... ich entspannen möchte.
13. ... ich Zuneigung und Liebe schenken möchte.
14. ... ich auf meinen Partner eingehen möchte.
15. ... es normal ist.
16. ... es zu einer Beziehung dazu gehört.
17. ... ich mich verpflichtet fühle.
18. ... ich sonst Schuldgefühle gegenüber einer anderen Person, meiner Partnerin oder meinem Partner habe.
19. ... ich meinen Partner oder meine Partnerin nicht verlieren möchte.
20. ... weil die oder der andere es will.
21. ... ich nicht Nein sagen kann.
22. ... ich mich als sexuell begehrenswert erleben möchte.
23. ... ich mich erst so als vollwertig wahrnehme.
24. ... ich Bewunderung für meinen Körper suche.

25. ... ich Aufmerksamkeit brauche.
26. ... ich die Eroberung liebe und andere für mich begeistern möchte.
27. ... ich Abenteuer und Abwechslung suche.
28. ... ich mich nur so wirklich spüren kann.
29. ... ich sexuelle Spannungen damit abbaue.
30. ... ich mich von unangenehmen Gefühlen und Stimmungen oder Stress ablenken möchte.
31. ... ich einen überwältigenden Drang danach spüre, den ich nicht kontrollieren kann.
32. ... ich Kinder haben will.
33. ... ich über meine oder meinen Ex hinwegkommen möchte.
34. ... ich dadurch beruflich einen Vorteil habe.
35. ... ich mich dadurch materiell absichere (z. B. in einer Partnerschaft, die v. a. diesem Zweck dient).
36. ... ich damit Geld verdienen kann.
37. ... ich mich an jemandem rächen will.
38. ... ich Macht über einen anderen Menschen haben will.
39. ... ich mich unterwerfen lassen möchte.
40. ... ich mich selbst damit verletzen möchte.
41. ... ich jemand anderen damit verletzen will.
42. ... Andere Gründe, die dir einfallen.

Auswertung

Vielleicht ist dir aufgefallen, dass sich diese Motivationen in Gruppen zusammenfassen lassen:

1 bis 12 sind Beweggründe, um sich selbst etwas Gutes zu tun. Wer sich hier wiederfindet, hat gute Chancen, in seiner Sexualität Freude und Erfüllung zu erfahren.

13 und 14: Falls dir diese Motivationen entsprechen, tust du deiner Partnerin oder deinem Partner gerne etwas Gutes. Und wenn das Schenken

dir Freude macht und aus freiem Herzen kommt, wirst du dies vermutlich als Bereicherung empfinden.

15 spiegelt das Gefühl, es sei notwendig, Sex zu haben, um bestimmte Konventionen und Vorgaben zu erfüllen, die aus deiner Umwelt auf dich einwirken. Wenn dir die Gründe 16 bis 19 sehr vertraut sind, dann weißt du, was es heißt, sich zu Sex verpflichtet zu fühlen; etwa aus Verlustangst oder weil du denkst, es sei deine Aufgabe, deine Partnerin oder deinen Partner sexuell zu versorgen. Findest du dich in 20 und 21 wieder, deutet das darauf hin, dass du gegen deinen Willen Sex mitmachst, möglicherweise sogar, obwohl du dich unwohl damit fühlst. Spielen einer oder mehrere dieser Beweggründe eine Rolle, bist du beim Sex stark fremdbestimmt. Vielleicht fällt es dir schwer, eigene Bedürfnisse zu erspüren, ernst zu nehmen und zu vertreten. Wenn du häufiger aus solchen Gründen Sex hast, kann es sein, dass Sex dich anstrengt oder du wenig Lust darauf hast. Vielleicht klappt es mit dem Orgasmus nicht. Möglicherweise hast du als Mann Erektionsprobleme, als Frau Schmerzen oder Verkrampfungen in Vagina oder Unterbauch. Genauere Informationen zu diesen sexuellen Problemen und wie du sie lösen kannst findest du in Kapitel 5 ab Seite 297.

22 bis 26: Liegt bei dir eine solche Motivationslage vor, bist du womöglich stark auf Bestätigung durch andere – vor allem deine Partnerin und deinen Partner – angewiesen, um dich gut fühlen zu können. Die Ursache ist dafür oft ein verletzlicher Selbstwert.

27 und 28: Wenn du das von dir kennst, weist das darauf hin, dass du jemand bist, der beim Sex Spannung und einen intensiven Kick braucht. Je nachdem wie du dieses Bedürfnis auslebst, kann es allerdings riskant für dich und andere werden. Achte deshalb immer gut auf deine Grenzen und die deiner Partnerinnen und Partner.

29 und 30: Hier erfüllt Sex die Funktion, unangenehme seelische oder körperliche Empfindungen auszugleichen oder zu dämpfen. Wenn diese Gründe für dich eine große Rolle spielen, trägst du ein gewisses

Risiko, eine Sexsucht (s. Kap 5, ab S. 343) zu entwickeln oder bist schon abhängig. Hast du zusätzlich eine höhere Punktzahl bei 31, ist Letzteres sehr wahrscheinlich.

32: Diese Motivation kann zu wunderbar innigem Sex führen, aber auch zu Stress, Anstrengung und Verzweiflung – vor allem wenn der Kinderwunsch längere Zeit unerfüllt bleibt und du mit deinem Partner oder deiner Partnerin alle möglichen Tricks anwendest, damit es endlich klappt. Lustlosigkeit, Erektions- und Orgasmusprobleme sind deshalb in einer solchen Lebensphase keine Seltenheit.

33 bis 37: Hier dient Sex als Mittel, um einen bestimmten Zweck zu erreichen oder ist eine Arbeitsleistung. Manchmal ist dennoch ein gewisser Spaßfaktor gegeben, in vielen Fällen ist der Sex aber eher unwesentlich, belanglos oder sogar belastend. Vor allem wenn 35 und 36 für dich relevant sind, kann es sein, dass du sexuelle Probleme hast, wie sie bei 15 bis 21 beschrieben sind.

38 und 39: Diese Gründe spiegeln dominante und/oder submissive Tendenzen. Falls dich sexuelle Spielarten interessieren, bei denen es um Dominanz und Unterwerfung geht, findest du weiter hinten in diesem Kapitel (Abschnitt zu BDSM, S. 78 und 84) Informationen hierzu. Wenn du den Drang verspüren solltest, mit jemandem gegen dessen Willen Sex zu haben, hol dir Hilfe, um zu verhindern, dass du jemandem schadest und eine Straftat begehst. Sexualberatungsstellen können dir weiterhelfen, falls sich dein Verlangen auf ein Kind bezieht, auch eine Präventionsinitiative wie »Kein Täter werden« (s. Kap. 6, S. 361).

40 und 41: Dahinter können sadistische oder masochistische Neigungen stecken, die auf spielerische Weise ausgelebt werden wollen (s. ebenfalls Abschnitt zu BDSM), manchmal aber auch überwältigende Impulse, die durch traumatische Erfahrungen in der Vergangenheit (s. Kap 5, S. 91) getriggert werden. Achte darauf, dass du keine Grenzen verletzt, weder deine eigenen noch die von jemand anderem. Das könnte für dich oder die andere Person ernste seelische und körperliche Folgen

haben. Und nimm in jedem Fall Unterstützung in Anspruch, wenn du merkst, dass du anderen gegen deren Willen wehtun möchtest (s. o. Punkte 38 und 39).

Vielleicht hat diese Auflistung dir verdeutlicht, was du schon über dich wusstest. Vielleicht ist dir etwas klarer geworden, über das du noch nicht so häufig nachgedacht hast. So oder so kann die dritte Frage für dich aufschlussreich sein:

Wo stehe ich und wo will ich hin?

Das Ziel einer gelungenen sexuellen Entwicklung ist es, die eigene Sexualität authentisch auszudrücken und zu leben – darüber sind sich die meisten Sexualtherapeuten einig. Was für ein sexueller Mensch bin ich, welche Bedürfnisse und Wünsche entsprechen mir und welche davon will ich umsetzen? Fragen wie diese können einen beschäftigen, wenn man herausfinden möchte, was das eigene sexuelle Profil ausmacht. Starte deine Suche mit einer Standortbestimmung (s. Kasten).

Eine Zwischenbilanz deines Sexlebens

- Was ist an meiner Sexualität gerade gut? Was fühlt sich stimmig an? Was möchte ich beibehalten?
- Was passt nicht mehr zu mir? Was möchte ich hinter mir lassen?
- Was war früher gut? Was davon kann ich wiederbeleben?
- Wo will ich hin? Was würde ich gerne ausprobieren? Wovon möchte ich mehr haben? Was möchte ich Neues erfahren?

Die Fragen sind angelehnt an Ulrich Clements »Erotisch-sexuelle Zwischenbilanz«.

Denk am besten etwas länger über die Fragen nach und mach dir dazu Notizen. Lass sie anschließend ein paar Tage liegen und schau sie dann wieder an. Vielleicht stellst du fest, dass dir mit der Zeit immer mehr einfällt. Bei sich selbst anzukommen, kann eine Weile dauern. Vor allem wenn du zunächst keine Idee hast, wo du eigentlich hinwillst. Gerade Menschen, die sich stark nach den Erwartungen anderer richten und gewöhnt sind, sich mehr um deren Bedürfnisse zu kümmern als um die eigenen, fällt es oft erstmal gar nicht so leicht, sich vorzustellen, was ihnen guttun könnte. Deshalb wird es jetzt noch konkreter. Die vierte Frage:

Was mag ich beim Sex und was nicht?

Nun geht es um deine sexuellen Dos & Don'ts. Also was dir beim Sex gefällt und wo du eine Grenze ziehen würdest. Frage dich: Was mache ich beim Sex alles? Wie geht es mir mit einer bestimmten Berührung, Technik, Stellung? Will ich mehr davon? Oder mache ich nur mit, weil ich denke, mein Partner erwartet das? Vielleicht törnt es dich sogar ab oder ekelt dich? Anderes ist womöglich in manchen Momenten okay, in anderen wiederum nicht. Oder du kannst dich gerade noch nicht entscheiden.

Notiere dir alles in einer dreispaltigen Tabelle (s. Kasten S. 51). Zur Inspiration haben wir dir das Beispiel einer Frau aufgeschrieben, die ihre Sexualität mit einem Mann teilt und diese Fragen für sich durchgegangen ist. Natürlich können deine Vorlieben und Grenzen völlig anders aussehen. Spüre in dich hinein und schreib ungefiltert auf, was dir in den Kopf kommt. Die Notizen brauchen nicht vollständig zu sein. Es geht nur darum, wo du jetzt gerade stehst. Die Liste kann sich mit der Zeit verändern, etwa weil du auf neue Ideen kommst. Oder wenn du mit anderen Partnerinnen und Partnern Erfahrungen gemacht hast, die deine bisherigen ergänzen. Deine aktuellen Dos & Don'ts geben eine Orientierung, an der du dich zukünftig ausrichten kannst.

Meine Dos & Don'ts

Wenn du deine Liste ausgefüllt hast, schau dir deine Dos & Don'ts genauer an. Wie geht es dir damit? Kannst du das, was dir entspricht, genügend verwirklichen? Oder fehlt dir einiges? Machst du Dinge mit, die sich nicht gut anfühlen oder die du eigentlich nicht willst? Wenn die eigenen Bedürfnisse und Wünsche nicht genügend Platz haben, jemand aber stattdessen vieles mitmacht, das ihr oder ihm nicht besonders gefällt, kann die Freude am Sex schnell verloren gehen. Statt belebend und entspannend ist Sex dann bestenfalls egal, oft aber anstrengend oder sogar unangenehm. Wie soll man auch Spaß an etwas haben, das nicht den eigenen Sehnsüchten entspricht?

Es gibt hierfür ein passendes Beispiel: Analsex. Eine britische Studie ist einmal der Frage nachgegangen, wie junge heterosexuelle Frauen und Männer im Alter von 16 bis 18 Jahren es dabei mit ihren Dos & Don'ts halten. Schmerzen seien beim Sex in den Po nicht zu vermeiden – davon gingen die meisten wie selbstverständlich aus. Doch nicht nur diesbezüglich waren sich viele jungen Frauen und Männer einig. Die Mehrheit von ihnen war zudem der Meinung, dass etwas mit der Frau nicht stimme, wenn ihr der Analsex wehtue oder nicht gefalle. Schließlich müsse Analsex schön sein, sonst hätte ihn ja keiner. Die Frau müsse sich einfach daran gewöhnen und lernen, sich zu entspannen.

Tatsächlich waren es vor allem die jungen Männer, die sich Analsex wünschten, weil sie das nachmachen wollten, was sie in Pornos gesehen hatten. Sie glaubten, es gehöre dazu, dass ein Mann das will, und unter Kumpels gelte als erfahren, wer diese Art Sex schon hatte. Viele junge Frauen ließen sich überreden mitzumachen, selbst wenn sie es gar nicht wollten. Wer von ihnen erst Nein zum Analsex gesagt hatte, gab meistens irgendwann nach und hatte ihn dann doch. Am Ende empfanden nur wenige Männer und nur eine Frau den Analsex als befriedigend und lustvoll. Stattdessen war das Ganze vor allem für die Frauen in der Studie oft schmerzhaft oder sogar gefährlich. Denn die Risiken von bedenkenlos durchgeführtem Analsex waren ihnen nicht bewusst. Das ist

Ja, das entspricht mir	Das möchte ich vielleicht oder hin und wieder	Nein, das geht für mich nicht
○ tiefe Blicke ○ sich eng umarmen ○ Küsse mit den Lippen und vorsichtig mit der Zunge ○ streicheln überall, außer an den Füßen ○ hauchen und sanft knabbern am Hals, an den Ohrläppchen und im Nacken ○ in erotischen Worten sagen, was ich will ○ wenn seine Zunge über meine Vulva streicht und langsam um das Klitorisköpfchen kreist ○ noch besser: Er führt zusätzlich einen Finger in meine Vagina und stimuliert meine G-Zonen ○ seinen Penis streicheln, massieren, lecken, an der Eichel saugen ○ wenn er seinen Penis nach und nach behutsam in meine Vagina führt und ihn dann langsam rhythmisch bewegt, ohne zu tief zu stoßen ○ bei der Penetration unter ihm oder neben ihm liegen, auf ihm sitzen ○ zwischendurch mal reden und lachen ○ ...	○ einen Quickie ○ sanfte Bisse in den Nacken ○ Sex von hinten ○ Orgasmus haben (ist manchmal schön, manchmal geht es mir eher um was anderes) ○ Sextoys ○ Fummeln in der Öffentlichkeit, wenn keiner guckt ○ Sex im Freien ○ wenn er mit der Zunge um meinen Anus kreist ○ ...	○ alles, was wehtut ○ tiefe und fordernde Zungenküsse ○ mit dem Finger über meine Klitoris rubbeln oder mit der Hand auf meine Vulva patschen ○ mehrere Finger in meiner Vagina ○ wenn der Penis tief in meinen Mund stößt, vor allem wenn er zusätzlich meinen Kopf zum Penis drückt ○ wenn er zu schnell oder zu stürmisch in meine Vagina stößt ○ ruppiger, heftiger Rammelsex ○ Finger oder Penis im Anus ○ abwertender und gossenartiger Dirty Talk (Fotze, Schlampe etc.) ○ Fisten ○ Sperma in Mund, Gesicht oder Haaren ○ Sex, wenn er betrunken ist ○ beim Sex fotografieren oder Videos aufzeichnen ○ ...

schade und erschreckend zugleich. Analsex kann für einige Frauen und Männer eine tolle Sache sein, allerdings nur, wenn beide ihn wirklich wollen. Und wer weiß, worauf dabei zu achten ist, kann Schönes erleben. Dazu ist mehr in Kapitel 3 ab Seite 152 zu lesen.

Was ist für mich guter Sex?

Grundsätzlich schadet es nie, sich Inspiration zu suchen. Wer für sich entdecken will, was die eigene Sexualität ausmacht und wie er sie gestalten will, steht aber womöglich erstmal wie eine Malerin oder ein Künstler ratlos vor einer weißen Leinwand: Welches Bild soll hier entstehen? Womit will ich eigentlich arbeiten – mit Stiften, Pinseln, den Händen? Kreide, Öl- oder Aquarellfarben? Es kann sein, dass sich jemand vor diesem Weiß wiederfindet und merkt: Ich habe weder eine Ahnung, was ich auf die Leinwand bringen will, noch welche Farben und Werkzeuge ich benutzen soll. Geschweige denn, was es überhaupt für Farben gibt.

Was wir als angenehm, anregend oder erotisch empfinden, können einzelne Momente, Blicke, Fantasien, Gespräche, Berührungen, Kleidungsstücke, Praktiken oder Empfindungen sein. Es gibt unzählige Varianten von Sex. Und manchmal liegt das, wonach wir suchen, in etwas, von dem wir vorher nicht mal wussten, dass es überhaupt existiert.

Wie du deine Sexfantasien nutzen kannst

Was du dir vorstellst, wenn du von Sex träumst oder dich selbst befriedigst, kann viel über deine Bedürfnisse und Sehnsüchte aussagen. Alles ist möglich in unserem Kopfkino. Fantasien sind unser persönlicher Raum, in dem wir vieles verwirklichen können, für das sonst kein Platz in unserem Leben ist. Sie können unseren Solosex und unser gesamtes Sexleben bereichern.

Hast du schon mal von Sex mit einem anderen Menschen als deinem Partner geträumt? Mit jemandem, den du von der Arbeit kennst? Dem Kumpel deines Partners? Oder mit jemand völlig Fremdem? Bist du ein Mann und malst dir manchmal aus, wie es wäre, Sex mit zwei Frauen zu haben? Oder mit zwei Männern? Stellst du es dir erregend vor, beim Sex dominiert oder gefesselt zu werden? Dinge mit deinem Körper oder dem von jemand anderem anzustellen, die du sonst nicht tust? Wer so denkt, ist in guter Gesellschaft. Viele Männer und Frauen kennen solche oder ähnliche Fantasien (s. Tabelle S. 54).

Die Geschichten, von denen unsere Fantasien erzählen, passen nicht immer zum Alltag. Deshalb bleiben sie oft im Verborgenen. Nicht jede Fantasie wird mit dem Partner geteilt, nicht jede wird ausgelebt. Einige sind vielleicht sogar unangenehm. Was in der Vorstellung erregt und fesselt, erscheint im wahren Leben manchmal gar nicht mehr so begehrenswert oder lässt sich ganz einfach nicht verwirklichen. Sex mit einem Star, zum Beispiel. Andere Fantasien kann man dafür aber nutzen. Das muss nicht unbedingt heißen, dass du gleich das ganze Drehbuch deines Kopfkinos in die Tat umsetzt. Aber vielleicht kannst du bestimmte Elemente darin entdecken, die du in deine Sexualität einbauen kannst. Etwa so wie Hannes (s. S. 56).

Häufige und nicht so häufige Sexfantasien	Frauen	Männer
Mit wem?		
Jemand anderem als meinem Partner oder meiner Partnerin	66 %	83 %
Einer mir unbekannten Person	49 %	73 %
Gleichgeschlechtlichen Partnern	37 %	21 %
Zwei Frauen	37 %	85 %
Zwei Männern	31 %	45 %
Mehr als drei Frauen	25 %	75 %
Mehr als drei Personen, Männern und Frauen	57 %	16 %
Mehr als drei Männern	28 %	13 %
Wo?		
An einem ungewöhnlichen Ort (Büro, öffentliche Toilette etc.)	82 %	82 %
An einem romantischen Ort (z. B. einem verlassenen Strand)	85 %	78 %
In der Öffentlichkeit	57 %	66 %
Welche Praktiken?		
Oralsex (Fellatio oder Cunnilingus) haben	79 %	88 %
Einer Frau Oralsex geben	36 %	78 %
Einem Mann Oralsex geben	72 %	27 %
Die Partnerin oder den Partner mit der Hand stimulieren	68 %	76 %

Häufige und nicht so häufige Sexfantasien	Frauen	Männer
Von der Partnerin oder dem Partner mit der Hand stimuliert werden	71%	72%
Analsex haben	33%	64%
Kinky Sex		
Sexuell dominiert werden	65%	53%
Jemanden sexuell dominieren	47%	60%
Gefesselt werden, um dadurch Lust zu erleben	52%	46%
Jemand anderen fesseln, um dadurch Lust zu erleben	42%	48%
Jemanden schlagen oder auspeitschen, um dadurch Lust zu erleben	24%	44%
Von jemandem geschlagen oder ausgepeitscht werden, um dadurch Lust zu erleben	36%	29%
Fetischsex	26%	28%
Sexuelle Gewalt (Achtung: Die letzten drei Fantasien in der Realität auszuleben, ist strafbar, dazu S. 328)		
Zum Sex gezwungen werden	29%	31%
Jemanden sexuell missbrauchen, der betrunken oder bewusstlos ist oder schläft	11%	23%
Jemanden zwingen, mit mir Sex zu haben	11%	22%
Sex mit einem Kind unter 12 Jahren	1%	2%

»Ich habe eine Fantasie, die immer nach derselben Logik abläuft, auch wenn die Frau, die darin auftaucht, und der Ort, an dem sie spielt, jeweils andere sind. Es fängt damit an, dass es an der Tür klingelt. Ich öffne und da steht eine Frau und lächelt mich an. Sie wechselt ein paar Worte mit mir und fragt dann, ob sie reinkommen darf. Ich bin verdutzt, stimme aber zu. Kaum dass sie in der Wohnung ist, kommt sie ganz nah an mich heran und flüstert mir ins Ohr ›Ich will dich‹. Ich stehe da, völlig gebannt. Sie berührt meine Brust und schiebt ihren Körper gegen meinen. Ich spüre, wie sich ihr Genital gegen meinen Penis drückt. ›Da lang?‹, fragt sie und nimmt mich an der Hand, um mich ins Schlafzimmer zu bringen. Dort zieht sie mich und sich selbst aus und führt mich aufs Bett …« – Hannes, 31.

Hannes wünscht sich mit keiner anderen Frau Sex als mit seiner Partnerin Franziska und würde sich im wahren Leben wohl auch nicht auf jemanden einlassen wollen, der ihm völlig fremd ist und mal eben an seiner Haustür klingelt. Aber er sieht seine Rolle beim Sex mit Franziska darin, aktiv zu sein. Er ist derjenige, der zeigt, wenn er sich Sex mit ihr wünscht, ihr vielleicht tief in die Augen schaut, sie zu berühren beginnt. So spielt sich der Sex der beiden fast immer ab, und Hannes geht vermutlich davon aus, dass es das ist, was nicht nur Franziska von ihm erwartet, sondern auch ihn als Mann ausmacht. Hannes ist deshalb nicht unzufrieden mit Franziska oder mit dem gemeinsamen Sex. Ein bisschen frischer Wind darf aber schon sein, so sein Gefühl.

Welche Bedürfnisse verstecken sich in Hannes' Fantasie? Die Frau, die an der Tür klingelt, gibt den Ton an. In diesem Drehbuch wird Hannes offensiv erobert und muss sich der geheimnisvollen Frau nur hingeben. So sichtbar begehrt zu werden, verschafft ihm einen besonderen Kick. Wenn Hannes bewusst wird, dass diese Elemente seiner Fantasie Ausdruck eines Bedürfnisses sind, steht er vor einer Entscheidung. Bewahrt er sie für sich und hat allein beim Solosex seine Freude daran? Oder startet er einen Versuch, Franziska mit einzubeziehen, ihr seine Wünsche zu erklären, und stößt damit vielleicht einen ganz neuen Spin im gemeinsamen Sexleben an?

Was für Hannes das Richtige ist, kann nur er selbst sagen. Wenn er allerdings merken sollte, dass es ihm wichtig ist, von Franziska aktiver begehrt und verführt zu werden, braucht es ein Gespräch, um ihr seinen Wunsch näherzubringen. Wie man diesen nächsten Schritt angehen kann, erklärt Kapitel 4, Seite 212.

Mal dir deine schönste Fantasie aus

Was sind deine Bedürfnisse? Wenn du magst, gehen wir auf eine Fantasiereise. Das Drehbuch, dem dein Kopfkino folgt, lässt sich nämlich ganz bewusst gestalten. Du brauchst dafür etwas Zeit und einen Ort, an dem du ungestört bist und es dir gemütlich machen kannst. Je nachdem was dir lieber ist, kannst du die folgenden Anregungen und Fragen nach und nach durchlesen und für dich beantworten. Wenn du möchtest, mach dir Notizen, damit keine Ideen verlorengehen.

Du kannst die Anleitung zur Fantasiereise auch laut vorlesen oder zum Beispiel als Sprachnotiz mit deinem Smartphone aufnehmen. Dann kannst du dich von deiner eigenen Stimme in die Vorstellung begleiten lassen. Falls du es merkwürdig findest, dir selbst zuzuhören: Im ersten Moment geht das vielen so. Wenn du dich aber erstmal in den Inhalt vertiefst, wird deine Stimme schnell zur Nebensache. Du kannst den Text übrigens anpassen, wenn dir andere Worte oder Vorschläge lieber sind. Wer sagt, dass es darin beispielsweise nur um eine einzige Person gehen muss? Oder nur um Männer und Frauen? Du bestimmst, was dir gefällt. Damit du während der Fantasiereise genügend Zeit hast, in dich hineinzuspüren und Ideen zu entwickeln, solltest du den Text nicht zu schnell vorlesen und zwischen den einzelnen Abschnitten Pausen lassen. Du kannst dich bei der Aufnahme an die Pausenzeiten halten, die im Text vorgeschlagen sind. Viel Spaß!

Meine schönste Fantasie

- Willkommen auf der Reise zu deinen ganz persönlichen Bedürfnissen. Es geht um Sexualität, wie sie für dich am schönsten ist. Und zwar nur für dich. Was jemand anderes möchte, denkt oder meint, spielt hier erstmal keine Rolle.
- Mach es dir gemütlich, wenn du möchtest, schließ die Augen und lass die folgenden Fragen auf dich wirken:
- Wo möchtest du sein? Jeder Ort, den du spannend, aufregend oder einfach nur schön findest, ist möglich. (*30 Sekunden Zeit lassen*)
- Schaue dir nun die Umgebung an. Die Atmosphäre, das Licht. Hörst du etwas? Geräusche oder Musik? (*30 Sekunden*)
- Gefällt es dir hier? Oder möchtest du noch etwas verändern? (*15 Sekunden*)
- Wer ist mit dir dort? Kennst du ihn oder sie? Oder ist es jemand, der dir neu ist? Ist nur eine Person bei dir oder noch jemand anderes? (*15 Sekunden*)
- Betrachte dein Gegenüber ganz genau. Vom Kopf bis zu den Füßen. Was gefällt dir an dieser Person? Welche Körperstellen laden zu Berührungen ein? (*30 Sekunden*)
- Was geschieht nun? Schaut ihr euch an? Möchtest du dein Gegenüber berühren? Wer berührt wen zuerst? Und wie? Behutsam, sanft, wie in Zeitlupe? Oder zupackend und stürmisch? Vielleicht ganz anders? Wie wäre es gut für dich? (*15 Sekunden*)
- Was möchtest du nun tun? Und was soll der andere machen? Was wünschst du dir? (*30 Sekunden*)
- Spür ganz genau hin: Ist das, was ihr miteinander tut, das Richtige? Oder möchtest du etwas verändern? Lass dir Zeit, um kurz darüber nachzudenken. (*30 Sekunden*)
- Wie sind die Berührungen – gerade richtig? Oder zu fest, zu leicht? (*15 Sekunden*)

- Achte auf das Tempo – ist es gut so? Oder ist es zu schnell, zu langsam? (*15 Sekunden*)
- Schaut ihr euch in die Augen? Wäre das schön? (*15 Sekunden*)
- Sprecht ihr zwischendurch miteinander? Lächelt ihr euch an? Lacht ihr zusammen? Möchtest du das? (*15 Sekunden*)
- Lass die Handlung weiterlaufen. Was würde dir als Nächstes gefallen? Bleib ganz bei deinen Wünschen und tu, was dir Freude macht. Es ist deine Fantasie. Dein Gegenüber erfüllt dir jeden Wunsch. (*60 Sekunden*)
- Ist das, was gerade geschieht, das Richtige für dich? Oder brauchst du etwas anderes? Du kannst dem Drehbuch deiner Fantasie jederzeit eine andere Richtung geben. Was wäre jetzt gut? (*60 Sekunden*)
- Fällt dir noch etwas ein, was du mit deinem Gegenüber tun möchtest? Du kannst ausprobieren, wonach dir der Sinn steht. (*60 Sekunden*)
- Brauchst du noch mehr Zeit, um dir deine schönste Fantasie auszumalen? Dann setz deine Fantasiereise fort, so lange du magst. Oder ist es für den Moment so gut? Dann komm in deinem Tempo wieder zurück in dein reales Leben.

Wie war die Fantasiereise für dich? Vielleicht hat sie dich bereits beim ersten Lesen auf ein paar Gedanken gebracht. Gut so.

Du hast nicht viel Neues entdeckt, fandest es aber eigentlich ganz prima? Gratulation, dann sind dir viele deiner Bedürfnisse schon bewusst. Du kannst weiter deine Freude am Sex haben und dir in diesem Buch vielleicht weitere Anregungen holen, um deinen Sex noch schöner werden zu lassen. Wenn du während deiner Reise auf etwas Neues aufmerksam geworden bist, das dir gefällt, könntest du überlegen, es beim nächsten Sex mal auszuprobieren. Wenn du möchtest, sprich vorher mit deiner Partnerin oder deinem Partner darüber, was du dir vorstellst.

Die Fantasiereise hat dir nichts gebracht? Dir sind keine Ideen gekommen? Oder es ist dir schwergefallen, dich darauf einzulassen, weil du abgelenkt warst und ständig an etwas anderes denken musstest? Probier es zu einem anderen Zeitpunkt einfach nochmal. Falls auch das nicht klappt, ist das nicht tragisch: Keine Übung funktioniert für jeden Menschen. Wir haben noch eine Menge anderer Tipps für dich.

Übrigens: Falls sich deine Fantasie nicht um deinen Partner oder deine Partnerin gedreht hat und du deshalb irritiert bist – keine Sorge. Wie wir schon erwähnt haben, geht es vielen Menschen so. Du musst dich deshalb nicht unwohl fühlen. Das bedeutet nämlich nicht automatisch, dass deine Beziehung schlecht ist oder es nicht gut läuft. Auch heißt es nicht, dass du in der Realität Sex mit jemand anderem möchtest. Es ist die Stärke der Fantasie, dass du darin Dinge ausleben kannst, die im wahren Leben nicht vorkommen, die für deine Sexualität aber trotzdem von Bedeutung sind. Dasselbe gilt für Fantasiepartner, die ein anderes Geschlecht haben als das, auf das du sonst stehst. Oder bestimmte Spielarten, die für dich in Wirklichkeit nicht in Frage kommen.

Wenn Sexfantasien zum Problem werden

»Immer wenn ich Sex haben will oder mich selbst befriedige, kommen mir diese heftigen Bilder in den Kopf. Ich werde vergewaltigt und kann nichts dagegen tun. Es ist scheußlich und abstoßend. Doch je mehr ich mich anstrenge, die Fantasien wegzuschieben, desto stärker werden sie. Was das Schlimmste ist: Die Fantasien erregen mich sehr. Es gibt nichts, was mich so zuverlässig und schnell zum Orgasmus bringt. Dabei wünsche ich mir eine völlig andere Sexualität. Viel Nähe, Wärme, beieinander sein. Doch ständig funken diese Bilder dazwischen. Das verdirbt mir die Freude am Sex total.« – Katharina, 28.

In der Vorstellung zu erleben, wie man erniedrigt, misshandelt, vergewaltigt wird oder diese Dinge einer anderen Person zufügt, kann verstören. Vor allem, wenn die Fantasien gegen den eigenen Willen in den Kopf drängen. Spätestens wenn dadurch Erregungsgefühle oder sogar Orgasmen ausgelöst werden, denkt man schnell: »Ich bin pervers.« Nicht wenige deuten die Fantasien als Hinweis auf eine bestimmte sexuelle Neigung: Sie befürchten, dass sie masochistisch oder sadistisch sind, unterworfen oder dominiert werden wollen, haben Angst, pädophil, ein Vergewaltiger, ein Voyeur oder ein Exhibitionist zu sein.

In einzelnen Fällen ist das tatsächlich so. Meistens haben solche Fantasien aber andere Gründe. Oft handelt es sich um nichts anderes als kreative, manchmal bizarre Zufallsprodukte unseres Gehirns. Wenn man ihnen nicht zu viel Bedeutung beimisst, ziehen sie vorüber und werden bald durch neue innere Bilder und Filme ersetzt. Manchmal kann aber auch ein Trauma dahinterstecken – seelische oder körperliche Gewalterfahrungen, ein sexueller Missbrauch oder eine Vergewaltigung. Das Gehirn spült das Erlebte immer wieder ins Bewusstsein – als konkrete Erinnerung oder verfremdet als Fantasie mit einer Handlung, die Kernelemente der Gewalterfahrung enthält: die Ohnmacht, das Ausgeliefertsein, die Angst, den Schmerz, bei sich selbst oder bei anderen.

Die Fantasien gehen nicht von alleine weg? Du bist deshalb genervt, verunsichert oder hast Angst, einer anderen Person etwas anzutun?

- Falls du dich fragst, ob Sexspiele mit Dominanz und Unterwerfung, Sadismus und Masochismus dein Ding sind, lies dazu Kapitel 2, ab Seite 78.
- Wenn du dir eigentlich eine ganz andere Sexualität wünschst und die Fantasien deshalb stören, findest du unten einen Vorschlag, wie du mit ungewollten Fantasien umgehen kannst (s. Kasten).
- Im Kapitel 5, Seite 318 und 337 findest du außerdem Informationen dazu, wie ein Trauma sich auf die Sexualität auswirken kann.

WAS TUN, WENN UNGEWOLLTE SEXUELLE FANTASIEN AUFTRETEN?

Hier findest du einige Möglichkeiten, wie du den unliebsamen Bildern in deinem Kopf begegnen kannst. Du kannst ausprobieren, welche für dich am besten funktioniert.

1. Halt inne und spiel einen anderen Film ab

Sobald sich eine Gewaltfantasie in deinen Kopf mogelt, öffne die Augen und konzentriere dich auf deine Umgebung – oder wenn du gerade zu zweit Sex hast, auf deinen Partner. Sobald sich die Bilder verflüchtigt haben, überleg dir, wie die Fantasie aussehen soll, in die du dich stattdessen begeben möchtest. Oder fokussier dich weiter ganz bewusst auf deinen Partner und das, was ihr miteinander tut. So kannst du üben, die Aktivitäten deines Geistes zu steuern. Es kann sein, dass die Gewaltfantasien sich immer wieder bemerkbar machen. Möglicherweise ist dein Gehirn gewöhnt, sie auf bestimmte Reize hin abzuspielen. Hab etwas Geduld mit dir und unterbrich die Gewaltfantasie jedes Mal, wenn sie auftritt. Wenn du das oft genug übst, wird deine Wahrnehmung trainiert, und es dürfte dir besser gelingen, mit der Aufmerksamkeit zu bleiben, wo du sein möchtest.

2. Schreib dein Drehbuch um

Auch für Gewaltfantasien gilt: Du bestimmst das Drehbuch. Das, was dein Kopf sich einfallen lässt, kannst du verändern und neu gestalten. Wenn dein Gehirn es gewöhnt ist, Erregung und Orgasmen vor allem dann auszulösen, wenn du dir Gewaltszenen vorstellst, kann es allerdings sein, dass andere Fantasien oder der Sex mit deiner Partnerin erstmal nicht viel in diese Richtung auslösen. Die »Umprogrammierung« braucht etwas Zeit. Du kannst das Folgende versuchen, um dein Gehirn beim Umlernen zu unterstützen:

- **Verzichte Schritt für Schritt auf Gewaltmotive:** Meist gelingt es nicht sofort, auf alle Gewaltmotive zu verzichten, ohne dass die Erregung nachlässt. Bis das Gehirn auf gewaltfreie Reize anspricht, kann es dauern. Du kannst versuchen, von Mal zu Mal mehr Gewaltelemente wegzulassen, bis es anders geht (langfristige Ziele stehen deshalb in Klammern). Zum Beispiel könntest du dir vorstellen, dass du statt mit schmerzenden Metallfesseln zunächst mit einem weichen Seidenschal fixiert wirst (und langfristig gar nicht mehr). Statt harten Schlägen bekommst du sanfte Klapse auf den Po (später irgendwann wirst du gestreichelt). Statt dich herabzuwürdigen und zu beschimpfen, sprechen die Personen in den Fantasien neutral mit dir (Ziel für die Zukunft: liebevoll).
- **Nutz die Gewaltfantasie zum Vorglühen:** Lass die Gewaltfantasie bei der Selbstbefriedigung oder beim Sex zu zweit kurz laufen, um dich zu erregen. Dann schalte um und konzentriere dich auf deine Partnerin oder eine gewaltfreie Fantasie. Manchmal genügt der Antrieb, um die Erregung anschließend mit gewaltfreien Reizen aufrechtzuerhalten.

Es kann gut sein, dass es eine Weile dauert, bis es so klappt, wie du es dir vorstellst. Wahrscheinlich werden außerdem später noch hin und wieder Gewaltfantasien auftreten. Mit der Zeit solltest du aber in der Lage sein, schneller und wirkungsvoller in die Sexualität umzuschalten, die du dir wünschst. Falls du mit diesen Vorschlägen nicht weiterkommst, kann dir vielleicht eine Traumatherapie oder eine Sexualtherapie weiterhelfen (s. Kap. 6, S. 352 und 357).

Diese Vorschläge sind angelehnt an Wendy Maltz und Suzie Boss.

Hol dir unbedingt Hilfe, wenn du einen starken Drang verspürst, …

- deine Lust mit einem Kind auszuleben oder Kinderpornos zu schauen.
- jemanden ohne dessen Zustimmung sexuell zu berühren oder zum Sex zu zwingen.
- vor anderen ohne deren Zustimmung deine Genitalien zu entblößen oder vor ihnen zu masturbieren.
- andere ohne deren Zustimmung zu fotografieren oder zu filmen, wenn sie sich entkleiden oder Sex haben.

Solche Fantasien auszuleben, schadet nicht nur den anderen, sondern auch dir, denn es handelt sich dabei um Straftaten. Niemand kann etwas für seine Neigung, aber jeder ist hundertprozentig dafür verantwortlich. Kontaktadressen von Anlaufstellen findest du hier: Kapitel 6.

Pornos mal ganz anders

Pornos, die einen realistischen Blick auf Sexualität werfen, respektvolle Begegnungen und eine Vielfalt sexueller Ausdrucksformen zeigen, können ebenfalls dabei helfen herauszufinden, was dir entspricht. Eine kleine Auswahl an Seiten, auf denen du solche Pornos finden kannst, haben wir für dich zusammengestellt. Von zärtlichem Slow Sex über verspielten oder wilden Sex bis hin zu Kinky Sex ist alles dabei. Du kannst dich durchklicken und entscheiden, was dich anspricht. Ganz alleine oder zusammen mit dem geliebten Menschen, einer aufregenden Bekanntschaft oder mit mehr als einer Person. Was begeistert dich? Was bringt dich auf neue Ideen?

PORNOS, DIE VIELFALT ZEIGEN

Lustery: Echte heterosexuelle Paare, die ihre intimen und romantischen Momente mit dem Zuschauer teilen. »Wahre Leidenschaft, kein Spielen, keine Drehbücher, kein Faken«, das ist der Anspruch von Lustery. Die Paare sind beim Sex emotional nah, sprechen zwischendurch oder lachen, und manchmal geht auch etwas schief. Wie im richtigen Leben.

Bright Desire: Smarte und sinnliche Sexfilme, die Beziehung, Lachen und Verbindung zeigen. Bright Desire will die Fantasie fördern und erforschen, »denn unser Gehirn ist für unser Sexleben genauso wichtig wie unsere Genitalien«. Auch hier sieht man echte Paare, die »sowohl den Verstand als auch das Herz und die Libido begeistern«. Mit diesem Konzept hat die Seite schon viele Preise bei Porno-Festivals gewonnen.

MakeLoveNotPorn: Menschen, die zeigen, wie sie am liebsten Sex haben, alleine, zu zweit oder mit mehreren. Zärtlich oder rau, flirtend, kichernd oder mit Dirty Talk, mit Sexspielzeugen, während der Periode und in der Öffentlichkeit. Das sieht man auf MakeLoveNotPorn, wo Menschen Sexvideos miteinander teilen. Die Seite will dazu inspirieren, das eigene Repertoire an sexuellen Möglichkeiten zu erweitern.

XConfessions: Wer seine sexuellen Vorlieben und Fantasien aufschreibt und an die Filmproduzentin hinter der Seite schickt, hat eine Chance, dass sein persönliches Drehbuch als Kurzfilm realisiert wird. Die Clips sind immer überraschend, denn keine Geschichte wird zweimal erzählt.

PINKLABEL.tv: Die Hosting-Plattform für aufstrebende und unabhängige Filmemacher und -macherinnen zeigt neben feministischen Pornos, Soft-Pornos ohne explizite Szenen und Sex-Dokumentationen auch Aufklärungsfilme, Männersex-Pornos und Vintage-Streifen.

blue artichoke films: Sympathische, natürliche Männer und Frauen, die miteinander Sex haben, wie er ihnen gefällt. Die spontane Chemie der Darsteller wird kunstvoll und kreativ ins Bild gesetzt, ein Drehbuch gibt es nicht. Während sie spielen, können die Darsteller herausfinden, was sie miteinander tun wollen, und sich darüber verständigen. Diese Echtheit transportiert sich und wurde bereits mit Auszeichnungen bei Porno-Festivals in Berlin, New York, London und Wien bedacht.

Joybear: Auch diese Website hat schon einige Nominierungen und Preise gewonnen. Das Konzept: authentischen, erotischen Sex zu zeigen, der auch mal witzig ist und vor allem nicht immer perfekt. Die Geschichten der Filme sind charmant und abwechslungsreich. Die Charaktere, die später im Film zu sehen sind, werden vorher in einem »Dinner Party Test« auf ihre Sympathiewirkung geprüft. Das Produktionsteam muss es genießen können, einen Abend lang mit ihnen zusammenzusitzen, und es mögen, mit ihnen zu flirten, erst dann wird gedreht.

Verso Cinema: Ein Kollektiv von international ausgezeichneten Filmemachern unter anderer Identität will ein neues Porno-Konzept schaffen. Ein Filmplot, der Erotik und Sinnlichkeit entstehen lässt, geht da weiter, wo Kinofilme diskret ausblenden und das Weitere der Vorstellung ihres Publikums überlassen. Erzählt in einer modern-ästhetischen Bildsprache, unterlegt mit progressiver Musik, manchmal auch kinky.

Darkness Studio: Ästhetische, sinnliche Kinky-Filme, die viel Nähe erzeugen und nicht zu extrem sind. Gut zum Reinschnuppern für BDSM-Interessierte.

Ifeelmyself: Frauen, die sich selbst Lust schenken und den Weg bis zum Orgasmus von der Kamera einfangen lassen. Echt und ästhetisch ins Bild gesetzt.

Beautiful Agony: Die Gesichter von Menschen im Moment des Orgasmus. Der Rest obliegt der Vorstellungskraft.

Acht Zutaten für großartigen Sex

> »Was ist eigentlich ›guter Sex‹? Ständig geht es doch darum, dass es ›gut‹ und ›erfüllend‹ sein soll, aber so richtig überzeugt mich nicht, was dann oft damit gemeint ist. Zumindest fühle mich nicht erfüllt, wenn ich eine Ewigkeit rumgeturnt und geschwitzt habe, nur um schließlich zu kommen. Das ist zwar alles schön und gut, aber für mich emotional nicht bewegender als eine halbe Stunde Jogging. Was sagen denn andere Leute dazu? Und hat die Forschung auch eine Meinung dazu?« – Jannick, 40.

Obwohl jeder für sich herausfinden muss, was ihn beim Sex begeistert oder zutiefst berührt, gibt es ein paar Dinge, die für viele Menschen zu gutem Sex dazugehören. Die kanadische Sexualtherapeutin, Psychologin und Wissenschaftlerin Peggy Kleinplatz hat hierfür den Begriff »Sex worth wanting« geprägt – zu Deutsch: »Sex, der es wert ist, gewollt zu werden«. Damit meint sie eine Sexualität, die sich völlig stimmig und authentisch anfühlt.

Was das bedeuten kann, hat Peggy Kleinplatz in einer Studie näher untersucht. Dabei interessierte sie sich vor allem für die Perspektive von Menschen, die besondere Erkenntnisse über Sexualität gesammelt hatten: Ältere Frauen und Männer mit viel Erfahrung in langjährigen Partnerschaften. Homo- und bisexuelle, trans und queere Personen, die ihre Sexualität sowieso außerhalb von gängigen Konventionen leben. Und Sexualtherapeuten, deren Job es ist, Menschen dabei zu helfen, sich mit ihrer Sexualität wohler zu fühlen. Alle diese Personen wurden dazu befragt, was für sie »großartigen Sex« ausmacht und was das Besondere an ihren bisher besten sexuellen Erfahrungen war. Am Ende identifizierte Kleinplatz acht Hauptzutaten für »großartigen Sex«:

ACHT ZUTATEN FÜR GROSSARTIGEN SEX

1. Präsent sein. Beim Sex voll bewusst im Moment zu sein, frei von jeder Ablenkung – das war die häufigste genannte Zutat für großartigen Sex. Es geht darum, alle sinnlichen und emotionalen Augenblicke fokussiert wahrnehmen zu können. Manche vergaßen alles um sich herum: »Du bist keine Person in einer Situation. Du bist sie. Du bist die Situation«, brachte es jemand auf den Punkt. Um präsent zu sein, half es vielen, beim Sex besonders langsam vorzugehen, um jeden Augenblick auskosten zu können.

2. Verbundenheit. Eine starke Verbindung mit dem Sexpartner, egal ob die Beziehung nur ein paar Stunden oder viele Jahre dauert, gaben die Befragten als eine weitere, ganz wichtige Zutat an. Ein Gefühl, sich so nahe zu sein, dass beide miteinander verschmelzen und synchron sind: »Ich bin in meinem Körper gleichzeitig der Körper der anderen Person, und wir sind auf eine Art eins«, beschrieb es ein Mann. Eine Frau betonte, dass die emotionale Verbundenheit für den Sex viel wichtiger sei als der körperliche Akt: »Man kann tollen Sex haben, mit sehr wenig Penetration oder Körperkontakt, aber mit einer intensiven Energie.«

3. Tiefe Intimität. Gemeint ist hier ein inniger Sinn der Fürsorge für den anderen, der viel beinhaltet: zugewandt und liebevoll zu sein, warmherzig, mitfühlend. All das baut auf Respekt auf und darauf, sich selbst und den anderen voll anzunehmen: »Ich fühlte mich geliebt und gewollt, akzeptiert und geschätzt«, sagte eine Frau. Ein tiefes Vertrauen und ein dauerhaftes Gefühl der Sicherheit waren für viele eine notwendige Voraussetzung für großartigen Sex.

4. Kommunikation und Empathie. Sich selbst umfassend mitzuteilen, mit Worten und ohne, und zwar vor, während und nach dem Sex, gehörte für viele Teilnehmer und Teilnehmerinnen der Studie ebenso zu großartigem Sex wie das Zuhören und Antworten. Und zu erkennen, dass eine Berührung beim Partner eine bestimmte Reaktion hervorruft und eine andere nicht. Auch zu verhandeln und einvernehmlich zu entscheiden, was beide miteinander tun, fanden die Befragten hilfreich.

5. Authentizität und Echtheit. »Sex, bei dem du alles sagen und alles sein kannst«: Offen und ganz und gar man selbst zu sein, sei ein wichtiges Element von großartigem Sex, sagten viele Befragte. Sich dem Partner völlig zu offenbaren und genau dafür angenommen zu werden, ermöglichte besonders bewegende Erfahrungen. Um echt und authentisch zu sein, sei es allerdings notwendig, sich von dem zu lösen, was man zuvor dachte oder gelernt hatte, was beim Sex gut oder weniger gut sei.

6. Transzendenz und Verwandlung. Damit sind Momente von Glück und Ekstase gemeint. Manche Befragte sprachen von spirituellen Erfahrungen, von einem High ähnlich jenem, das Menschen in der Meditation erreichen können. An solch einem beseelten und zugleich innigen Kontakt mit einer anderen Person könne man persönlich wachsen. »Großartiger Sex kann dich verändern, aus dir mehr machen, als du bislang bist.«

7. Entdeckungsfreude, Wagnisse und Spaß. Großartiger Sex sei ein Abenteuer, eine Gelegenheit, Dinge nicht nur über sich selbst, sondern auch über die Menschen herauszufinden, mit denen man ihn teilt. Spielerisch mit seiner Sexualität umzugehen, Neues auszuprobieren und zwischendurch mal gemeinsam zu lachen, sei hierfür wesentlich, erklärte eine Befragte: »Wenn es wirklich zur Sache geht, sieht das verdammt lustig aus! Wir sind in diesen verdrehten, ungeschickten Positionen, grunzen wie Tiere und falten uns zu einem sexuellen Origami zusammen. (Sex) ist eines der witzigsten Dinge, zu denen Menschen fähig sind.«

8. Verletzlichkeit und Hingabe. Und schließlich sei großartiger Sex »ein Hoffnungssprung«: Den gesamten Körper in die Hände von jemand anderem zu geben, sich verwundbar zeigen zu können, loszulassen in dem Wissen und Vertrauen, dass der Partner oder die Partnerin einen auffängt. Bereit zu sein, dort hinzugehen, wo einen der andere hinführt, sei das Entscheidende, fasste es ein Studienteilnehmer zusammen.

Fällt dir bei diesen acht Zutaten für Sex etwas auf? In den Antworten der Befragten finden sich nur am Rande all die Dinge, die das heute weit verbreitete Bild von »gutem Sex« dominieren. Nur wenige sagten nämlich, dass körperliche Lust, intensives Begehren oder die sogenannte Chemie zwischen zwei Personen dafür ausschlaggebend seien. Selbst Orgasmen waren für die Mehrheit der Männer und Frauen weder notwendig, noch reichten sie in ihren Augen aus, um den Sex zu einer großartigen Erfahrung zu machen. Was lässt sich daraus lernen? Sex kann man ganz anders denken, als viele von uns es gewohnt sind. Und womöglich gibt es dabei einiges zu gewinnen.

Langsam und achtsam – Slow Sex

»Ich habe beim Sex schon so einiges ausprobiert. Irgendwann hat sich aber alles nur noch wiederholt. Das war nicht schlecht, hat mich aber auch nicht mehr wirklich begeistert. Irgendwann hat mir eine Freundin erzählt, dass sie mit ihrem Mann Slow Sex ausprobiert hat und total angetan ist. Als ich meiner Freundin davon erzählt habe, war sie erstmal skeptisch und meinte, so ein Tantra-Zeug sei nicht ihr Ding. Mir zuliebe hat sie es dann doch ausprobiert, und es war so klasse! Jetzt nehmen wir uns immer mal wieder Zeit für ausgiebigen Slow Sex und merken, dass wir uns dadurch jedes Mal sehr viel näherkommen, als es sonst der Fall war. Das tut nicht nur unserem Sex gut, sondern unserer ganzen Beziehung.« – Ricardo, 37.

Wenn dir die acht Zutaten für »großartigen Sex« zusagen, ist Slow Sex vielleicht etwas für dich. Geprägt hat den Begriff Diana Richardson. In ihrem gleichnamigen Buch beschreibt sie, was die Vorteile von einem Sex sind, der nicht so sehr aufs Gas tritt, und wie er gestaltet werden kann. Statt durch Techniken und Stellungen zu hasten, um einen Orgasmus auszulösen, gehen die Partner hierbei behutsam und langsam vor. Manchmal bewegen sie sich sogar nur millimeterweise. Ein andermal gar nicht, sondern spüren sich nur. Es geht darum, ganz im Augenblick und voll bewusst zu sein, um möglichst viel von dem wahrzunehmen, was im Körper passiert. Wer mit hundert Sachen über die Landstraße rast, sieht von seiner Umgebung weniger als jemand, der gemütlich fährt oder auch mal anhält, um etwas genauer zu betrachten. So ist das beim Slow Sex. Er vergrößert den Genuss und stärkt die Verbindung zum Gegenüber, weil beide mehr voneinander erleben.

Slow Sex stellt die Beziehung in den Mittelpunkt. Statt Sex zu *machen* geht es darum, miteinander zu *sein*. Viele Partner schauen sich dabei zum Beispiel ganz bewusst in die Augen. Blicke können tief berühren. Von einem Gegenüber wirklich gesehen und angenommen zu werden, spricht tiefe Sehnsüchte und Beziehungsbedürfnisse in uns an. Ein solcher Sex ist intimer, näher. In manchen Momenten scheint es, als könne der andere direkt in unsere Seele blicken. Das kann eine bewegende Erfahrung sein, die emotional viel tiefer geht, als es mit einem Kopf, der sich in einen Schoß vergräbt, oder einem Penis, der sich von hinten in Vagina oder Anus schiebt, möglich wäre.

Slow Sex nimmt außerdem den Leistungsdruck, denn er ist in einer Hinsicht völlig ziellos: Erregt zu sein und einen steifen Penis oder eine feuchte Vagina zu haben, ist hierfür nicht notwendig. Orgasmen können sein, der Sex ist aber nicht darauf ausgerichtet. Tritt Erregung auf, wird sie über lange Zeit auf einem niedrigen Niveau gehalten, um ein intensiveres Spüren und mehr Nähe zu ermöglichen. Anders als bei einem Sex, der über Reibung und starke Muskelanspannung funktioniert, sind Körper und Geist dabei völlig entspannt. Aus diesem Grund wird bei Slow Sex auch von »coolem« Sex gesprochen, im Vergleich zu »heißem« Sex, der aufgeregter und sportlicher daherkommt.

Den Penis einzuführen, ist eine Variante beim Slow Sex, dafür muss er aber nicht unbedingt steif sein. Auch ein schlaffer Penis ist ein sehr empfindsames Organ, das sich über Stimulation freut und sich im Übrigen mit ein, zwei geschickten Handgriffen problemlos in eine feuchte oder mit Gleitgel benetzte Vagina einführen lässt. Wer Schwierigkeiten mit der Erektion hat, kann deshalb beim Slow Sex oft trotzdem auf seine Kosten kommen. Das Gleiche gilt für Frauen und Männer, die sonst wenig Lust auf Sex haben oder nicht so leicht einen Orgasmus kriegen. Was bemerkenswert ist: Nicht selten kommt es beim Slow Sex dann doch dazu – weil nichts mehr funktionieren *muss*, sondern einfach sein *darf*.

Slow Sex kann eine zutiefst erfüllende Erfahrung sein. Der Beziehung tut er gut, weil man sich gegenseitig viel Zeit und die volle Aufmerksamkeit schenkt. Paare, die mit Slow Sex beginnen, erleben oft tiefgreifende Veränderungen in ihrer Beziehung. Sie kommen sich näher, sind vertrauter miteinander und liebevoller als zuvor. Die Verbindung zueinander kann das nachhaltig stärken. Und nicht selten erleben sie dabei viel intensivere Lust und Orgasmen als bei anderem Sex.

Slow Sex kommt zudem der weiblichen Sexualität entgegen. Bei vielen Frauen baut sich die Erregung langsamer auf als bei Männern. Wollen sie mit dem Tempo des weit verbreiteten Zehn- bis 15-Minuten-Sex mithalten, müssen sie oft mit Gleitgel oder anderen Tricks nachhelfen, um feucht zu werden. Beim Slow Sex bleibt hingegen genug Zeit, um warmzulaufen. Auch deshalb ist er für einige Frauen lustvoller als anderer Sex.

Wenn du bisher vor allem schnelleren, sportlicheren Sex mit viel Muskeleinsatz hattest, kann es sein, dass sich Slow Sex erst einmal langweilig anfühlt und du kaum etwas dabei spürst. Das liegt auch daran, dass sich dein Körper an eine feste und spannungsreiche Stimulation gewöhnt hat und gegenüber weniger kräftigen Reizen abgestumpft ist. Umzuschalten braucht etwas Zeit und vielleicht den ein oder anderen Anlauf. Nach einer Weile dürftest du aber feststellen, dass du viel mehr wahrnimmst, präziser spürst und auch feinere Reize genießen kannst.

Einen guten Einstieg in das Thema gibt zum Beispiel das Buch *Liebe würde Slow Sex machen* von Yella und Samuel Cremer. Die beiden bieten auch einen Online-Kurs an (kostenpflichtig): www.lust-lauschen.de

GANZ SCHÖN ACHTSAM

Mit allen Sinnen bewusst und präsent – oder anders ausgedrückt: achtsam – zu sein für das, was mit dir und dem anderen beim Sex geschieht, ist eine entscheidende Zutat für guten Sex. Darauf weisen Sexualtherapeuten und Sexualwissenschaftlerinnen weltweit hin. Wer achtsam ist, ist mit der Aufmerksamkeit vollkommen im Moment und nicht abgelenkt durch störende Gedanken, Fantasien, Erinnerungen, Körperempfindungen oder Gefühle. Diese Fähigkeit lässt sich trainieren wie ein Muskel. Wer sich die Mühe macht, kann erstaunliche Verwandlungen an sich beobachten: Ausgeglichener, resistenter gegen Stress, mit anderen besser verbunden, genussfähiger – so schildern sich Menschen, die regelmäßig Achtsamkeit praktizieren.

Die positive Wirkung auf den Sex haben Forscher bereits in mehreren Arbeiten nachgewiesen: Frauen, die erlernt hatten, in der Sexualität achtsamer zu sein, verspürten mehr Lust auf Sex und fanden ihr Sexleben erfüllender als andere. Sie empfanden den Sex außerdem erregender und hatten häufiger Orgasmen. Alle Frauen, die in den Studien befragt wurden, hatten zuvor über Probleme beim Sex berichtet. Die Achtsamkeit half ihnen dabei, die Schwierigkeiten zu überwinden und sich mit ihrer Sexualität wohler zu fühlen. Zur Wirkung von Achtsamkeit auf den Sex von Männern gibt es zwar weniger wissenschaftliche Studien, aber viel Erfahrung aus der Praxis. Keine sexualtherapeutische Methode kommt letztlich ohne Achtsamkeit aus, ob Fachleute dies nun so nennen oder nicht.

Wie kann ich Achtsamkeit lernen?
Inzwischen gibt es zahlreiche Apps, Online-Kurse und in vielen Städten Gruppen, wo sich Achtsamkeit kennenlernen und üben lässt. Da Achtsamkeit ein universelles Prinzip ist, das in

allen Bereichen des Lebens zum Tragen kommt, lassen sich die hier gewonnenen Fähigkeiten oft problemlos auf die Sexualität übertragen. Apps wie Simple Habit bieten außerdem spezielle Achtsamkeitsmeditationen für den Sex. Hier kann man nicht nur lernen, beim Sex bewusster zu sein, sondern auch die intime Verbindung zur Partnerin oder die Lust auf Sex zu stärken und Orgasmusängste zu überwinden.

Individueller an die persönlichen Bedürfnisse angepasst begleiten einen Sexualtherapeuten. Wer ein sexuelles Problem hat, kann so neue Zugänge zur eigenen Sexualität finden. Ebenso wer seine sexuelle Erlebnisfähigkeit erweitern will. Wo sich ein solcher Profi findet, steht in Kapitel 6.

Sinnlich-erotische Momente entdecken

Viele denken, Sex fange da an, wo einer den anderen oder man sich selbst anfasst. Manchmal kommt Sexualität jedoch ganz ohne Berührung aus. Erotische Literatur zu lesen, nackt in einen See einzutauchen, den Körper des anderen mit Blicken zu erkunden, in ein Hemd des Partners zu schlüpfen – solche Erlebnisse, Gedanken, Fantasien und Gespräche auszukosten, kann anregen und Freude machen. Nicht nur als Vorspiel oder Ersatz, wenn gerade kein »richtiger Sex« möglich ist, sondern als eigenständiger, genussvoller Ausdruck der persönlichen Sexualität. Diese feinsinnige Erotik kann sich entfalten, wenn du deine Sinne für das schärfst, was dir nahegeht und was du an bestimmten Situationen lustvoll findest. Auch hierfür braucht es Achtsamkeit. Halt deine Augen offen und lass dich überraschen, was sich alles erotisch deuten lässt.

Du kannst diese subtile Form der Sexualität ganz alleine für dich genießen, dich an deinem Körper erfreuen und darüber staunen, was du alles empfindest, wenn du einmal ganz genau hinspürst. Welch sinn-

Sehen

erotische Kunst betrachten

die Körperkonturen des anderen mit den Augen abtasten

tanzenden Menschen zuschauen

die Blüten einer Orchidee betrachten

einen erotischen Film ansehen

...

Spüren

den Handrücken mit den Fingerkuppen der anderen Hand sanft streicheln

ein Windhauch, der übers Gesicht und durch die Haare streicht

den Körper mit einer sanften Seife einschäumen

das luftige, kühle Hemd auf der Haut spüren

die Fußsohlen und Zehen drücken und massieren

sich nackt in einem frisch bezogenen Bett räkeln

zarte Regentropfen, die auf Arme und Schultern fallen

das T-Shirt des anderen tragen

in sexy Unterwäsche durch die Wohnung laufen

sich im Intimbereich rasieren oder frisieren

tanzen, bis der Körper schweißnass ist

Sonnenstrahlen, die Bauch und Brust wärmen

der Meeresbrandung entgegenrennen

...

Schmecken

Salty-Caramel-Eis

Tapas

Brausepulver

ein samtiger Rotwein

ein cremiger Cappuccino

Sushi

Chilischokolade

...

Hören

einer sinnlichen Stimme lauschen

Musik hören, die in meinen Ohren nach Verführung, Lust und Sex klingt

einer erotischen Geschichte aus einem Hörbuch folgen (oder sich eine vorlesen lassen)

Naturgeräusche aus der App anhören (Wellenrauschen, Regentropfen, Vogelstimmen)

...

Tun

einen verführerischen Brief schreiben

sinnliche Bilder malen

den anderen anstrahlen

liebevolle Worte ins Ohr flüstern

rumalbern

Aktfotos aufnehmen

erotische Literatur lesen

...

Riechen

einen sinnlichen Duft auftragen

der Geruch nach einem Sommerregen

der Kaffeeduft, wenn der andere Frühstück für uns macht

an der Haut des anderen schnuppern

das Handgelenk mit dem Parfum des anderen benetzen

den Kopf auf das Kissen des anderen legen und den Geruch einatmen

...

liche Schönheit in manchem liegt, worauf dein Blick fällt. Was eine bestimmte Stimme oder Musik in dir auslöst oder so mancher Geschmack, den du dir auf der Zunge zergehen lässt. Vielleicht entführt es dich sogar in einen erotischen Tagtraum. Wenn du merkst, dass dich dein Erlebnis zum Lächeln bringt und sich wohlige Empfindungen in deinem Körper ausbreiten, bist du auf dem richtigen Weg. Wer Antennen für solche Vibes hat, kann seine Sexualität um eine ganz besondere Erlebensqualität bereichern. Und sie nach Belieben mit jemandem teilen. Erzählen, was man gerade empfindet, die erotische Energie nutzen, um dann doch in den Kontakt zum anderen zu gehen oder das ein oder andere Element in die gemeinsame Sexualität einzubauen … – was auch immer sich gerade gut anfühlt. Ein paar Anregungen haben wir für dich auf Seite 76 und 77 gesammelt.

Ein bisschen abgedreht – Kinky Sex

Mit liebevollen Berührungen, Streicheln, Küssen, Penetration, Selbstbefriedigung und Oralsex können viele Menschen etwas anfangen. Es sei ein bisschen wie mit der Eissorte Vanille, sagen manche. Die schmecke auch fast jedem. Doch manchmal reicht das nicht, um beim Sex auf seine Kosten zu kommen. Statt *Vanilla-Sex* braucht es *something kinky* – eine Spielart, die ganz eigene Wege geht. Kinky bedeutet in etwa so viel wie spleenig, verrückt und einfach nicht so wie die meisten anderen. Fetisch-Sex und BDSM gehören zu den bekanntesten und beliebtesten Varianten in diesem Feld. Von manchen als seltsam betrachtet und früher sogar als pervers gelabelt, gehören sie heute ins breite Spektrum der sexuellen Möglichkeiten. Manche Menschen spüren schon in der Kindheit, dass es sie in diese Richtung zieht, andere entdecken es später in ihrem Leben, weil sie vielleicht auf einer Pornoseite darüber stolpern oder eine Partnerin oder ein Partner sich diesen Sex wünscht.

Fantasien, die sich um Kinky Sex drehen, sind nicht so selten, wie die Tabelle ab Seite 54 schon gezeigt hat. Immer häufiger werden diese Ideen auch ausgelebt. Mittlerweile lässt sich sogar von einem Trend sprechen.

Dinge, die anmachen

> »Nichts kickt mich so wie Pumps mit Stilettoabsätzen. Wenn ich mich selbst befriedige, dreht sich alles darum. Ich klicke mich durch Fetisch-Pornos und halte einen edlen Schuh in den Händen. Ihn anzufassen, an ihm zu riechen, mit ihm über meine Haut zu gleiten, ist das Größte für mich. Noch schöner ist es natürlich, wenn eine Frau mit schönen Füßen das Vergnügen mit mir teilt. Das ist dann wie Weihnachten! – Johannes, 42.

Wenn ein Gegenstand, ein Material oder ein Körperteil Erregung auslöst und die Beschäftigung damit als sexuell befriedigend erlebt wird, spricht man von einem Fetisch. Die Bandbreite ist dabei nahezu unbegrenzt. Schuhe wie High Heels, Lederstiefel und Sneakers gehören zu den beliebtesten Fetischen. Miniröcke, Strümpfe, Strumpfhosen, Unterwäsche – durchaus bereits getragen –, Masken, Ganzkörperbedeckungen und Kostüme wie das Krankenschwesteroutfit etwa oder die Schulmädchenuniform sind gewissermaßen Klassiker. Aber auch sich in Frischhaltefolie einwickeln zu lassen oder Windeln zu tragen, gehört für manche dazu. Latex, Leder und Lack, Gummi, PVC, aber auch Seide oder Satin sind die Materialien, aus denen die Fantasien vieler Fetischliebhaber gewebt sind.

Andere wiederum werden von Körperstellen in einen Bann gezogen: Füße, Zehen, Brüste oder Po, Muskeln, Bauchnabel, Kopf- und Körperhaare oder Fingernägel werden begehrt, verehrt und angebetet. Body Worship nennt man das. Ein andermal sind es bestimmte Körpergerüche oder -flüssigkeiten wie Speichel, Schweiß, Blut, Urin, Kot oder

Brustmilch, die Menschen erregen. Oder Körperformen von rundlich bis hager und von kleinwüchsig bis hochgeschossen. Und auch Tattoos oder Piercings können Objekte der Begierde sein.

Viele Menschen stehen auf einen schönen Po und Brüste. Doch ab wann spricht man von einem Fetisch? Die Grenze ist hier tatsächlich fließend. Wenn aber das Interesse an dem Körperteil erkennbar stärker ist als das an der Person, zu dem es gehört, oder deren Körper in seiner Gesamtheit, also nicht der ganze Mensch begehrt wird, sondern nur sein Fuß, sein Haar oder sein Bizeps, lässt sich von Fetischismus sprechen.

Zu den neueren Trends im Fetischbereich zählt das Food Play, nicht umsonst auch »wet and messy fetishism« genannt. Es spricht alle Sinne an und verwendet Essbares, um bestimmte Geschmäcker, Gerüche, Körperempfindungen oder Schmerzen hervorzurufen. Je nach Vorliebe werden süße Erdbeeren, warme flüssige Schokolade, kühle Schlagsahne, gefrorene Trauben, Eis am Stiel, salzige Erdnusscreme mit Stücken, Chiliplättchen, klebriger Honig, Essiggürkchen und anderes verspeist, beschnuppert und auf dem Körper verteilt, gerne mit verbundenen Augen.

Looners hingegen mögen, wie sich Luftballons anfühlen, und finden deren Platzen erregend. Sie reiben und stimulieren sich mit Ballons, die oft so groß sind, dass man sich auf sie setzen und sich mit dem ganzen Körper an sie schmiegen kann. Andere Fetischliebhaber stehen auf Sexpuppen und -roboter oder bestimmte Verhaltensweisen wie einen Ringkampf, bei dem sie wahlweise dominieren oder unterlegen sind, Spiele mit dem Rauch einer Zigarette oder Zigarre oder auch Dirty Talk. Wer nicht nur Schuhe und Füße, sondern auch Motorisiertes liebt, hat außerdem seinen Spaß am Pedal Pumping – Videos von Frauenfüßen in Riemchen-High-Heels, die kräftig aufs Gaspedal treten und den Motor aufjaulen lassen.

Warum Menschen auf solche Objekte und Verhaltensweisen stehen, ist bis heute wissenschaftlich nicht vollständig geklärt. Da Sexualität jedoch grundsätzlich etwas mit Biologie, Psychologie und Prägung durch unser soziales Umfeld zu tun hat, spielen auch hier wohl verschiedene Einflüsse zusammen. So vermuten Forscher, dass der Anblick bestimmter Körperteile (Po, Brüste, Vagina, Penis) oder deren Berührung deshalb erregt, weil es biologisch in uns angelegt ist. Das allein erklärt allerdings nicht, wie ein Fetisch seine überragende Bedeutung für den Fetischliebhaber erlangt. Oder wieso bestimmte Kostüme, Ballons oder Nahrungsmittel zum Objekt der Begierde werden.

Dass es zu irgendeinem Zeitpunkt in der Lebensgeschichte von Fetischliebhabern zu ganz besonderen Lernerfahrungen gekommen sein muss, erscheint naheliegend. So könnte es sein, dass in einem sogenannten »Konditionierungsprozess« ein beliebiges Objekt in unserem Gehirn mit sexueller Erregung verknüpft wird. Ein Damenschuh am Fuß der Lehrerin etwa, für die der Drittklässler heimlich schwärmt, während er eine erste sexuelle Hingezogenheit spürt. Oder der Ballon, dessen Oberfläche sich so seidig-elektrisierend anfühlt, dass ein Mädchen plötzlich merkt, wie Erregung in den Körper schießt. Ab dann genügt womöglich bereits der Anblick eines Schuhs oder Ballons, um Begehren auszulösen.

Viele Menschen kennen solche Erfahrungen. Oft verliert sich das Interesse für den Fetisch aber wieder, wenn sich die Sexualität weiterentwickelt und andere Reize interessanter werden. Bei jungen Menschen passiert das oft, wenn eine Partnerin oder ein Partner ins Spiel kommt. Oder einfach weil sie andere Dinge entdecken, die spannender für sie sind. Bei anderen bleibt die Leidenschaft hingegen ein Leben lang bestehen oder verstärkt sich sogar noch. Erregung und Orgasmen bei der Beschäftigung mit einem Fetisch zu erleben, wirkt wie eine Belohnung – so eine weitere Theorie. Je öfter es dazu kommt, umso intensiver wird das begehrte Objekt genutzt. Vor allem, wenn es schon lange vor dem ersten Partner eine Rolle spielt, kann sich diese Gewohnheit festigen.

Bereits der französische Psychologe Alfred Binet, der im 19. Jahrhundert den Begriff des sexuellen Fetischs prägte, fand, dass »in der Liebe jeder mehr oder weniger fetischistisch« sei. Und dass sich umgekehrt stets »ein gewisses Maß an Fetischismus« in der Liebe finde. Allerdings wurden solche Leidenschaften von Beginn an immer wieder als krankhaft beschrieben, mitunter sogar von Sexualwissenschaftlern. Bis heute ist Fetischismus tatsächlich eine krankheitswertige Diagnose in der ICD-10, der aktuell noch gültigen Version der *Internationalen statistischen Klassifikation der Krankheiten*, die von der Weltgesundheitsorganisation herausgegeben wird. Obwohl die Diagnose Fetischismus in der sexualtherapeutischen Praxis kaum noch Verwendung findet, soll sie erst in der Neufassung des weltweit gültigen Verzeichnisses entfallen, die 2022 erscheint.

Die meisten Fetischliebhaber scheren sich nicht darum, sondern tun einfach, was ihnen Freude macht. Die Szene ist sehr umtriebig und tauscht sich im Netz aus. Pornoseiten mit Fetischmaterial sind beliebt. Viele verabreden sich über Fetisch-Dating-Apps. Das erleichtert manches. Denn nicht für jeden Fetisch findet sich so leicht jemand, der ihn teilt. Manchmal können Fetische aber auch zum Problem werden:

»Ich stehe schon seit der Kindheit auf Lack. Wir hatten eine Nachbarin, die trug so kniehohe, rote Lackstiefel und hatte unendlich lange, schlanke Beine. Die habe ich mir immer bei der Selbstbefriedigung vorgestellt. Ein paarmal habe ich mich auch mit Frauen getroffen, die Lackstiefel für mich angezogen haben. Heute bin ich mit einem Mann zusammen. Ich habe das immer für mich behalten und mich heimlich zum Fetischsex verabredet. Bis mein Freund das gemerkt hat. Seitdem ist Krise. Er denkt natürlich, ich bin bisexuell, dabei will ich sonst gar nichts von Frauen. Weil er ein aufgeschlossener Typ ist, hat er schon vorgeschlagen, auch mal Stiefel für mich zu tragen. Aber ich kann ihn mir unmöglich in Lackstiefeln vorstellen. Auch weil es Frauenbeine braucht, damit es mich erregt. Ihn kränkt das, weil er mein Ein und Alles sein will. Aber hier ist er einfach raus.« – Andreas, 37.

Dass zwei Partner beim Sex unterschiedliche Wünsche haben, ist völlig normal. Manchmal gibt es aber Neigungen, die mit der Beziehung nicht wirklich kompatibel zu sein scheinen. Beispielsweise weil der Partner sie nicht teilen kann oder soll. So wie Andreas' Fetisch. Im schlimmsten Fall kann eine Beziehung an so etwas zerbrechen. Es gibt aber auch Paare, die eine Lösung darin sehen, die besondere Neigung des einen zu akzeptieren und die Beziehung zu öffnen, damit der Fetischliebhaber sie ausleben kann.

Solange beide Partner sich trotzdem verbunden fühlen und ihr gemeinsames Leben genügend bereithält, das ihnen Freude macht, verkraften manche Paare das gut. Für andere Fetischliebhaber ist es in Ordnung, wenn sie ihre Leidenschaft in Fantasien und Pornos pflegen können und mit ihrer Partnerin eine Sexualität teilen, mit der auch diese etwas anfangen kann. Schau dir Kapitel 4 an, wenn du mehr darüber erfahren willst, wie sich Unterschiede in der Sexualität äußern und wie man als Paar damit umgehen kann.

Es kann allerdings auch vorkommen, dass der Fetisch für den Sex bedeutsamer ist als der Partner selbst, etwa weil jemand nur dann Lust hat oder zum Orgasmus kommen kann, wenn sich alles darum dreht. Partner solcher Fetischliebhaber fühlen sich dann leicht ausgeschlossen, nicht genug beachtet oder sind einfach befremdet. Belastungen entstehen außerdem, wenn sich jemand für seine Neigung schämt oder sogar bestraft. Oder wenn die Leidenschaft nicht mehr zu kontrollieren ist. Eine Sexual- oder Psychotherapie ist dann möglicherweise der geeignete Weg (s. Kap. 6, ab S. 351).

Manche Fetischliebe kommt zudem mit Risiken daher, die einem selbst oder anderen schaden. Das Spiel mit Körperausscheidungen kann zu Infektionen führen, scharfe und spitze Gegenstände zu Schnitten und Stichen, heiße oder eiskalte Gegenstände zu Verbrennungen oder Erfrierungen, und manches Objekt in Körperöffnungen richtet dort Unheil an. Im Einzelfall kann das lebensgefährlich werden. Mach dich vorher schlau, mit welchen Fetischen wie umzugehen ist, zum Beispiel in einem versierten Sexshop. Kapitel 3 gibt dir ab Seite 190 außerdem ein Update zu Safer Sex.

BDSM – das erregende Spiel mit Schmerz, Dominanz und Unterwerfung

»Ich bin zuletzt in Pornos immer mal wieder über Szenen mit BDSM-Anspielungen gestoßen. Ich finde das reizvoll und habe schon ein wenig damit experimentiert. Nicht auf Partys, nur zu Hause mit dem ein oder anderen Partner. Manchmal wird mir aber mulmig, und ich denke, das kann auch ganz schön schiefgehen. Ist das noch gesund? Oder anders gefragt: Wo liegt die Grenze? Ab wann ist etwas nicht mehr okay?« – Anne, 34.

Für manch einen ist Sex erst dann richtig gut, wenn Erniedrigung, Unterwerfung und Schmerz dabei eine Rolle spielen. Bondage und Disziplin, Dominanz und Unterwerfung, Sadismus und Masochismus – oft unter der englischen Abkürzung BDSM zusammengefasst – sind die Spielarten, zu denen es diese Menschen hinzieht.

SPIELARTEN IM BDSM

BDSMler bedienen sich verschiedener Elemente aus Bondage und Disziplin, Dominanz und Unterwerfung, Sadismus und Masochismus. Der Lustgewinn ist oft sexuell, muss es aber nicht sein. Auch zu den üblichen sexuellen Praktiken wie vaginalem, oralem oder analem Sex kommt es längst nicht immer. Allerdings hat jeder, der BDSM praktiziert, wiederum persönliche Vorlieben und Abneigungen. Auch hier ist also vieles individuell. Außerdem gibt es Switcher, die mal auf der dominanten, ein andermal auf der untergeordneten Seite agieren.

Bondage: Seile, Lederriemen, Ketten, Handschellen, Klebeband, Plastikfolie und Knebel kommen zum Einsatz, wenn einer den anderen fesselt und an Stuhl, Bett, Wand oder Pranger anbindet oder gleich an der Zimmerdecke aufhängt. Bondage-Profis kennen kunstvolle Fesseltechniken wie Shinbari oder Kinbaku und legen Wert auf ein ästhetisch ansprechendes Ergebnis. Wer fixiert wird, zieht seinen Lustgewinn dabei aus der Enge und dem Gefühl, total ausgeliefert und hilflos zu sein, während derjenige, der fesselt, seine Macht über den anderen genießt und sich an dessen Qual und vergeblichen Befreiungsversuchen erfreut.

Dominanz und Unterwerfung: Die Rollen sind beim BDSM klar verteilt. Wer sich unterwirft, ist gehorsam und folgt den Anforderungen und Regeln, die der andere aufstellt. Verstößt er dagegen, antwortet der dominante Partner (der Dom oder Top) mit einer Bestrafung. Für den devoten Partner (den Sub oder Bottom) machen Unterordnung und Gedemütigtwerden den Kick aus, während der Dom die Kontrolle und das Strafen auskostet. Das Machtverhältnis wird in einem Rollenspiel und oft mit passender Kleidung oder Symbolen wie dem Ring der O inszeniert – einem Schmuckstück, mit einer kleinen Kugel, an der wiederum ein kleinerer Ring beweglich befestigt ist (eine Anspielung auf den Erotik-Roman *Die Geschichte der O* von 1954). Der Dom trägt den Ring an der rechten Hand, der Sub links, gut zu erkennen auch für andere in der Szene, die auf der Suche nach einem passenden Gegenstück sind. Herrin und Sklave, Lehrer und unartige Schülerin, Ärztin und Patient oder wildes Pony und zähmende Reitlehrerin gehören zu den beliebtesten Rollenspielen. Paare, die BDSM in einer festen Beziehung praktizieren, schätzen zum Teil die 24/7-Variante: Sie bleiben über Tage oder Wochen in ihren Rollen und leben diese auch im Alltag.

Disziplin: Demütigungen, Erniedrigungen und Züchtigungen sind fester Bestandteil vieler Spiele beim BDSM. Auf vielfältigste Weise wird körperlich bestraft: Mit der bloßen Hand, der Peitsche, der Reitgerte, dem Rohrstock oder dem Paddel wird geschlagen, mit Klammern gekniffen, mit Federn gekitzelt oder mit spitzen Gegenständen gekratzt. Die Haut wird mit Injektionskanülen durchstochen, an Piercings wird gezogen, mit Brandeisen, Wachs oder Zigarettenglut die Haut versengt. Auch Eispacks oder tiefgefrorene Klingen kommen zur Anwendung, ebenso wie Klemmen und Vaginal- oder Analelektroden, die Strom in den Körper leiten.

Sadismus und Masochismus: Die Lust am Schmerz zeichnet den Masochisten aus, die Freude daran, jemand anderen zu quälen, den Sadisten.

Seit dem Erscheinen des Buchs *Fifty Shades of Grey* ist BDSM mehr als je zuvor in der öffentlichen Wahrnehmung. Aufmerksam darauf wurden viele aber schon lange vorher. Nicht nur in Romanen wie der *Geschichte der O* oder *9 ½ Wochen* wurden sadomasochistische Motive aufgegriffen und später auch verfilmt, in den Texten von etlichen

Pop- und Rocksongs finden sich ebenfalls explizite Beschreibungen von SM-Handlungen und häufiger noch verborgene Anspielungen.

BDSM IN POP UND ROCK

1967 The Velvet Underground – Venus in Furs
1969 The Stooges – I wanna be your dog
1979 Frank Zappa – Bobby Brown
1980 Adam and the Ants – Beat My Guest
1983 Eurythmics – Sweet Dreams
1984 Depeche Mode – Master & Servant
1989 Die Ärzte – Bitte bitte
1990 Judas Priest – A Touch of Evil
1991 Green Day – Dominated Love Slave
1992 Madonna – Erotica
1992 Nine Inch Nails – Happiness in Slavery
1996 London after Midnight – The Bondage Song
1997 The Cramps – Queen of Pain
2007 Combichrist – Get your Body beat
2009 Rammstein – Ich tu dir weh
2010 Rihanna – S&M
2014 Boy Harsher – Pain

Die Szene organisiert sich mittlerweile über Online-Communities, Zeitschriften und Stammtische. In manchen Städten finden sich BDSM-Beratungsstellen, und es gibt sogar eine deutschlandweite Interessensvertretung, die Bundesvereinigung Sadomasochismus. Gleichgesinnte treffen sich auf BDSM-Partys in speziellen Locations, wo es alle nötigen Utensilien gibt, die für ausgiebiges Spielen nötig sind. Mitglieder sind oft bereit, Neugierige in die Szene einzuführen.

Wie die Vorliebe für Fetische galt der Sadomasochismus lange als krankhaft und kann sogar heute noch von Ärztinnen und Psychotherapeuten als eine »Störung der Sexualpräferenz« diagnostiziert werden. Dabei hat sich die frühere Vermutung, BDSMler seien psychisch stärker belastet als andere Menschen und deshalb besonders empfänglich für diese Spielart, in den meisten Studien nicht bestätigt. Auch deshalb wird die Diagnose in der überarbeiteten Fassung des internationalen Diagnosehandbuchs für Erkrankungen der WHO voraussichtlich gestrichen werden. Zukünftig gilt nur noch als behandlungsbedürftig, wer andere Personen gegen deren Willen quält. In einem solchen Fall lässt sich von einer »sexuell sadistischen Störung unter Ausübung von Zwang« sprechen.

Trotz der neuen Freiheiten gibt es jedoch einiges zu beachten. Denn das Spiel mit Gewaltmotiven berührt gleich mehrere Grenzen, die man im Blick haben sollte, damit dabei nichts schiefgeht.

Sicher, vernünftig und einvernehmlich

Das Machtgefälle beim BDSM ist ein Spiel, das nur dann funktioniert, wenn die Beziehung, von der es getragen wird, auf Augenhöhe ist. »Safe, sane and consensual« (SSC) ist die Regel, der viele BDSMler folgen – sicherheitsbewusst, mit gesundem Menschenverstand und einvernehmlich. Ab wann etwas nicht mehr okay sei, wollte Anne am Anfang wissen. Wo liegt die Grenze? Ganz klar dort, wo es zu ernsten oder ungewollten seelischen oder körperlichen Verletzungen kommt. Deshalb wird vor einer Session nicht nur ausführlich besprochen, was die Vorlieben und Wünsche beider Partner sind, sondern auch, was ihnen nicht gefällt oder was ihnen zu viel ist. Vor allem mit einem neuen Partner ist das notwendig. Doch selbst, wenn man sich schon besser kennt, kann es wichtig sein, sich vorher zu sagen, wie es einem geht, was vielleicht vom letzten Mal in schlechter, was in guter Erinnerung geblieben ist und was man deshalb lieber anders machen möchte. Und wie belastbar man ist, ist stets auch abhängig von der eigenen Tagesform.

Klar sollte außerdem sein, dass das Spiel jederzeit unterbrochen werden kann, wenn der Sub oder Dom kein gutes Gefühl mehr damit hat. BDSM ist ein Spiel mit Grenzen, das kippen kann. Wer merkt, dass er psychisch oder körperlich überfordert ist, Schmerzen hat, die nicht mehr weggehen, eingeschlafene, taube Körperteile, Atemnot, Schwindel, Herzrasen oder Übelkeit bei sich feststellt oder einfach zur Toilette muss, sollte Bescheid geben. Zu diesem Zweck wird vorher ein Safe-Signal vereinbart: ein Wort wie »Mayday« oder »Stop«, das nicht Teil der Inszenierung ist und ohne groß zu überlegen ausgerufen werden kann. Oder ein Glöckchen in der Hand, das man selbst gefesselt oder geknebelt noch zu Boden fallen lassen kann. Der Dom ist angehalten, auf Zeichen der Überforderung beim Sub zu achten und im Zweifelsfall zu unterbrechen. In einer psychischen oder körperlichen Notsituation ist der Sub hierzu nämlich nicht mehr unbedingt in der Lage.

In der Einvernehmlichkeit liegt dann auch die Grenze zur Gewalt. Erfolgt eine BDSM-Handlung gegen den Willen des Betroffenen, können verschiedene Straftatbestände erfüllt sein: Körperverletzung, sexuelle Nötigung oder Vergewaltigung, Beleidigung oder sogar Freiheitsberaubung. Wird das Prinzip der Einvernehmlichkeit beachtet, sind BDSM-Handlungen in der Regel nicht strafbar, zumindest solange niemand schwer verletzt wird oder sogar daran verstirbt.

Vorsicht, Unfallgefahr!

Schiefgehen kann trotzdem einmal etwas. Zum Beispiel wenn die Grenzen von Spiel und wahrem Leben verschwimmen und Entwürdigungen und Demütigungen tiefe Verletzungen in der Seele hinterlassen. Oder wenn das Wissen fehlt, wo und wie Schläge, Peitschenhiebe, Stiche, Bisse, Hitze oder Kälte platziert werden dürfen, um keine gefährlichen Schädigungen zu verursachen. Ein besonders hohes Risiko besteht bei Atemkontrollspielen wie Würgen am Hals oder Plastiktüten über den Kopf ziehen, Praktiken mit Strom, Feuer, Nadeln oder Blut. Hier kommt es schon mal zu Unfällen mit Todesfolge. Um Schlimmeres zu verhindern, ist auch der Sub gefordert, verantwortlich mit seinen persönlichen Grenzen umzugehen. Dafür ist es wichtig, sich selbst gut zu kennen und offen zu sagen, welche Verletzlichkeiten man mitbringt: körperliche Schwächen wie Asthma (Spray bereithalten), eine Blutungsneigung, Herz-Kreislauf-Erkrankung oder ansteckende Krankheiten? Offene oder nicht gut verheilte Wunden? Eine seelische Belastung oder psychische Erkrankung? Traumatische Erfahrungen in der Vergangenheit, die sich auf überwältigende Weise in Erinnerung bringen können?

Empfehlenswert ist, sich lieber behutsam heranzutasten und auf seelische und körperliche Schwachstellen Rücksicht zu nehmen, als hinterher mit einer ernsten Verletzung oder einer psychischen Krise in der Notaufnahme zu landen. Sich mit Erste-Hilfe-Maßnahmen auszukennen und zu wissen, wie kleinere Verletzungen zu versorgen sind, damit sie gut heilen können, ist ebenfalls von Vorteil. Ärztliche Hilfe sollte man immer dann in Anspruch nehmen, wenn man das körperliche Problem nicht alleine kontrollieren kann. Oder wenn die psychische Verfassung sich durch das Spiel deutlich verschlechtert. Vor allem starke Impulse, sich das Leben zu nehmen und sich selbst oder anderen Schaden zuzufügen, sind ein dringendes Warnzeichen. Aber auch Depressionen, starke Anspannung und Angstzustände, Suchtdruck, Wutausbrüche und andere psychische Belastungszeichen sollten Anlass geben, sich Hilfe zu holen.

Um gut auf sich selbst und das Gegenüber aufpassen zu können, braucht es außerdem einen klaren Kopf. Alkohol und andere Drogen vernebeln den Blick für die Grenzen. Das Sicherheitsgefühl verändert sich, man verschätzt sich leichter, und das Schmerzempfinden wird gesenkt, sodass man schwerere Verletzungen womöglich nicht rechtzeitig bemerkt. Deshalb ist es eine gute Idee, während der Session nüchtern zu bleiben. Zum Runterkommen danach kann ein Gespräch mit dem Spielpartner sinnvoll sein. Sich auszutauschen, was gut war und was vielleicht zu viel, und sich zu fragen, wie es beiden mit dem Spiel erging, kann dabei helfen, sich gegenseitig aufzufangen.

Sich vor Übergriffen schützen

Wer sich in der Szene noch nicht auskennt oder mit einem Partner spielen möchte, der einem nur aus dem Internet oder flüchtig bekannt ist, sollte besonders vorsichtig sein. Denn nicht jeder hält sich an die SSC-Regel. Um böse Überraschungen zu vermeiden, kann man sich anfangs an einem belebten Ort verabreden, beispielsweise auf einer SM-Party. Während der ersten Session ist es besser, sich nicht fesseln oder knebeln zu lassen, damit man sich im Ernstfall befreien oder wehren kann. Klarnamen und Wohnadresse behält man am besten erstmal für sich. Eine Vertrauensperson einzuweihen, ist eine gute Idee. Diese sollte alle nötigen Informationen haben: Wo und wann findet das Ganze statt? Wie lautet der Nickname des Spielpartners, wo habt ihr euch kennengelernt? Sich zu einem verabredeten Zeitpunkt anrufen zu lassen und für den Bedarfsfall ein Codewort zu vereinbaren, das sich nicht so leicht entschlüsseln lässt, gibt zusätzlich Sicherheit. Im Zweifelsfall kann die Hilfsperson aktiv werden und die Polizei informieren.

Wenn ein Trauma der eigentliche Antrieb ist

»Durch den Missbrauch in meiner Kindheit wurde die Sexualität in mir bereits sehr früh geweckt. Schon mit neun hatte ich sexuelle Fantasien – darin ging es aber nur um Gewalt. Lange habe ich mich dagegen gewehrt, konnte die Bilder aber nicht unterdrücken. Mit Mitte zwanzig bin ich dann jemandem begegnet, der auf SM stand. Er hat mich richtig hart unterworfen und bestraft. Das fühlte sich entsetzlich an, gleichzeitig war mir diese Ohnmacht so vertraut. Später bin ich auf SM-Partys unterwegs gewesen. Absprachen mit den Männern, die mich gequält haben, habe ich nie getroffen. Ein starker Selbsthass, so ein Gefühl, es nicht anders verdient zu haben, trieb mich an. Nach den Partys war ich oft tagelang depressiv, ein paarmal musste ich sogar zum psychiatrischen Krisendienst. Erst als ich mit einer Traumatherapie angefangen habe, ist mir langsam bewusst geworden, dass ich in den SM-Sessions immer wieder meinen Missbrauch durchspiele und mir damit ganz schön zusetze.« – Sandra, 37.

Manchmal kann hinter dem Wunsch, sich unterwerfen, erniedrigen oder quälen zu lassen, ein altes Trauma stehen. Für traumatisierte Menschen kann sich Gewalt mitunter sehr vertraut anfühlen, vor allem wenn sie in der Vergangenheit seelischen, körperlichen oder sexuellen Misshandlungen ausgesetzt waren. Hat der Körper damals auf die Übergriffe mit sexueller Erregung reagiert – was gar nicht so selten der Fall ist – oder treten sexuelle Gewaltfantasien auf (s. auch Kap. 2, S. 55 und 60), liegt der Schluss nahe, man sei sadomasochistisch veranlagt. Das ist jedoch nicht immer der Fall. Denn auch eine Traumafolgestörung kann sich auf ähnliche Weise äußern.

Manche traumatisierte Menschen versuchen im BDSM ihr Trauma zu bewältigen, indem sie Ohnmacht und Erniedrigung noch einmal unter kontrollierten und sicheren Bedingungen durchleben. Hat sich ihr Körpererleben zum Schutz abgeschaltet, kann der Schmerz dabei helfen, sich besser zu spüren. Probleme entstehen jedoch, wenn Belastbarkeitsgrenzen nicht erkannt oder kommuniziert werden können. Oder wenn Selbsthass und Wünsche, sich selbst zu schaden, zum Verzicht auf SSC-Regel und Safe-Signale führen. Das kann seelisch und körperlich überfordern und zu erneuten Traumatisierungen führen. Auch für Menschen, die auf der dominanten Seite agieren, kann ein Trauma manchmal der Auslöser sein, der sie zum BDSM bringt. Denn dort sind sie nicht hilflos und unterlegen, sondern mächtig und damit sicher. Niemand kann einem mehr wehtun, weil man nun selbst die Person ist, die Schmerzen zufügt. Aufgestaute Wut findet ein Ventil. Die Herausforderung für einen traumatisierten Dom liegt mitunter darin, sich selbst gut genug zu beherrschen, damit solche Gefühle ihn nicht dazu treiben, die Grenzen seines Gegenübers zu überschreiten.

Bewusst ist den Betroffenen all dies längst nicht immer, und zwar weder der innere Antrieb, der sie zum BDSM bringt, noch das Trauma selbst. Oft begreifen sie das, was ihnen in der Vergangenheit widerfahren ist, gar nicht als Trauma. Damals war es für sie womöglich Teil ihres Alltags und damit »normal«, beschimpft oder bestraft zu werden, im Zweifelsfall mit körperlichen Mitteln. Oder sexuelle Übergriffe gehörten irgendwie dazu. Vieles verdrängt die Seele außerdem, um sich vor Überlastung zu schützen. Und von vielem, was in den ersten Lebensjahren passiert ist, wissen wir sowieso nichts – dafür sorgt die frühkindliche Amnesie. Doch auch, was nicht eindeutig erinnert werden kann, prägt die Seele, den Körper und die Sexualität.

Wer sich fragt, ob vielleicht ein Trauma hinter seinem sexuellen Begehren steht, kann in Kapitel 5 ab Seite 337 mehr dazu erfahren. Auch ein Beratungsgespräch bei einem Traumatherapeuten kann weiterhelfen. Lies hierzu in Kapitel 6 ab Seite 359.

Frau, Mann oder keines von beidem – wer bin ich und mit wem habe ich Sex?

Es ist eine der größten und schwierigsten Fragen, die man sich selbst stellen kann: Wer bin ich? Zu wem wir uns körperlich und emotional hingezogen fühlen und mit wem wir Sex haben, macht unsere sexuelle Orientierung aus. Doch ob wir als Frau etwa Männer anziehend finden oder andere Frauen, ist das eine. Das andere dreht sich um die Frage, als wer wir uns identifizieren. Und das beschränkt sich längst nicht nur auf Mann und Frau, maskulin und feminin.

Das Denken in zwei Geschlechtern reicht nicht aus, um die Vielfalt des Menschseins auch nur annähernd zu erfassen. Auf Facebook zum Beispiel kann jede Person neben männlich und weiblich aus Dutzenden

Möglichkeiten wählen, wenn es um ihre Geschlechtsidentität geht – also das Geschlecht, dem sie sich zugehörig fühlt und das ihr am ehesten entspricht: etwa Frau zu Mann (FzM), gender variabel, Transmensch, Butch oder intersexuell. Nur langsam gewöhnen sich die meisten daran, aber in vielen Gesellschaften ist spürbar, dass ein Umdenken stattfindet. Gefallen tut dies nicht allen, und das muss es auch nicht.

LGBTQIA und noch weit mehr

Warum der Wandel wichtig ist? Gesehen und gehört zu werden, sich verstanden zu fühlen, nicht allein zu sein, das wünschen sich alle Menschen. Und deshalb ist jede Person Teil dieser Gesellschaft, egal wer sie ist und wen sie liebt. Ob sie hetero, homo, bi ist, ob ihr körperliches Geschlecht ein anderes ist als ihr tatsächlich empfundenes (trans), sie zwischen den Geschlechtern wandelt, in ihrer Identität oder dank ihrer Gene (inter). Ob sie kein Geschlecht hat (agender) und keine sexuelle Anziehung verspürt (asexuell). Oder sich letztlich ganz anders definiert.

Wer nicht in heteronormative Kategorien fällt, gilt heute als queer. Der englische Begriff für seltsam oder komisch war lange Zeit ein Schimpfwort. Mittlerweile ist er positiv besetzt und versammelt alle Personen hinter sich, die anders sind. Das queere Spektrum ist so divers, dass es nicht möglich ist, es komplett abzubilden. Selbst Buchstabenkombinationen wie LGBTQIA – für lesbisch (lesbian), schwul (gay), bi, trans, queer, inter, agender oder asexuell – erfassen nur einen Teil der möglichen Selbstbeschreibungen, was oft durch ein + am Ende verdeutlicht wird. Damit bekommen heute Menschen eine Stimme, die lange nicht hörbar waren, und es wird sichtbar, was die Vielfalt von Sexualität und Orientierung alles ausmacht. Menschen lieben nicht nur in den Farben Schwarz und Weiß, nicht mal nur in Grautönen: Sie lieben im gesamten Spektrum des Lichts, von Rot, Orange, Gelb, Grün, Blau bis Violett und mit allen Nuancen dazwischen.

Auch Hollywood, Netflix, Amazon und andere Film- und Fernsehmacher aus aller Welt haben dies in den vergangenen Jahren stärker für sich entdeckt. Und sie versuchen erfahrbar zu machen, was Vielfalt bedeuten kann. Mittlerweile geschieht dies abseits von Klischees und authentischer als je zuvor. Die Fab 5 der Reality-Show *Queer Eye* sind längst weltweit bekannt. Fünf schwule Männer, die Menschen umstylen, ihren Selbstwert stärken und ihr Leben umkrempeln. Trans-Schauspielerinnen tauchen in mehrfach ausgezeichneten Serien wie *Orange is the New Black* als Insassinnen eines Frauengefängnisses auf. Oder in *Pose*, einer Serie, die das queere Leben der achtziger Jahre in New York porträtiert und von den Gefühlen und Erlebnissen, dem Hass und der Diskriminierung von schwarzen Transmenschen berichtet. Und nicht zuletzt haben Formate wie *Rupaul's Drag Race* Dragqueens zu internationalen Stars gemacht, die selbst in deutschen Fernsehshows auftreten: meist schwule Männer, die in Kleider, Paillettenoutfits und High Heels schlüpfen, Perücken aufsetzen und mit Make-up nahezu perfekte, überdrehte, witzige und stark überzeichnete Frauen verkörpern. Und die auf diese Weise sich selbst verwirklichen und ganz nebenbei Geschlechtergrenzen nicht nur infrage stellen, sondern überwinden.

Zu wem zieht es mich hin?

> »Mein 20-jähriger Sohn hat sich als homosexuell geoutet. Meine Frau und ich hatten so etwas geahnt, waren aber trotzdem geschockt. Wir wissen nicht, wie wir damit umgehen sollen. Ich habe Angst, dass er beruflich und privat viele Nachteile haben könnte, Freunde verliert und ausgegrenzt werden könnte.« – Heinz, 55 Jahre.

Wir können nicht entscheiden, wen wir attraktiv oder sexy finden. Auch nicht, wen wir lieben und begehren wollen. Verknallt zu sein oder von einem Menschen sexuell und emotional angezogen zu werden, ist ein intensives biochemisches Feuerwerk und fühlt sich erst einmal wahnsinnig toll an. Manche verspüren das Kribbeln erstmals im Grundschulalter, andere als Jugendliche. Wer es erlebt, läuft vielleicht plötzlich rot an, die einen kriegen einen Ständer, die anderen werden feucht – und alle verstehen eigentlich nicht so ganz, was da gerade abläuft. Und warum wir fühlen, was wir fühlen. Mit diesen frühen sexuellen Erregungen bemerken viele auch, wen oder was sie attraktiv finden. Und manchmal sind es eben Menschen des gleichen Geschlechts. Noch immer sind homo- und bisexuelle Fantasien und Erlebnisse für viele verwirrend. Bin ich schwul oder lesbisch? Kann das sein und will ich das überhaupt?

Wem klar wird, dass er nicht so fühlt wie die meisten Menschen, wie Freunde, Mitschülerinnen oder große Geschwister und andere Familienmitglieder, ist häufig zunächst verunsichert, hat womöglich Angst, schämt sich vielleicht sogar. Ist das normal, oder bin ich anders? Doch niemand sucht sich aus, anders zu sein, es ist kein Schicksal, sondern ein Stempel, den wir einander aufdrücken. Und dennoch sind wir es im besten Sinne: anders, weil einzigartig. Keine zwei Menschen erleben dieselben Dinge, denken dasselbe oder fühlen jemals exakt dasselbe. So divers und vielschichtig Sexualität ist, so unterschiedlich lieben und begehren wir. Und das ist heute längst nicht selbstverständlich. Schon gar nicht, wenn es auf der Welt noch immer Regierungen gibt, deren Gesetze Menschen zum Tode verurteilen, weil sie sind, wer sie sind.

Auch die Sorgen von Heinz sind nicht unberechtigt, denn nur weil es in Deutschland Antidiskriminierungsgesetze gibt, heißt das nicht, dass es für jeden homosexuellen Menschen einfach ist, sich zu zeigen. Die meisten Eltern wollen nur das Beste für ihre Kinder. Die Vorstellung, der eigene Sohn könnte ausgegrenzt werden oder auch im Job Probleme bekommen, nur weil er schwul ist, kann nicht nur wütend machen. Oft eben auch rat- und hilflos. Und niemand kann garantieren, dass Heinz' Sohn nicht genau diese Dinge erlebt. Eltern können ihre Kinder aber unterstützen, sie selbst zu sein. Und lernen, mit deren sexuellen Orientierung umzugehen. Fragen zu stellen und Sorgen und Ängste anzusprechen, kann helfen. Der Sohn oder die Tochter hat sich ihnen anvertraut und entschieden, offen zu sein. Kein leichter Schritt. Wichtig ist deshalb, dass Eltern für ihr Kind da sind, wenn es das will. Und dass sie für es einstehen. Mütter und Väter, die mit der Homosexualität ihres Kindes hadern, kann es helfen, ihre Unsicherheiten offen anzusprechen, statt dem Sohn oder der Tochter mit Schweigen zu begegnen.

Bis heute lernen wir, in Kategorien zu denken: hetero, homo, bi oder asexuell. Gefragt, würden sich viele selbst als hetero oder homo bezeichnen. Dabei bilden wir uns nur ein, dass sich sexuelle Anziehung so einfach einteilen ließe. Ebenso wenig wie Sex nur ein Drehbuch kennt, ist unsere Orientierung nicht zu jeder Zeit gleich und exakt zu definieren. Schon der Sexualforscher Alfred Kinsey hat in seinem ersten Sex-Report 1948 festgestellt: Sexuelle Orientierung ist ein Kontinuum. Viele seien nicht rein hetero oder homo, sondern liegen irgendwo dazwischen. Sexuelle Orientierung kann außerdem fluide sein und sich im Laufe des Lebens wandeln. Tatsächlich fühlen sich elf Prozent von uns mal zu Menschen des eigenen Geschlechts hingezogen oder hatten sogar schon homoerotischen Sex (acht Prozent). Das sind mindestens doppelt so viele, wie es Frauen, Männer und Personen gibt, die von sich sagen, schwul, lesbisch oder bisexuell zu sein (bis zu vier Prozent der Bevölkerung).

In Deutschland haben wir erst begonnen, die Vielfalt zu feiern. Vielen ist sie weiterhin fremd. Längst verändern sich aber zum Beispiel die politischen Christopher-Street-Day-Demos. Die begannen einst, um an schwule, lesbische, queere und Transmenschen zu erinnern, die sich 1969 in und um die New Yorker Kneipe Stonewall Inn gegen willkürliche Polizeigewalt stellten. 50 Jahre später werden CSDs mehr und mehr zu Familienfestivals, auf denen längst nicht nur Schwule, Lesben, Bisexuelle, Trans- und Intermenschen tanzen, feiern und Konzerte erleben – selbst Kinder tummeln sich in der Menge. Allein in Berlin versammeln sich jedes Jahr eine Million Menschen zu einem Straßenfest vor und auf dem Weg zum Brandenburger Tor. Besucher und Anwohner hissen Regenbogenflaggen, ob privat auf dem Balkon, an Fassaden

SEXUELLE ORIENTIERUNGEN

Die Richtung der sexuellen Orientierung geht bei …

- **heterosexuellen Personen** von Frauen zu Männern oder umgekehrt. Zu Frauen und Männern zählen wir in dieser Auflistung übrigens auch Transpersonen, also Menschen, die sich als weiblich oder männlich identifizieren, aber andere Geschlechtsmerkmale haben.
- **homosexuellen Personen** zum selben Geschlecht. Männer, die auf Männer stehen (schwul), Frauen, die auf Frauen stehen (lesbisch).
- **androsexuellen Personen** zu Männern oder maskulinen Personen, während man selbst nonbinär ist, also weder weiblich noch männlich oder nicht ausschließlich.
- **femmesexuellen** oder **gynosexuellen Personen** zu Frauen und Weiblichkeit, während man selbst nonbinär ist.
- **bisexuellen Personen** zu Frauen und Männern oder je nach Definition auch zwei anderen Geschlechtern.
- **polysexuellen Personen** zu mehreren, aber nicht allen Geschlechtern.
- **pan- und omnisexuellen Personen** zu allen Geschlechtern.
- **demisexuellen Personen** zu Menschen, mit denen sie sich emotional verbunden fühlen (s. auch Kap. 2, ab S. 41).
- **autosexuellen Personen** zu sich selbst. Oft genügen sich diese Menschen sexuell.
- **asexuellen Personen** zu niemandem, denn sie verspüren keine sexuelle Anziehung zu anderen Menschen (mehr dazu in Kap. 2, S. 42).

von Firmen oder Hotels oder auf Masten vor Ministerien und Unis. In den USA gilt der gesamte Juni mittlerweile sogar als Pride Month, als Monat, in dem die queere Community stolz auf die Straße geht, sich zeigt, demonstriert und ihre Erfahrungen auf Social Media, im Fernsehen und in den Medien teilt.

Was für einen Teil der Gesellschaft normal wirkt, ist für viele Menschen aber immer noch ein Problem. Kaum jemand, der queer ist, hat noch nie zu spüren bekommen, wie es ist, anders zu sein. Menschen auf der Straße, die einen anstarren und tuscheln, das Gesicht verzerren, wenn zwei Männer Hand in Hand laufen. Oder pöbeln, wenn zwei Frauen sich küssen. Selbst Schlimmeres bis hin zu körperlichen Attacken, Schlägen und Tritten kommt vor. Hass und Diskriminierung begegnen vielen auch auf Instagram, Facebook und überall dort, wo Menschen sich zeigen. So tolerant, wie viele es sich wünschen, muss Deutschland erst noch werden.

> »Als ich Mitte 20 war, wurde mir bewusst, dass ich bisexuell bin. Ich lebe in einer weltoffenen Stadt, doch selbst hier in der LGBT-Community merke ich, dass ich nicht dazugehöre. Viele denken, ich sei entweder lesbisch oder eine Heterofrau, die nach Aufmerksamkeit schreit. Einige lesbische Frauen haben mir gesagt, sie würden nie eine bisexuelle Frau daten, weil die ja eh irgendwann einen Mann will. Ich oute mich inzwischen kaum noch.« – Jeanette, 32.

Diskriminierungen sind Alltag, selbst in der Community queerer Menschen. Vieles hat sich geändert, besonders gesellschaftlich, aber es ist noch ein langer Weg. Wenn es um Gleichberechtigung geht, macht das Beispiel Deutschland klar, wie schwierig so ein Wandel ist. Der Paragraf 175 wurde erst 1994 im Strafgesetzbuch gestrichen. Dieser regelte mehr als hundert Jahre lang in verschiedenen Formulierungen, wann Männer verurteilt werden konnten, wenn sie Sex mit Männern hatten oder homosexuell waren. Noch in der zuletzt gültigen Fassung konnte mit bis zu fünf Jahren Gefängnis bestraft werden, wer männlich, 18 Jahre oder älter war und einvernehmlichen Sex mit einem Jugendlichen desselben Geschlechts hatte. 2001 konnten sich gleichgeschlechtliche Paare erstmals offiziell verpartnern. Erst seit Oktober 2017 jedoch können sie heiraten. Heute gilt die Ehe für alle, doch sie wurde von großem Widerstand begleitet und ist daher längst nicht von jedem akzeptiert.

»Müssen wir wissen, wer schwul oder lesbisch ist und wer hetero? Können wir nicht einfach jeden lieben und Menschen danach beurteilen, welches Auto sie fahren?« Dieser Spruch stammt von der berühmten US-Moderatorin und Comedian Ellen Degeneres. Als sie sich Ende der neunziger Jahre allerdings als lesbisch outete, war ihre Karriere erstmal vorbei. Jahre später bekam sie wieder Aufträge, heute ist sie eine der berühmtesten Fernsehmoderatorinnen der Welt. Was sie sagt, ist eine schöne Vorstellung. Schließlich sollten ihre natürlichen Eigenschaften Menschen nicht ausgrenzen. Doch nicht nur scheint der Wunsch utopisch, dass es künftig egal ist, wer wir sind. Er ist vielleicht nicht mal erstrebenswert: Schließlich geht es nicht darum, in der Masse zu verschwinden, sondern eine selbstständige, ernst genommene und für ihre Individualität anerkannte Persönlichkeit zu sein.

Wer sich als anders empfindet, überlegt meist irgendwann, ob er seinem Umfeld sagt, wer er oder sie ist. Doch ist ein Coming-out stets das Richtige? Selten lässt sich vorhersagen, wie Eltern, Freunde, Mitschüler oder Arbeitgeberinnen und Kollegen reagieren werden. Nur weil die Akzeptanz insgesamt größer geworden ist, ist längst nicht immer mit Unvoreingenommenheit zu rechnen. Bis heute haben viele Vorurteile in ihren Köpfen, verachten Menschen Familienmitglieder und lehnen sie ab, weil sie anders sind.

Wer es schafft, zu sich selbst zu stehen und so zu leben, dass es sich richtig anfühlt, kann die Offenheit als ungeheure Befreiung erleben. In unserer Gesellschaft ist es leichter als je zuvor, sich zu zeigen, weil schwules, lesbisches und queeres Leben mehr Mainstream geworden ist. Nicht überall, aber an vielen Orten, allen voran in großen Städten wie Berlin, Hamburg oder München. Manchmal braucht es aber mehr Mut, als gerade vorhanden ist, oder es gelingt nicht, weil die Angst vor dem eigenen Selbst überwiegt. Wann der Moment gekommen ist, sich mitzuteilen, kannst nur du selbst wissen.

BUNDESWEIT ENGAGIEREN SICH VERBÄNDE FÜR HOMOSEXUELLE UND TRANSMENSCHEN

Der Lesben- und Schwulenverband in Deutschland (LSVD) setzt sich für Respekt, Akzeptanz und Gleichberechtigung von homosexuellen und Transmenschen ein. Zudem leistet der LSVD als Selbsthilfe- und Solidarverband auch Sozialarbeit. Er bietet Beratung, Hilfe und Unterstützung in Problemsituationen.

Speziell an junge Menschen richtet sich das Jugendnetzwerk Lambda. Dort haben sich lesbische, schwule, bisexuelle, Trans-, Inter- und queere Menschen unter dem Motto »Her mit dem schönen queeren Leben« zusammengeschlossen. Sie setzen sich für mehr gesellschaftliche Akzeptanz und die Integration der LGBTQIA-Community ein. Konkret engagieren die Mitglieder sich beispielsweise dafür, die rechtliche und medizinische Situation für Trans- und Interjugendliche zu verbessern. Auch bietet der Verband Beratung, Kolumnen und internationalen Jugendbegegnungen.

Bin ich Mann, Frau oder jemand anderes?

»Ich habe Jahrzehnte gebraucht, dahin zu kommen, wo ich jetzt stehe. Erst musste ich herausfinden, was ich bin, Frau oder Mann. Als ich das wusste, musste ich meine Frau davon überzeugen, dass ich trotzdem noch der Mensch bin, in den sie sich verliebt hat. Anschließend musste ich mir eine Elefantenhaut zulegen, an der alles abprallt, was ignorant ist, respektlos, beleidigend oder einschüchternd. Das war alles andere als leicht.« – Malena, 53.

Menschen, deren Geschlecht sich von dem unterscheidet, was ihr Körper ihnen vorgibt, haben es oft schwer, sich verstanden und akzeptiert zu fühlen. Oft genug werden sie nicht ernst genommen, schlimmer noch: Sie werden wie Malena dafür verachtet, dass ihr Äußeres nicht zum Inneren passt, manchmal sogar von Familienmitgliedern verleugnet. Dabei sind sie nicht weniger Mensch als jeder andere.

Manche von ihnen spüren schon in jungen Lebensjahren, dass etwas für sie anders ist. Sie werden zwar möglicherweise als Junge großgezogen, fühlen sich unter Mädchen aber viel wohler, wollen Kleider tragen, lange Haare haben, aber keinen Penis, lieber tanzen als Fußball spielen. Wer als Mädchen aufwächst, sich aber als Junge fühlt, gibt sich nicht selten burschikos. All das können Hinweise darauf sein, dass jemand trans ist. Eindeutig sind diese Zeichen aber nicht, denn es kann auch sein, dass jemand bloß nicht den Klischees von typisch männlichem und weiblichem Verhalten entspricht.

Wer die Unstimmigkeit schon als Kind spürt, wünscht sich womöglich, nicht in die Pubertät zu kommen, denn dann zeigt sich am Körper, was dem Inneren nicht entspricht. Kinder mit männlichen Geschlechtsmerkmalen, die sich als Mädchen fühlen, wollen nicht, dass sie Barthaare bekommen oder ihr Penis wächst, und laufen womöglich mit

IN WELCHEM GESCHLECHT FÜHLE ICH MICH ZU HAUSE?

- **Trans und trans*:** Mit diesem Begriff beschreiben sich Menschen, die ihr körperliches Geschlecht für sich nicht als passend empfinden. Das Sternchen in trans* lässt Raum für alle möglichen bekannten und noch unbekannten Selbstbeschreibungen. **Transident** meint Transmenschen, die einen Fokus auf ihre Geschlechtsidentität legen, sie *sind* trans. **Transgender** wiederum beschreibt Menschen, deren Geschlechtsrolle im Mittelpunkt steht. Sie *verhalten* sich wie das Geschlecht, dem sie sich zugehörig fühlen. Menschen mit weiblichen Körpermerkmalen, die sich selbst als männlich erleben, bezeichnen sich auch **als Transmann**, Menschen mit männlichen Körpermerkmalen, die sich dem weiblichen Geschlecht zugehörig fühlen, als **Transfrau**.
- **Transsexuell:** Dieser Begriff wird von manchen Transmenschen abgelehnt, weil sie sich damit nicht identifizieren können. Dennoch wird er bis heute von Ärztinnen und Psychotherapeuten als Krankheitsdiagnose verwendet. Vergeben wird die Diagnose dann, wenn der Wunsch besteht, im anderen Geschlecht zu leben und sich einer Geschlechtsanpassung mit Hormonen und Operation zu unterziehen. Nur wenn die Diagnose gesichert ist, sind solche medizinischen Maßnahmen möglich, nur dann werden sie von der Krankenkasse bezahlt. Zukünftig wird der Transsexualismus aus dem internationalen Diagnosehandbuch für Erkrankungen gestrichen. Diese Entscheidung wird voraussichtlich 2022 in Kraft treten.
- **Geschlechtsinkongruenz:** Anstelle von Transsexualität soll künftig von Geschlechtsinkongruenz gesprochen werden, wenn Transpersonen sich in Behandlung begeben. Dabei

geht es erst einmal nur darum, dass das körperliche Geschlecht und das tatsächlich empfundene nicht übereinstimmen. Leiden die Betroffenen unter diesem Umstand, lässt sich zukünftig eine **Geschlechtsdysphorie** diagnostizieren.

- **Nichtbinär oder nonbinary:** Menschen, die sich weder männlich noch weiblich fühlen, sondern »dazwischen« oder gar keinem Geschlecht zugehörig (**agender**). Manche merken auch, dass sich ihr Geschlechtserleben immer wieder verändert – mal fühlen sie sich mehr als Frau, mal mehr als Mann (**genderfluid**). Andere erleben sich gleichzeitig als Mann und Frau (**bigender**) oder lehnen das binäre System von zwei Geschlechtern komplett ab und wollen damit nichts zu tun haben (**genderqueer**).
- **Questioning:** So können sich jene bezeichnen, welche für sich noch keine passende Geschlechtsidentität gefunden haben.
- **Cis:** Der Begriff stammt aus dem Lateinischen und bedeutet »diesseits«. Cisgender sind Menschen, deren Geschlechtserleben mit ihrem körperlichen Geschlecht übereinstimmt. Also jemand mit einem Frauenkörper, die sich als Frau erlebt. Oder einem Männerkörper, der sich als Mann fühlt.
- **Inter, Inter* und intersexuell:** Menschen, deren körperliches Geschlecht medizinisch nicht eindeutig männlich oder weiblich ist. So kann es sein, dass etwa der Chromosomensatz Variationen aufweist, die dazu führen, dass sich männliche und weibliche Organe entwickeln.

ausgestopftem BH rum. Kinder mit weiblichen Geschlechtsmerkmalen, die sich als Junge fühlen, wollen dafür einen Penis und binden sich die wachsenden Brüste flach. Manchmal verändert sich dieses Empfinden auch wieder, und das körperliche Geschlecht wird irgendwann angenommen, wie es ist. Anderen wird dagegen immer klarer, dass Körper und Empfinden nicht zueinander passen. Manchmal dauert es Jahre, bis ein Transmensch versteht, was mit ihm los ist. Mehr noch, bis er den Mut findet, zu sich zu stehen, seine Erfahrungen zu teilen und sich Hilfe zu suchen. Andere finden nie ganz zu sich. Und das hat Folgen. Es gibt Transmenschen, die ihre wahre Identität vor ihrem Umfeld verbergen. Sie wollen nicht anders sein oder als anders gelten, haben Angst, verstoßen zu werden, schämen sich oder sind erschrocken über sich selbst. Manche werden depressiv, entwickeln Angststörungen oder wollen sich sogar das Leben nehmen.

Gut, dass es Unterstützungsangebote für Transmenschen gibt. In vielen Städten finden sich etwa Beratungsstellen, die weiterhelfen. Einen Überblick über passende Beratungsangebote geben in Deutschland das Netzwerk Trans*-Inter*-Sektionalität, in der Schweiz das Transgender Network und in Österreich TransX sowie Trans Austria. Zusätzlich gibt es in vielen größeren Städten inzwischen Netzwerke, in denen Ärzte verschiedener Fachrichtungen und Psychotherapeutinnen eng zusammenarbeiten, um Transpersonen bestmöglich zu betreuen. Das gilt insbesondere, wenn sie den Wunsch haben, ihren Körper dem empfundenen Geschlecht anzupassen.

Von Frau zu Mann oder umgekehrt

Medizinische Maßnahmen können Transpersonen helfen, zu sich selbst zu finden. Mittlerweile sind die Risiken geschlechtsanpassender Hormonbehandlungen und Operationen meist gut zu kontrollieren. Was gemacht wird, hängt von den Wünschen und der gesundheitlichen Situation der Transperson ab. Nicht jede oder jeder möchte alles machen, was medizinisch möglich ist. Manchen genügen einzelne Veränderungen, um ihren Körper als stimmiger zu erleben, andere versuchen, dem körperlichen Wunschgeschlecht so nah zu kommen, wie es eben geht.

EIN WEIBLICHER KÖRPER WIRD MÄNNLICH

Hormone wie Testosteron helfen nicht nur, in den Stimmbruch zu kommen, sondern auch, einen maskulineren Körperbau, kantigere Gesichtszüge und eine stärkere Körperbehaarung einschließlich Bartwuchs zu entwickeln. Die Periode setzt aus, das vaginale Gewebe bildet sich zurück, die Klitoris wächst. Gleichzeitig steigt das Verlangen nach Sex. Wenn operiert werden soll, lassen sich die inneren Geschlechtsorgane wie Gebärmutter und Eierstöcke entfernen, äußerlich die Brüste. In mehreren Schritten kann aus der Klitoris ein kleiner, mithilfe eines Hauttransplantats und gegebenenfalls einer Prothese ein größerer Penis entstehen. Hoden lassen sich aus den äußeren Vulvalippen modellieren.

EIN MÄNNLICHER KÖRPER WIRD WEIBLICH

Antiandrogene und Östrogene verleihen Transfrauen rundere Körperformen, weichere Gesichtszüge und mindern den Bartwuchs. Die Brüste wachsen, die Hoden werden kleiner, es bildet sich weniger Sperma, Erektionen und die Lust auf Sex lassen nach. Manche Transfrauen entscheiden sich, Gesichts- und Körperhaare entfernen zu lassen. Eine tiefe Stimme kann mit logopädischen Übungen oder einer Operation der Stimmlippen etwas angeglichen werden. Ebenfalls operativ lassen sich Hoden und Penisschwellkörper entfernen sowie die Harnröhre verkürzen. Aus der Penishaut kann eine Vagina, aus der Eichel eine Klitoris gebildet werden, äußere Vulvalippen mithilfe des Hodensacks. Brüste lassen sich mittels Implantaten formen.

Geschlechtsanpassungen gelten heute überwiegend als sicher und gut wirksam. Meist verbessert sich die psychische Lage der betroffenen Menschen dadurch deutlich. Der Prozess, sich in die neue Geschlechtsrolle einzufinden und zu lernen, mit den unterschiedlichen Reaktionen von Mitmenschen umzugehen, dauert allerdings oft Jahre. Er kann mühsam sein, aufwühlend, verwirrend. Daher kann es helfen, dabei einen Psychotherapeuten an der Seite zu haben. Besonders, um sich zu stärken, wenn manche Hoffnungen sich trotz aller Bemühungen nicht erfüllen lassen, es Anfeindungen gibt oder um zu entscheiden, was es noch braucht, um zu sich zu kommen und sich anzunehmen. Denn das Gefühl, mit Körper und Identität nicht in Einklang zu sein, bleibt manchmal trotz medizinischer Maßnahmen bestehen.

Sex muss nach einer geschlechtsanpassenden Operation mitunter neu erfahren und gelernt werden. Wie gehe ich mit dem neuen Penis um? Wie kann ich etwas in meine neue Vagina einführen? Zwar bleiben viele Nervenbahnen erhalten, sodass es meistens möglich ist, körperliche Erregung zu spüren und Orgasmen zu erleben. Doch es kann sich anders anfühlen, weshalb operierte Transmenschen oft erst einmal herausfinden müssen, wie sich ihre neuen Geschlechtsteile stimulieren lassen. Mit einem einfühlsamen Partner, dem man die eigenen Wünsche kommuniziert, lässt sich die Sexualität dann am besten neu entdecken.

Auch beim Safer Sex sind Anpassungen nötig. Der neue Penis braucht ein Kondom in der richtigen Größe, die neue Vagina zusätzlich Gleitgel, die neue Vulva ein Lecktuch aus kondomartigem Material, das ihr beim Oralsex aufgelegt wird, damit keine Krankheitskeime übertragen werden. Auch eine Klitoris, die sich durch Testosteron vergrößert hat, braucht Schutz, ebenso wie ein Penis, der durch Östrogen etwas geschrumpft ist. Manchmal können sehr kleine Kondome hier weiterhelfen, andere müssen mit Lecktüchern experimentieren oder sich aus dem Finger eines Einmalhandschuhs eine passende Hülle zurechtschneiden. Auskunft zu diesen und allen anderen hier besprochenen Fragen geben zum Beispiel Ärztinnen und andere Experten in Sexualberatungsstellen (s. Kap. 6, S. 352) und Trans-Behandler-Netzwerken.

Zwischen zwei Geschlechtern

Trans- und Intermenschen teilen oft ähnliche Lebensgeschichten, und doch sind ihre Wege verschieden. »Für dich haben die Ärzte keinen Namen, für das, was du bist. Sie haben auch keine Erklärung dafür, warum du es bist«, erzählte etwa die intergeschlechtliche Person Maxi Burmeister in einem Gespräch mit einer Journalistin. Wer mit weiblichen und männlichen Geschlechtsorganen zur Welt kommt, leidet nicht selten von Kindheit an körperlich und seelisch. Auch die geschlechtliche Identitätsfindung ist ungemein schwieriger als für die meisten anderen. »Das Schlimmste ist das Alleinsein. Das Gefühl, dass du ein Störfaktor bist, etwas, das nicht der Norm entspricht. Etwas, für das es keinen Platz gibt. Ein Monster«, so beschreibt es Burmeister.

Das hat viel damit zu tun, wie Interkinder aufwachsen und wie ihre Eltern damit umgehen, dass ihr Kind zwischen den Geschlechtern liegt. In der Annahme, man könne ihnen hierdurch Nachteile aufgrund ihres Andersseins ersparen, werden bis heute viele Interkinder mithilfe von Hormonbehandlungen und chirurgischen Eingriffen entweder verweiblicht oder vermännlicht – je nachdem was Ärzte und Eltern für sie als passend empfinden. Und das in einem Alter, in dem die Kinder noch nicht einwilligungsfähig sind, weil sie noch nicht verstehen, was mit ihnen passiert, oder nicht selbst entscheiden können, ob sie das möchten. Zusätzlich werden die Eltern dazu angehalten, die Kinder in einer möglichst eindeutigen männlichen oder weiblichen Geschlechtsrolle zu erziehen.

Längst raten ärztliche Leitlinien zwar davon ab, geschlechtsanpassende Operationen an Kindern vorzunehmen. Doch noch immer sind sie gängige Praxis: Fast 1 900 dieser Eingriffe wurden zwischen 2005 und 2016 durchschnittlich pro Jahr in Deutschland durchgeführt. Interessengruppen für Intermenschen empfinden dies als gewaltsame Misshandlungen, die meist nicht rückgängig zu machen sind.

BUNDESVERBAND INTERSEXUELLE MENSCHEN

Die Lebenssituation und die Menschenrechte für intersexuelle Menschen verbessern – das ist das Ziel der Mitglieder dieses Bundesverbands. Aktives Mitglied kann jeder intersexuelle Mensch werden.

Der Verein unterstützt, finanziert und fördert beispielsweise Selbsthilfegruppen, zudem hilft er dabei, individuelle Beratung und Unterstützung zu finden.

Unter www.im-ev.de/links/ findet sich deshalb unter anderem eine Übersicht deutscher und internationaler Selbsthilfe- und Beratungsstellen sowie von Aktionen und Foren.

Menschen mögen in ihrer Vielfalt verschieden sein, doch wir alle fühlen ähnlich. Wir alle empfinden Schmerz und Zurückweisung, manchmal Hass. Genauso kennen wir das Gefühl von Stärke, Zusammenhalt und Liebe.

In all den öffentlichen Diskussionen um geschlechtliche Vielfalt – dazu gehören Debatten um öffentliche Toiletten, die nicht nur Männern und Frauen vorbehalten sind – geht es um echte, vollwertige Menschen. Deshalb ist es wichtig, dass es seit 2019 eine dritte Option in deutschen Personalausweisen gibt: Seither ist es möglich, »divers« als Geschlecht anzugeben, vor allem intergeschlechtliche und nichtbinäre Personen nutzen dies. Divers ist dabei kein eigenes Geschlecht, sondern heißt lediglich, weder männlich noch weiblich zu sein.

Neue und gleiche Rechte bedeuten nicht weniger Rechte für jene, welche diese nicht zu benötigen meinen. Es mag mitunter anstrengend sein, sich mit allen Facetten auseinanderzusetzen.

Doch am Ende sollten eben nicht ideologische Kämpfe stehen, sondern das Glück jedes Einzelnen. Niemand muss jeden Menschen mögen, jeder Mensch sollte aber jede Chance bekommen, sich selbst zu mögen und am Leben teilzuhaben.

3

Mein Körper und ich – wie Sex sich gut anfühlt

Wie gut kenne ich meinen Körper?

Man kann lange über Sex nachdenken und fantasieren; um ihn jedoch wahrhaftig zu erleben und zu genießen, bedarf es unseres Körpers. Und um den soll es jetzt gehen. Was braucht er, damit sich Sex gut anfühlt? Magst du deinen Körper, wie er ist? Und was hält ihn beim Sex gesund?

Die Haut ist unser größtes Sexorgan

»Mir geht diese ständige Genitalfixierung zunehmend auf die Nerven. Als wäre der Rest des Körpers nicht interessant für Sex. Dabei gibt es nichts Schöneres, als den Alltag mit erotischen Momenten zu bereichern und den gesamten Körper genüsslich ins Liebesspiel einzubeziehen. Es gibt keine Stelle an meinem Körper, die nicht dankbar wäre für eine sinnliche und verführerische Berührung.« – Piet, 39.

Sex hat weniger mit Penis, Vulva und Vagina zu tun, als viele denken. Nicht allein die Genitalien sind entscheidend, um sich zu spüren, Gänsehaut zu bekommen oder das wohlige Kribbeln auszulösen, das durch den ganzen Körper wandern kann. Wichtig ist auch die Haut, die unseren Köper umgibt. Sie ist unser größtes sinnliches Organ überhaupt und damit unser größtes Sexorgan. Egal, ob auf ihr Fingerspitzen, eine Zunge, Federn, Stoffe oder ein Atemhauch wandern, stets reagieren ihre Rezeptoren. Sie registrieren so komplexe Dinge wie Druck, Dehnung, Vibration, Temperatur und Schmerz und leiten sie über unsere Nerven und das Rückenmark an das Gehirn weiter. In Sekundenbruchteilen werden die Reize dort analysiert und bewertet. Angenehme Berührungen triggern sofort Botenstoffe: Glückshormone wie Endorphine, das Belohnungshormon Dopamin oder das Bindungshormon Oxytocin sorgen für ein beseeltes oder sogar euphorisches, ganz natürliches High, das uns wohlig, verbunden und geborgen fühlen lässt.

Jede und jeder kennt solche Gefühle, nicht nur vom Sex, sondern auch, wenn wir umarmt werden, jemand uns festhält und herzlich an sich drückt. Den meisten Menschen tut Körperkontakt gut. Er kann Trost sein, Halt geben, stärken und tiefe Zuneigung spürbar machen. Oder erregen. Gewisse Berührungen – vor allem vom richtigen Gegenüber – sorgen dafür, dass Sexual- und Aktivierungshormone unseren Körper durchfluten. Diese Botenstoffe schärfen die Sinne, und es kann sich erotische Spannung aufbauen. Ob jemand gestreichelt oder geküsst wird, den Nacken oder die Füße massiert bekommt: Sinnliches Genießen kann nach und nach zu intensivem sexuellen Verlangen werden – bis sich der Körper vor Erregung anspannt.

Welche Berührungen solche Gefühle bei dir auslösen, kannst du herausfinden. Es gibt sehr viele Möglichkeiten dich auszuprobieren (einige Anregungen zeigt die Abbildung auf S. 114) – allein oder mit deinem Partner: Ist es das sanfte Zupfen weicher Lippen an deinem Ohrläppchen, das zarte Klopfen von Fingerkuppen auf der Innenseite deines Unterarms, das druckvolle Ausstreichen deiner Rückenmuskeln, ein Wattebausch, der deinen Bauchnabel umkreist und dich erschaudern lässt? Eine innige Umarmung, als würden eure Körper miteinander verschmelzen? Oder sind es Hände, die dein Gesicht halten, und Augen, die tief in deine blicken? All das ist Sexualität. Und jeder von uns hat seine ganz persönlichen Highlights. Lass dich davon inspirieren. Einige Anregungen zeigt dir die Abbildung auf der nächsten Seite.

Berühren

mit den Fingerkuppen tupfen, streichen
mit den Lippen küssen, zupfen, knabbern
mit der Handfläche streichen, drücken, massieren
mit Händen, Armen, dem ganzen Körper halten
mit den Fingerspitzen klopfen, kribbeln, kraulen
mit der Zungenspitze punktgenau stimulieren
die Vulva gegen den anderen drücken oder reiben
mit dem Penis streifen, gleiten, stoßen
mit Feder, Tuch, Pinsel, Samt, Öl, Wassertropfen oder -strahl
variieren
...

Intensitäten

flüchtig-zart
sanft
mit etwas Druck
kräftig
hart
...

Körperstellen, die für sinnliche und erotische Berührung empfänglich sind

Finger, Hände, Handgelenke, Unterarme, Ellbogen, Achseln, Schultern, Nacken, Haare, Ohrläppchen, Ohrmuscheln, Augenlider, Augenbrauen, Stirn, Wangen, Nase, Lippen, Kinn, Hals, Dekolleté, Busen, Brüste, Brustnippel, Bauchdecke, Bauchnabel, Rücken, Flanken, Leisten, Hüften, Venushügel, Vulvalippen, Klitorisköpfchen, Klitorisschenkel, Eingang zur Vagina, G-Zonen, Gebärmutterhals, Hoden, Penisschaft, Frenulum, Peniseichel, Harnröhreneingang, Damm, Haut um den Anus, Eingang zum Anus, Prostata, Pobacken, Innenseite der Oberschenkel (aber auch alle anderen Seiten), Kniekehlen, Waden, Fußknöchel, Fußrücken, Fußgewölbe, Fußsohlen, Zehen
...

Sinne

Spüren
Riechen
Schmecken
Sehen
Hören
...

Viele Menschen machen die Erfahrung, dass sanfter, entspannter Sex mit viel Zeit besonders Spaß macht und sehr lustvoll sein kann. Erstaunlicherweise bekommen wir davon in Filmen, Serien oder in der Werbung kaum etwas mit. Im Gegenteil: Aktiv, dynamisch, flott muss der Sex sein. Dabei wird für viele Sex erst dann so richtig gut, wenn er mit Bedacht kommt, behutsam und zart. Darin liegt eine gewaltige sexuelle Kraft.

> »Ich sehne mich schon nach Sexualität. Und solange er mich umarmt, streichelt und küsst, kann ich es auch genießen. Leider nur geht er meistens ziemlich schnell darüber hinweg. Wenn er mir dann unters Shirt oder in den Schritt greift, merke ich, wie ich total verspanne. Ich mache zwar noch mit, bin aber wie ein Roboter, der weiß, was er zu tun hat, aber nichts mehr spürt.«
> – Marie, 31.

Geht es dir beim Sex auch öfter mal zu schnell? Kannst du einem lustvollen Griff ans Genital und einer schnellen Penetration nicht immer etwas abgewinnen? Nicht nur Frauen geht das so, die ohnehin oft mehr Lust erleben, wenn sich die Erregung allmählich steigert und sie Zeit für ihre Choreografie beim Sex bekommen. Auch so einigen Männern ist der schnelle Sex zu wenig befriedigend. Manche fühlen sich regelrecht unwohl mit einer solchen Annäherung. Abgetörnt statt angeregt, wie unter eine eiskalte Dusche gestellt. Das kann frustrieren und enttäuschend sein – für beide Sexpartner.

Trotzdem machen viele damit weiter. Nicht unbedingt für sich, sondern für die Partnerin oder den Partner. Oder weil sie denken, dass Sex eben so geht. Dabei fühlen sie sich manchmal richtig schlecht oder schämen sich heimlich, dass sie nicht funktionieren. Letztlich ist es oft ein Missverständnis oder eine unglückliche Programmierung: Gesehen, gelernt, wiederholt – Mainstream-Porno hinterlässt auch hier seine

Spuren. Ein sanfterer Einstieg in die Sexualität kann dich aus der Wiederholungsschleife holen. Vor allem wenn du mit deiner Partnerin oder deinem Partner offen darüber sprichst, was es für dich braucht. Wie das am besten geht, erklärt Kapitel 4 ab Seite 211.

»Ich habe dieses langsame Streicheln ausprobiert. Aber da zündet bei mir gar nichts. Mein Penis fällt sogar wieder in sich zusammen. Ich brauche es eben hart und schnell. Aber das ist meiner Frau dann wieder zu viel. Es ist zum Verzweifeln.« – Tom, 38.

Wie jemand Berührungen erlebt, ob als schön oder unangenehm, intensiv oder bedeutungslos, hat viel damit zu tun, wie er oder sie Hautkontakt in der Vergangenheit kennengelernt hat. Sprich, nicht alles kommt fest eingestellt und fertig über unsere körperliche Hardware wie Hautrezeptoren, Nerven und das Gehirn zustande. Auch hier ist vieles programmiert oder eben erlernt. Was bedeutet, dass ein Reset möglich ist.

Wer wie Tom bisher feste und schnelle Stimulation gewöhnt war, spürt vielleicht anfangs nicht viel, wenn er versucht, auf feine Reize umzusteigen. Die Fähigkeit, diese wahrzunehmen und außerdem als erregend zu erleben, muss dann erst einmal ausgebildet werden. Hier kann wieder Achtsamkeit helfen (s. Kap. 2, Kasten S. 74). Zusätzlich braucht es eine gewisse Bereitschaft, sich auf das Neue, Ungewohnte einzulassen und immer wieder hinzuspüren, hinzuschauen, hinzuhören – auch wenn das zunächst keine Explosionen verursacht. Die Wirkung entfaltet sich erst allmählich, denn die Wahrnehmungszentrale im Gehirn muss ganz neu auf Empfang gestellt werden. So ein Umlernen lässt sich gezielt unterstützen, zum Beispiel mit den Vorschlägen, die wir dir in diesem Kapitel machen. Und wenn das nichts oder kaum etwas bringt, kannst du dich auch mal mit einem Profi darüber unterhalten. Sexualtherapeutinnen und -therapeuten haben oft noch so einige Tricks parat (s. Kap. 6, ab S. 352).

Mit etwas Neugier, Aufgeschlossenheit und Geduld kann sich hier viel bewegen. Sex kann auf ganz andere Weise intensiv sein, als du es dir im Moment vielleicht vorstellst. Außerdem kannst du so eine Brücke zu deiner Partnerin oder deinem Partner schlagen, wenn sie oder er mit knackigem und stürmischem Sex nicht so viel anfangen kann. Am Ende habt ihr dann vielleicht sogar mehr Sex als vorher und entwickelt zusammen etwas ganz Neues. Wenn beide die Erfahrung machen können, dass dem anderen wichtig ist, was man sich wünscht, kommt oft von ganz alleine wieder Bewegung in verfahrene Situationen.

> »Ich kann mit Berührungen nichts anfangen. Im Gegenteil, sie sind mir unangenehm. Ich kann gar nicht sagen, wie ich mich dann fühle ... Angespannt, angeekelt, ich will nur weg. Rein-raus in meine Vagina geht, aber streicheln oder lecken? Bloß nicht!« – Anne, 23.

Wenn Körperkontakt in der Vergangenheit oft etwas Unangenehmes an sich hatte, können die damit verknüpften Gefühle sich immer wieder bemerkbar machen. Statt Entspannung macht sich Stress breit, sobald berührt und gestreichelt wird. Aufdringlich, abstoßend, gar beängstigend kann sich das dann anfühlen. Dahinter stehen nicht selten alte, unschöne Erfahrungen, die zwar vorbei sind, aber den Körper weiterhin in Alarmbereitschaft versetzen, um sich selbst zu schützen. Vor allem wer in seinem Leben bisher wenig liebevollen Körperkontakt erfahren hat, dafür aber geschlagen oder sexuell misshandelt wurde, kennt das bisweilen. Auch nach medizinischen Eingriffen oder Geburten können solche Reaktionen gelegentlich auftauchen.

Es gibt Körpertherapeutinnen, die dir helfen können, deinen Körper anders zu erleben und Berührungen mit positiven Erfahrungen zu verknüpfen. Das Verzeichnis auf S. 360 bietet eine Orientierung bei der Suche. Auch eine traumaorientierte Psychotherapie oder Somatic Experiencing kann dir womöglich weiterhelfen, ebenso der englischsprachige, kostenpflichtige Video-Kurs *Healing Sex – The Guide to Complete Wholeness* der Trauma- und Körpertherapeutin Staci Haines (https://www.eroticmassage.com/class/1744).

Jetzt geht es aber erst einmal um einige Körperstellen, die beim Sex oft Hauptrollen spielen: Vulva, Vagina, Penis und Anus. Um ihre Besonderheiten einfacher beschreiben zu können, ordnen wir diese Körperregionen Frauen und Männern zu. Natürlich gibt es auch Menschen anderen Geschlechts oder Transpersonen, die Frauen sind, aber männliche Organe haben, oder umgekehrt. Die nächsten Seiten können aber für jeden aufschlussreich sein.

Vulva, Vagina und mehr

Je besser du dich mit dem weiblichen Genital auskennst, umso intensiver können die Empfindungen sein, die sich damit auslösen lassen. Rein-raus ist dabei nicht mehr als eine Variante unter vielen. Und für viele Frauen bei Weitem nicht die lustvollste. Dieses Kapitel ist deshalb nicht nur für Frauen interessant, sondern für alle, die mit Frauen Sex haben und ihnen intensive, lustvolle Erfahrungen ermöglichen möchten.

Schauen wir uns zunächst die Vulva an. Sie ist als Erstes sichtbar, und es lohnt sich wahrlich, gut mit ihr vertraut zu sein (s. Kasten »Die Vulva«).

Jeder Bereich der Vulva ist empfindsam, und es kann sich schön anfühlen, hier berührt zu werden. Es gibt allerdings keinen Trick, der für alle funktioniert. Ebenso wenig gibt es eine genaue Anleitung, welche Frau was als besonders angenehm oder erregend empfindet. Ob und falls ja, welche Berührungen an der Vulva gefallen, lässt sich nur selbst herausfinden; alleine oder zu zweit.

Berührungen an der Klitoris sind für viele Frauen besonders lustvoll. Meist dreht sich dabei aber alles um den Teil, der von außen zu sehen ist – die kleine Eichel und den Schaft, der von der Vorhaut bedeckt wird –, ohne zu ahnen, dass unter der Oberfläche ein bis zu elf Zentimeter großes Gebilde aus Nerven und Schwellkörpern liegt, das ebenfalls für Stimulation empfänglich ist (s. Kasten »Die Klitoris«, S. 120).

DIE VULVA

Im Lateinischen bedeutet *vulva* Kelch oder Schale. Sie ist die Gesamtheit der äußeren weiblichen Geschlechtsorgane, umfasst unter anderem die Vulvalippen, den Eingang zu Vagina und Harnröhre und das, was von der Klitoris sichtbar ist.

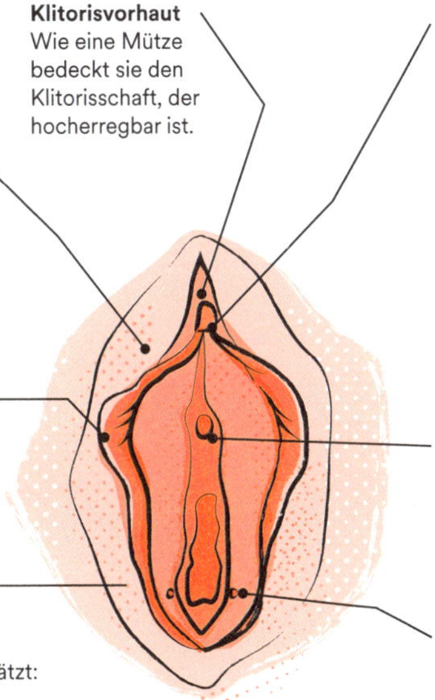

DIE KLITORIS

Sie ist nicht nur die Perle, die man von außen sehen kann. Der größte Teil der Klitoris verläuft unterhalb der Oberfläche der Vulva und flankiert die Seiten des Vaginaleingangs.

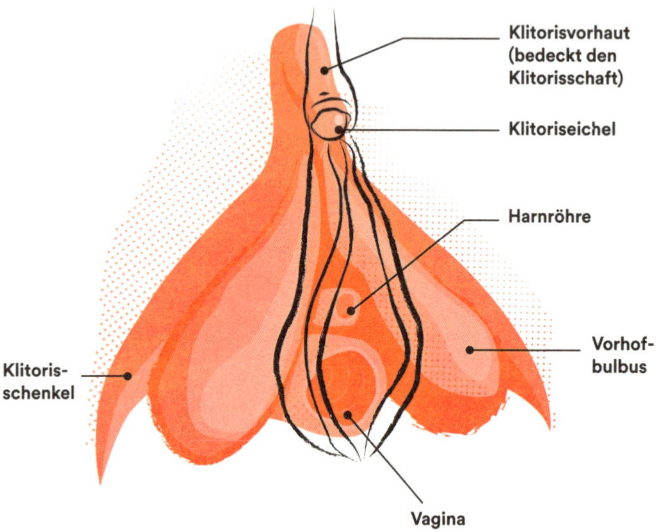

Vaginale Freuden

> »Angeblich soll doch der G-Punkt Frauen höchste Gefühle verschaffen. Auch wenn ich mich an die Beschreibungen halte, die im Internet stehen – mich also auf das geriffelte Areal kurz hinter dem Eingang der Vagina konzentriere –, ist mir noch keine Frau begegnet, der es besonders gefallen hat, wenn ich sie dort mit dem Finger stimuliert habe. So langsam zweifle ich an mir selbst.« – Frank, 29.

G-Punkt – kaum ein Begriff wurde und wird in Artikeln und Ratgebern über Sex so gern genutzt wie dieser. Gibt es ihn wirklich und falls ja, wo ist er? Tatsächlich gingen viele bisher davon aus, dass ein geriffelter Bereich an der Vorderwand der Vagina, vier bis fünf Zentimeter hinter dem Vaginaleingang, dafür verantwortlich sei, die Erregung regelrecht zu boosten. Bis heute machen sich deshalb Abertausende Frauen und ihre Partner auf die Suche danach, bleiben aber oft genug enttäuscht und frustriert zurück.

Neue Forschung hat nun gezeigt, dass es vermutlich nicht einen einzelnen, umgrenzten G-Punkt gibt, der sich wie ein Knopf drücken lässt, sondern dass Frauen an verschiedenen, variablen Stellen in der Vagina besonders empfindsam sein können. Deshalb erscheint es passender, von G-Zonen zu sprechen. Bemerkbar machen sich die sensiblen Areale allerdings nur, wenn die Frau schon so richtig erregt ist, manchmal sogar erst nach dem Orgasmus. Denn dann schwellen sie an, verändern ihre Struktur und sorgen für wohliges Schaudern. Bei einigen Frauen finden sich G-Zonen dort, wo bisher der G-Punkt vermutet wurde, bei anderen eher seitlich davon, links, rechts oder auf der Unterseite der Vagina, mal tief im Inneren, mal ganz am Eingang. Und manche Frauen kennen sogar wandernde G-Zonen, die immer woanders zu finden sind.

Wer sie gekonnt berührt, kann also in vielen Gegenden der Vagina lustvolle Gefühle auslösen. Sicherlich gut zu wissen: Da die Wände der

Vagina nicht annähernd so viele Nervenendigungen haben wie die Klitoris, reicht ein Penis oder Dildo allein meist nicht aus, um hier intensive Hochgefühle zu triggern. Gekonnte Fingerspiele helfen da schon eher. Wie du es angehen kannst, kannst du in der zweiten Staffel von *OMGYES* erfahren (s. S. 136).

Weitere Areale, die bei passender Berührung mit Lustgefühlen antworten können, liegen noch tiefer in der Vagina. Als Ursprung wird die Zervix vermutet, also der Gebärmuttermund (s. Kasten »Der Beckenboden«). Die meisten Frauen verbinden damit Medizinisches – Abstriche beim Gynäkologen, Geburt oder Krebserkrankungen. »Das hat die Zervix nicht verdient«, sagt die australische Sexologin Olivia Bryant. Viele Frauen müssten jedoch erst lernen, Berührungen dort als erregend zu empfinden, da sich der Bereich für sie eher taub anfühle. Ein spannendes neues Feld, für Frauen zur Selbsterforschung, aber auch für die Wissenschaft. Auf Seite 137 stellen wir dir *Self: Cervix* vor, ein Online-Tutorial, das dir vermittelt, wie du die lustvollen Seiten deiner Zervix entdecken kannst.

Eine Hängematte für die Beckenorgane

Eine wichtige Körperregion, derer sich kaum jemand bewusst ist, ist der Beckenboden. Das komplizierte Geflecht aus drei Schichten Muskulatur und Bindegewebe schließt das Becken nach unten ab. Wie eine Hängematte hält es die Beckenorgane an ihrem Platz und übernimmt beim Sex eine entscheidende Rolle. Nicht nur Vagina, Anus und Harnröhre treten durch den Beckenboden hindurch, sondern auch zahlreiche Blutgefäße.

Beim Sex lässt der Beckenboden einerseits locker, um zum Beispiel einen Penis, einen Finger oder das Sextoy in die Vagina zu lassen. Andererseits spannt er an und kann so die sexuelle Erregung stärken. Beim Orgasmus zieht er sich reflexartig zusammen und entspannt sich – immer im Wechsel. Um möglichst viel zu spüren, den Sex als lustvoll zu erleben und schöne Orgasmen zu haben, braucht es einen flexiblen Beckenboden. Auch an der Feuchtigkeitsbildung in Vulva und Vagina ist er beteiligt.

DER BECKENBODEN

Drei Schichten Muskeln, dazu Bindegewebe: Der Beckenboden hält unter anderem die Blase, die Vagina und den Enddarm an ihrem Platz.

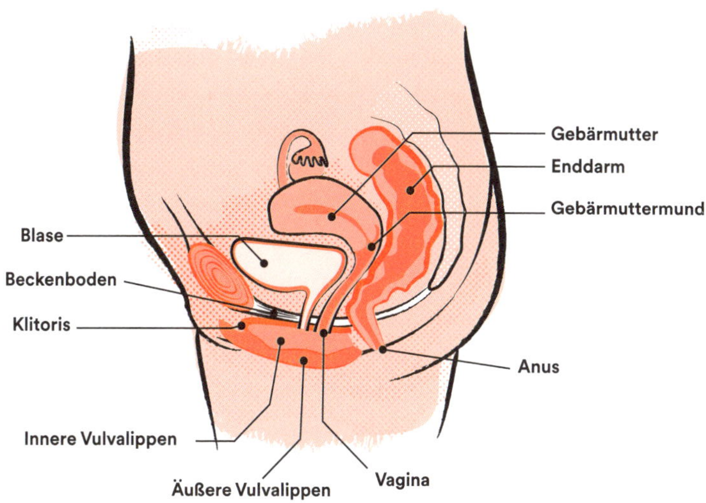

Feucht oder nicht?

»Mir geht es beim Sex oft so, dass ich erstmal gar nicht feucht werde. Bei der Penetration muss ich mit Gleitgel nachhelfen, damit es nicht wehtut, und auch meine Klitoris, die ich währenddessen stimuliere, muss ich immer wieder befeuchten, sonst fühlt es sich nicht gut an. Erst wenn ich gekommen bin, merke ich, dass aus Vagina und Vulva Flüssigkeit austritt. Aber dann ist es schon zu spät dafür.« – Selina, 25.

Eigentlich ist es für die meisten Frauen nicht so dramatisch, wenn sie beim Sex nicht richtig feucht werden. Ein wenig Gleitgel auf Vulva und Vagina reicht oft schon aus, damit es nicht unangenehm wird. Die fehlende Feuchtigkeit kann aber ein Zeichen dafür sein, dass Frauen dem Tempo ihres Körpers voraus sind. Erst wenn sie richtig erregt sind, wird der Genitalbereich nämlich stark durchblutet. Dann gelangt mehr Flüssigkeit aus den Blutgefäßen durch die Wände der Vagina in deren Inneres. Ein Sekret aus den Bartholindrüsen befeuchtet zusätzlich die Vulva.

Deshalb braucht es manchmal vielleicht gar kein Gleitgel, sondern nur etwas mehr Zeit, um Erregung aufzubauen. Als Frau kannst du die Vulva sanft mit dem Finger stimulieren (oder dein Partner übernimmt) und sie mit etwas Flüssigkeit aus der Tiefe der Vagina feuchter machen. Wenn du zwischendurch deine Beckenbodenmuskeln etwas anspannst und wieder lockerlässt, erregt das zusätzlich, und du wirst feuchter. Stell dir vor, du lässt deine Vagina Aufzug fahren. Ziehe die Muskeln nach innen und oben, um dann wieder loszulassen. Wenn du das ein paarmal gemacht hast, kannst du vielleicht schon feststellen, dass sich ein neues Gefühl in Vagina und Vulva ausbreitet. Mit der Zeit wird es wahrscheinlich auch feuchter, und du bist startklar für Penis, Finger oder Sextoy.

Manche Frauen wünschen sich das Gegenteil: Sie wollen ein wenig trockener sein. Sie sind zu feucht und spüren deshalb beim Sex wenig oder kaum etwas. Auch ein Penis empfindet dann nicht viel, weil der Kontakt zur Vagina nicht eng genug ist. Zusätzlich rutscht er viel zu leicht aus der Vagina. Meist hilft schon eine kleine Pause, um die Vulva mit einem Kosmetiktuch oder einem weichen Handtuch vorsichtig abzutupfen. Ihr könnt auch versuchen, Vagina und Penis etwas stärker aneinander zu schmiegen und euch langsamer zu bewegen. Weil viele Frauen Sex sowieso mehr genießen, wenn das Tempo nicht zu rasant zunimmt, ist das vielleicht sogar ein echter Gewinn. Damit die Flüssigkeit beim Oralsex nicht stört, kann vorab ein Tampon in die Vagina eingeführt werden, das das Sekret aufsaugt.

Wie trocken oder feucht Vulva und Vagina beim Sex werden, hängt auch stark vom Hormonspiegel ab. Wenn du zum Beispiel merkst, dass sich etwas stark verändert hat, seit du die Pille nimmst oder in den Wechseljahren bist, könntest du mit deiner Gynäkologin sprechen. Gemeinsam findet ihr vielleicht noch eine andere Lösung.

Ungewollt erregt

> »Auf einer Party habe ich mitbekommen, wie einige Jungs einen Vergewaltigungsporno schauten. Ich fand das so schlimm und war extrem angewidert. Zu meinem Entsetzen habe ich dann aber bemerkt, dass mich das erregt und ich feucht werde. Was ist mit mir los? Bin ich krank?« – Alba, 24.

So eine ungewollte sexuelle Erregung oder »Nichtübereinstimmung«, wie Experten sagen würden, kommt schon mal vor. Körperliche Erregung wird durch Reize ausgelöst, die das Gehirn für »sexuell relevant« erklärt. Ansprechend müssen sie dafür aber nicht unbedingt sein. So kann der Porno, der einen eigentlich abstößt, trotzdem körperlich kicken. Das kann auch mit einem Typen passieren, mit dem man nicht schlafen will: Er ist dir zuwider, trotzdem wirst du feucht. Selbst eine

Vergewaltigung kann einen Orgasmus auslösen. So etwas zu erleben, verwirrt, verstört und führt nicht selten dazu, dass man eine schlechte Meinung von sich selbst hat.

Wichtig zu wissen: Wenn du wie Alba auf etwas anspringst, das dir nicht gefällt, bedeutet das nicht automatisch, dass du diesen Sex willst. Auch nicht, dass du dir einfach nicht eingestehen möchtest, dass du ihn eigentlich gut findest. Du verdrängst keine verborgenen Wünsche, und deine Genitalien sagen nicht die Wahrheit über dich. Entscheidend ist, welches Gefühl du dabei hast. Wenn sich etwas für dich nicht richtig anfühlt, kannst du immer Nein dazu sagen. Und stattdessen deine Sexualität so gestalten, wie du sie lieber möchtest.

Oh, oh, sie kommt

»Von allen sexuellen Reaktionen ist der Orgasmus der geheimnisvollste und am wenigsten gut verstandene«, schrieb schon der Sexualforscher John Bancroft. Tatsächlich ist so einiges bis heute ungeklärt, wenn es um den weiblichen Orgasmus geht. Warum es ihn überhaupt gibt, zum Beispiel. Er kann sich grandios anfühlen, so viel ist klar. Rein biologisch betrachtet scheint Sex aber vor allem der Fortpflanzung zu dienen. Und da wird es rätselhaft. Könnten schöne Orgasmusgefühle also für die Frau ein Anreiz sein, Sex zu haben? Soll das Zusammenziehen des Beckenbodens beim Orgasmus einen männlichen Partner dazu stimulieren, in der Vagina zu kommen? Oder tauchen die Kontraktionen des Beckenbodens den Gebärmuttermund ins Ejakulat, damit die Spermien aufgesaugt und ins Innere der Gebärmutter transportiert werden? All dies sind Theorien, von denen Wissenschaftlerinnen und Forscher nicht so genau wissen, ob sie zutreffen oder nicht. Auch ob Orgasmen beim Sex tatsächlich die Wahrscheinlichkeit erhöhen, schwanger zu werden, kann bis heute keiner mit Bestimmtheit sagen.

Frauen können Orgasmen als elektrisierend erleben, als pulsierend, kribbelnd, vibrierend oder auch wellenartig. Zu verdanken haben sie das dem komplizierten Zusammenwirken von zentralem und peripherem Nervensystem. So können sich die Empfindungen bis in die Beine und den Rücken ausbreiten, gar die Wahrnehmung verändern. Einen Orgasmus zu haben, kann sich anfühlen, wie im Rausch zu sein. Zumindest für einen Augenblick.

Den Trip ermöglicht ein neurochemischer Cocktail, den der Körper spendiert. Richtig dosiert versetzt dieser Mix aus Botenstoffen Frauen in einen lustvollen, manchmal tranceartigen Zustand. Stoffe wie Dopamin und Noradrenalin werden schon vor dem Orgasmus ausgeschüttet. Sie wirken leistungssteigernd und euphorisierend. Im Moment des Orgasmus setzen dann körpereigene Opioide ein, die einen zur Ekstase bringen. Zusätzlich wird bei Frauen Oxytocin frei, ein Bindungshormon. Wenn es gut läuft, stärkt ein Orgasmus also möglicherweise die Beziehung zum Partner oder zur Partnerin.

Gibt es einen vaginalen Orgasmus?

> »Ich google mir gerade die Finger wund, finde aber keine vernünftige Antwort. Wie kann man lernen, einen vaginalen Orgasmus zu bekommen? Angeblich soll doch jede Frau dazu in der Lage sein. Bei mir klappt das nur einfach nicht!« – Sophia, 23.

Diese Legende hat uns Sigmund Freud in den Kopf gesetzt. Fantasievoll wie folgenreich postulierte er vor mehr als 100 Jahren, dass der vaginal ausgelöste Orgasmus so etwas wie die Königsdisziplin der reifen, erwachsenen Frau sei. Der klitorale Orgasmus sei dagegen nur ein unreifer, kindlicher Lustzustand. Sei eine Frau gesund, so Freuds Theorie, wandere das Lusterleben während der Pubertät von der Klitoris in die Vagina. Wer dann als erwachsene Frau ausschließlich klitorale Orgasmen erlebe, stecke in einer kindlichen Phase der psychosexuellen Entwicklung fest und brauche vor allem eines – eine Psychoanalyse.

Heute ist längst belegt, dass Freuds Theorie ebenso wenig real ist wie die Zahnfee. Wenn Frauen zum Orgasmus kommen, dann meistens durch eine Stimulation ihrer Klitoris. Das dokumentierten schon die Sexualtherapeuten und -wissenschaftler Masters und Johnson in den sechziger Jahren und Shere Hite in den Siebzigern. Generationen von Frauen fühlten sich wegen dieses Mythos jedoch unzulänglich und zweifelten an sich.

Zwar gibt es Orgasmen, die im Inneren der Vagina ausgelöst werden können. Manche Frauen erleben das bei der Stimulation ihrer G-Zonen oder auch an der Zervix. Ob sich dabei aber streng genommen von vaginalen Orgasmen sprechen lässt, ist unklar. Denn in enger Nachbarschaft zur Vagina verläuft auch die innere Klitoris. Sollte sie etwa für die G-Zonen-Orgasmen verantwortlich sein, handelt es sich dabei schließlich doch um klitorale Orgasmen. Die Zervix wiederum gehört zur Gebärmutter, nicht zur Vagina. Durch die Vagina – den Schlauch, der Vulva und Gebärmutter verbindet – gelangt man zwar dorthin. Ein Orgasmus, der dort ausgelöst wird, wäre dann aber ein zervikaler und kein vaginaler. Alles Definitionssache also. Letztlich könnte man aber auch sagen: Egal wo und wie genau, Hauptsache es fühlt sich schön an.

Übrigens gibt es auch Menschen, die ausschließlich durch die Stimulation ihrer Brüste kommen können. Oder wenn jemand auf die richtige Art und Weise an ihren Ohren, dem Nacken, Rücken, Mund oder dem Anus spielt. Auch Orgasmen im Schlaf kommen vor, zum Beispiel im Traum, und zwar ohne dass die Genitalien dabei berührt würden. Das belegt eindrucksvoll, welch großen Einfluss das Gehirn hat.

Noch einer und noch einer …

Nach dem ersten Orgasmus muss übrigens nicht Schluss sein. Der weibliche Körper ist nach dem ersten Mal relativ schnell wieder empfänglich für sexuelle Stimulation. Zwar kann nicht jede Frau mehrere Orgasmen hintereinander erleben – und nicht für jede ist das ein erstrebenswertes Ziel. Wie die Daten einer finnischen Studienübersicht aber zeigen, kam darin jede achte bis neunte Frau bei ihrem letzten Sex mehr als einmal. Sex, der länger als eine Stunde dauerte, und der Einsatz von Sextoys erhöhten dabei die Wahrscheinlichkeit für mehrfache Orgasmen.

ERREGUNGSKURVEN VON FRAUEN

Ein Orgasmus mag den Höhepunkt der körperlichen Erregung darstellen. Doch auch ohne ihn kann Sex höchst lustvoll sein. Außerdem muss ein Orgasmus längst nicht das Ende bedeuten. Im Wesentlichen gibt es drei Erregungsmuster: Frau kann gezielt und rasch kommen (dunkelrot), sie kann lange Zeit erregt sein, ohne je einen Orgasmus zu haben (hellrot) und manchmal auch mehrere Orgasmen hintereinander erleben (grau), vor allem wenn ihr euch Zeit gebt:

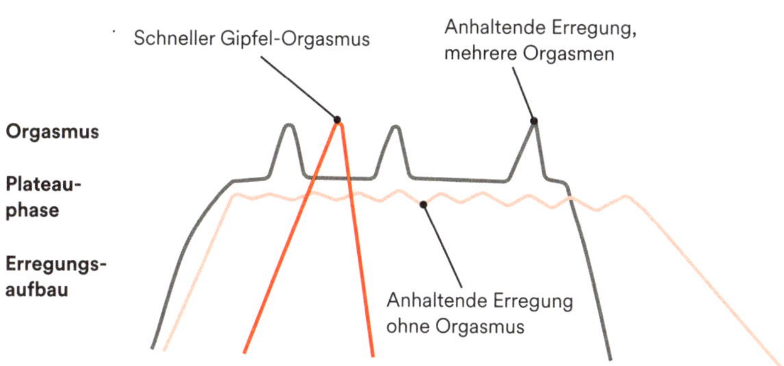

Orgasmuslücken

»Sex bringt mir nicht so viel. Aber Männer brauchen ihn einfach, und sie können dem auch mehr abgewinnen. Ich selbst komme kaum jemals zum Orgasmus. Also täusche ich ihn vor, stöhne laut, gehe bei allen Stellungen voll mit, damit es schneller vorbei ist. Wenn mir das zu viel ist, steige ich auf Blowjobs oder Handjobs um. Schön ist das nicht, aber was ist die Alternative? Klar wünsche ich mir schönen Sex und Orgasmen. Aber das, was ich dazu brauche, findet zwischen uns nicht statt. Wenn ich mich mit meinen Freundinnen unterhalte, erzählen sie mir ähnliche Geschichten. Inzwischen glaube ich, dass es ganz schön vielen Frauen so geht.« – Anja, 37.

Gar nicht so wenigen Frauen geht es wie Anja – der Orgasmus beim Sex ist für sie eher die Ausnahme. Vor allem wenn sie mit Männern Sex haben. Das berichten gleich mehrere Studien, auch eine amerikanische aus dem Jahr 2018. Jede fünfte bis sechste heterosexuelle Frau gab in der Umfrage an, dass sie beim Sex nie oder nur selten einen Orgasmus erlebe – im Vergleich zu jedem fünfundzwanzigsten heterosexuellen Mann. Während außerdem drei von vier Männern immer zum Orgasmus kamen, galt das nur für ein Drittel der befragten Frauen. Einen »Orgasm Gap« nennt man das in der Sexualforschung, eine Orgasmuslücke zwischen den Geschlechtern.

Liegt es an der Biologie? Eher nicht. Es kann zwar sein, dass es etwas mehr Wissen und Einsatz braucht, damit eine Frau beim Sex kommt. Fragt sich nur, was in den heterosexuellen Betten los ist, dass davon so wenig zu sehen ist. Grundlegend anders ist die Situation nämlich unter lesbischen Frauen – und die teilen schließlich dieselbe Biologie wie ihre heterosexuellen Geschlechtsgenossinnen. Dennoch kamen die lesbischen im Vergleich zu den heterosexuellen Teilnehmerinnen der Studie beim Sex doppelt so oft immer zum Orgasmus und dreimal weniger nie oder selten.

Wie kommt es zu diesen Unterschieden? Liegt es an den fehlenden Skills heterosexueller Frauen und Männer? Bis heute setzen tatsächlich viele von ihnen vor allem darauf, dass ein Penis in der Vagina den Job verrichten soll. Dabei reicht das eben meist nicht aus, es braucht zusätzliche Kniffe, um zum Ziel zu kommen. Diese Erkenntnis hat sich längst noch nicht in allen heterosexuellen Schlafzimmern herumgesprochen. Auch Mainstream-Pornos leisten ihren Beitrag dazu, dass sich dieses Wissen zögerlicher verbreitet als nötig, denn hier werden wie am Fließband Frauen gezeigt, die allein durch vaginale Penetration vor Lust entrückt erscheinen.

Doch nicht nur das: Solche Pornoszenen zeigen auch immer wieder längst überholte Vorstellungen, die bedauerlicherweise sowieso schon durch viele Köpfe geistern: Männer brauchen den Sex mehr als Frauen. Sie sind wie ein Dampfkessel, der explodiert, wenn man nicht hin und wieder den Druck ablässt. Und manchen Frauen hängt noch die Sache mit der Ehepflicht hinterher, die ihnen in der Vergangenheit ganz klar ihren Platz in der Beziehung zuwies (s. Kasten auf S. 132). Zwar wurde diese Gesetzgebung in den siebziger Jahren abgeschafft. Sie spiegelte jedoch nur, wie die Rollenverteilung in heterosexuellen Beziehungen bereits seit Ewigkeiten war und in manchen Beziehungen noch immer ist. Für nicht wenige heterosexuelle Frauen ist deshalb bis heute sonnenklar, dass sie zuerst einmal ihren Partner in der Sexualität zufriedenstellen müssen. Die eigenen Bedürfnisse werden dafür hintangestellt.

AKTIVER SEX ALS EHELICHE PFLICHT DER FRAU – ENTSCHEID DES BUNDESGERICHTSHOFS VON 1966

»Die Frau genügt ihren ehelichen Pflichten nicht schon damit, daß sie die Beiwohnung teilnahmslos geschehen läßt. Wenn es ihr infolge ihrer Veranlagung oder aus anderen Gründen, zu denen die Unwissenheit der Eheleute gehören kann, versagt bleibt, im ehelichen Verkehr Befriedigung zu finden, so fordert die Ehe von ihr doch eine Gewährung in ehelicher Zuneigung und Opferbereitschaft und verbietet es, Gleichgültigkeit oder Widerwillen zur Schau zu tragen. Denn erfahrungsgemäß vermag sich der Partner, der im ehelichen Verkehr seine natürliche und legitime Befriedigung sucht, auf die Dauer kaum jemals mit der bloßen Triebstillung zu begnügen, ohne davon berührt zu werden, was der andere dabei empfindet.«

Lust und Erregung werden übrigens gar nicht so selten vorgetäuscht. Immerhin ein Drittel aller Frauen hatte ihrem Partner laut einer finnischen Studie in den vier Wochen vor der Befragung einen Orgasmus vorgespielt, jede neunte hatte das über einen längeren Zeitraum hinweg sogar mehrmals getan. Fragt man Frauen, die Orgasmen faken, warum sie das tun, erzählen sie oft, es gehe ihnen darum, die Erwartungen des Partners zu erfüllen. Der solle nicht merken, dass sie eigentlich gerade keine Lust auf Sex haben. Oder dass sie von sexuellen Hochgefühlen meilenweit entfernt seien.

Was lässt sich also von lesbischen Frauen lernen?

- Erstens ist es wichtig, sich mit den weiblichen Lustorganen gut auszukennen und zu wissen, was es braucht, um einen Orgasmus auszulösen. Lesbische Frauen haben gegenüber Männern hier einen gewissen Vorteil, weil sie die Erfahrung, die sie mit ihrem eigenen Körper gesammelt haben, auf ihre Partnerin übertragen können. Andererseits können auch sie dazulernen, denn jede Frau ist anders, sodass es immer viel Neues zu entdecken gibt.

- Zweitens: Lesbischer Sex kommt ohne Penis aus und ist deshalb nicht so fixiert auf vaginale Penetration. Stattdessen kommen viele andere Arten der Stimulation zum Einsatz. Und wenn doch ein Sextoy oder ein Finger in die Vagina eingeführt wird, geschieht dies oft zusammen mit einer Zunge oder einem anderen Finger, die sich gleichzeitig mit der Klitoris beschäftigen.
- Drittens: Unter lesbischen Frauen ist die »turn-taking culture« verbreitet. Das bedeutet, dass abwechselnd mal die eine, dann wieder die andere Partnerin in den Genuss kommt, sich verwöhnen zu lassen. Und zwar so lange, bis beide auf ihre Kosten gekommen sind. Das bedeutet, Gerechtigkeit und Bedürfnisausgleich spielen eine größere Rolle.

Und die Frauen in der Studie, die regelmäßig Orgasmen erlebten, was machten sie anders? Was unterschied sie von denjenigen Frauen, die angaben, nie oder nur selten zu kommen?

- Sie kommunizierten mehr beim Sex, sagten öfter, was sie sich wünschten, lobten ihre Partner und Partnerinnen für das, was diese im Bett taten, und lachten miteinander, wenn etwas Witziges beim Sex passierte. Auch über ihre sexuellen Fantasien sprachen sie häufiger oder lebten sie sogar gleich aus.
- Sie nahmen sich mehr Zeit für den Sex. Bei der Hälfte von ihnen hatte der letzte Sex mindestens eine halbe Stunde gedauert, bei jeder achten mindestens eine volle Stunde.
- Sie bauten mehr Varianten in den Sex ein, wurden öfter mit Hand oder Finger stimuliert oder bekamen Oralsex und wechselten zwi-

schendurch die Stellung. Auch Küssen, Rückenstreicheln und Massagen spielten bei ihnen eine größere Rolle, ebenso wie zu zweit einen Porno anzuschauen. Analsex kam insgesamt nicht besonders häufig vor, wurde von den orgasmusfreudigen Frauen aber ebenfalls öfter praktiziert.

Was du mit Vulva und Vagina tun kannst

»Ich weiß schon, wie ich mich zum Orgasmus bringen kann. Ein paar druckvolle Kreise über die Klitoris, ein paar Bewegungen mit dem Becken, schon klappt das. Nicht immer, aber meistens. Der Orgasmus ist kurz und schnell wieder vorbei. Manchmal verpufft er sogar, bevor er richtig Fahrt aufgenommen hat. Kürzlich habe ich gelesen, dass Orgasmen sich auch ganz anders anfühlen können – intensiver, sodass sie den ganzen Körper erfassen. Und dass man sie nicht nur am Klitorisköpfchen auslösen kann, sondern auch woanders. Ich wäre neugierig herauszufinden, wie das geht.« – Gianna, 32.

Welche Berührungen du erregend findest, ist eine Sache von Wissen, Übung und Gewöhnung. Inspiriert durch das, was wir im Netz, in Frauenzeitschriften oder im Porno über den Orgasmus erfahren, konzentrieren sich viele Frauen heute auf schnelle Gipfel-Orgasmen. Zielstrebig stimulieren sie ihre äußere Klitoris, bis sie kommen. Das kann sich gut anfühlen, ist aber nur eine kleine Facette dessen, was möglich ist.

So manche Erregungsgewohnheit kann außerdem zu Problemen beim Sex führen. Etwa wenn du eine kräftige, druckvolle Stimulation der Klitoris brauchst, dein Partner oder deine Partnerin es aber sanft und zärtlich mag. Oder umgekehrt – deine Erregungskurve steigt nur dann an, wenn du ganz sanft und behutsam stimuliert wirst, dein Partner legt sich aber total ins Zeug, um dich schwungvoll zum Orgasmus zu stoßen. Häufig passt es also nicht richtig. Zwei Dinge helfen dagegen: mit dem Partner sprechen und das eigene Repertoire an Möglichkeiten erweitern. So kann der Sex aufregender werden, und ihr könnt zusammen ganz neue Wege gehen.

Wer gleich damit anfangen will, dem legen wir folgende Online-Tutorials ans Herz. Denn es gibt so viele Stimulationsvarianten, dass man damit ein eigenes Buch füllen könnte. Mithilfe von Videos lässt sich vieles einfach besser erklären als in Texten und Zeichnungen. Ganz egal, ob du schon sehr erfahren bist oder dich erst in deine Sexualität vortastest, du kannst hier ganz neue Möglichkeiten entdecken.

Auch Methoden, die die Körperwahrnehmung schärfen und das bewusste Im-Moment-Sein trainieren, können etwas verändern. Achtsamkeit, Feldenkrais, Yoga oder Meditation zum Beispiel. Die Skills, die du hier erlernst, können dir helfen, dich besser zu spüren und herauszufinden, was für dich beim Sex das Richtige ist. Kurse gibt es in vielen Städten, teilweise online oder als App.

LILLI – EIN FLEXIBLER BECKENBODEN FÜR MEHR LUST

Lilli ist eine schweizerische Aufklärungsseite, die sich auch ausführlich mit der Rolle des Beckenbodens beschäftigt. Kostenlose Infotexte und Videos vermitteln anschaulich, wie man den Beckenboden beim Sex einsetzen kann, um mehr Lust zu erleben. Erklärt werden unter anderem die Beckenschaukel und Atemtechniken in verschiedenen Positionen (kostenfrei).

OMGYES – VULVA UND VAGINA KÖNNEN VIEL MEHR, ALS DU DENKST

Dieses Projekt beschäftigt sich in zwei Staffeln damit, wie Frauen intensive Lust und Orgasmen erleben können. Es basiert unter anderem auf wissenschaftlichen Erkenntnissen des Kinsey Instituts und der Universität von Indiana.

Staffel 1 beschäftigt sich mit der Stimulation der Vulva. In insgesamt zehn Episoden mit Titeln wie »Rhythmus«, »Umspielen«, »Hochschaukeln« oder »Akzente setzen« wird mithilfe von Animationen und Videos gezeigt, worauf es ankommt. *OMGYES* hat dafür sympathische und natürliche Frauen vor die Kamera gebeten, die ihre Lieblingstechnik erklären und demonstrieren. An Touch-Simulationen mit interaktiven Vulven kann man es sogar selbst am Bildschirm ausprobieren. Während der Finger die jeweilige Technik übt, gibt die Stimme einer virtuellen Vulvabesitzerin Feedback, ob es sich gut anfühlt. So lernt man gleich, wie Kommunikation beim Sex geht.

Staffel 2 ergründet die Lust an der Penetration. »Dippen«, »Verbinden«, »Drinbleiben«, »Ausrichten« und »Ausfüllen« erklären Varianten des lustvollen Eindringens, »G-Zonen«, wie man die erregbaren Bereiche in der Tiefe der Vagina stimulieren kann, und »Anspannen«, wie man die Muskulatur – auch die des Beckenbodens – zur Lustmaximierung nutzen kann. Für die Zukunft sind weitere Episoden zu Analsex, Squirting und bewusstem Atmen geplant.

OMGYES ist in zwölf Sprachen verfügbar und kostenpflichtig. Auch eine Staffel zu Sextoy-Techniken sowie zur männlichen Lust sind in Arbeit, ebenso wie Studien zur Sexualität von Transpersonen oder für Frauen nach Geburten, in den Wechseljahren oder nach Genitalbeschneidung und -verstümmelung.

SELF: CERVIX – WIE DU DEINE ZERVIX UND BRÜSTE AUFWECKEN KANNST

Dass die Zervix ein Lustorgan ist, das intensive Gefühle im Körper erzeugen kann, ist bisher wenig bekannt. Self: Cervix (kostenpflichtig) fordert deshalb Forscherinnen und Forscher heraus, ihr Wissen upzudaten, und bietet Frauen mit einem Online-Programm die Möglichkeit, ganz neue Seiten an ihrem Körper zu entdecken.

Drei Programme stehen zur Verfügung:

- »Initiation«: Der 21-Tage-Kurs hilft Frauen, Spannungen im Körper zu lösen und die Sinne für ihre Zervix zu schärfen. Das ist die Voraussetzung, um dort Lust und Orgasmen erleben zu können.
- »Awaken your breasts«: Nicht jede Frau hat Brüste, die für Berührung empfänglich sind. Im Gegenteil, manche spüren vor allem Taubheit und empfinden es nicht als erotisch, dort angefasst zu werden. Der 14-Tage-Kurs unterstützt Frauen dabei, ihre Brüste und deren erotisches und orgiastisches Potential auf sanfte und liebevolle Weise kennenzulernen.
- »Recovery«: Nach einer Konisation – einem chirurgischen Eingriff zur Entfernung von Krebsvorstufen – verlieren nicht wenige Frauen ihr Feingefühl an der Zervix und damit die Freude am Sex. Der 10-Wochen-Kurs möchte betroffenen Frauen helfen, die seelischen und körperlichen Folgen von Operation und Erkrankung zu überwinden und sich mit ihrem Körper und ihrer Sexualität wieder wohlzufühlen.

Ist Squirting die weibliche Ejakulation?

Die Erregung steigt, der Orgasmus kündigt sich an, Frau gibt sich hin, und dann passiert es: Größere oder kleinere Mengen Flüssigkeit fließen oder spritzen aus der Vulva heraus. Squirting oder Gushing – zu Deutsch »Spritzen« oder »Sprudeln« – kennen gar nicht so wenige Frauen. Und ihre Partnerinnen und Partner sind oft ganz schön stolz, wenn sie das auslösen können. Denn mittlerweile gilt es als der ultimative Erregungsbeweis: die Ejakulation der Frau.

Forscher und Medizinerinnen waren sich hingegen lange unsicher, was es damit auf sich hat. Nun brachte eine Forschungsarbeit Licht ins Dunkle. Sie zeigt, dass wir es je nachdem mit einer von drei verschiedenen Flüssigkeiten zu tun haben:

- Lubrikation: Feuchtigkeit, die in der Vagina gebildet wurde, kann durch die Muskelkontraktionen beim Orgasmus stärker nach außen befördert werden und wird dann auf der Vulva sichtbar.
- »Ejakulation«: Bei manchen Frauen zeigen sich beim Sex wenige Milliliter einer milchigen Flüssigkeit aus der Paraurethraldrüse, auch Skene-Drüse oder »weibliche Prostata« genannt. Nicht alle Frauen scheinen aber eine solche weibliche Drüse zu haben, was erklärt, warum nicht jede das kennt.
- Squirting oder Gushing: Wenn eine größere Menge Flüssigkeit aus der Harnröhre sickert oder spritzt (bei manchen Frauen kann das bis zu einem Liter sein), handelt es sich um Urin aus der Blase. Weil er oft stark verdünnt ist, sieht er klar aus und riecht nicht oder kaum. Dennoch sind typische Urinbestandteile nachweisbar, in einigen Fällen auch kleinere Absonderungen aus der Paraurethraldrüse. Deren Ausgänge münden nämlich zum Teil in die Harnröhre.

Manchmal ist auch eine Inkontinenz der Grund, wenn eine Frau beim Einführen des Penis oder beim Orgasmus Urin verliert. Spätestens, wenn das beim Husten, Lachen oder Niesen passiert oder immer wieder ein plötzlicher starker Harndrang auftritt, der dazu zwingt, sofort zur Toilette zu gehen, sollte das mit einer Gynäkologin besprochen werden. Grund ist in diesen Fällen meist ein zu schwacher Beckenboden.

Wer keine Blasenschwäche hat, trotzdem squirtet und das liebt, kann beruhigt sein. Denn Urin ist nichts Schädliches, der Ekel davor vor allem anerzogen. Wen es dennoch stört, der kann vor dem Sex oder zwischendurch zur Toilette gehen, um die Blase zu leeren. So lässt sich Squirting in den meisten Fällen verhindern oder zumindest deutlich reduzieren.

Vibrierende Lustbringer

»Ich habe kürzlich gelesen, dass man von Vibratoren abhängig werden kann. Stimmt das?« – Anna, 25.

Die neuesten Vibratoren versprechen, Frauen in Nullkommanichts kommen zu lassen, selbst wenn sie bisher Orgasmen nur selten oder gar nicht erleben konnten. Das klappt mitunter auch, denn Vibration ist ein Beschleuniger für sexuelle Erregung. Die Nervenendigungen, die dafür empfänglich sind, sind schnell aktiviert. Das Gehirn erlebt diese spezielle Stimulation als erregend, und womöglich kommst du mit dem Vibrator vielleicht tatsächlich schneller und zuverlässiger zum Orgasmus als ohne.

Weil aber all die anderen Nervenendigungen durch Vibratoren kaum angesprochen werden, kann das Gehirn mit der Zeit verlernen, auf die Stimulation mit Penis, Händen oder Zunge zu reagieren – vor allem wenn der Vibrator sehr oft im Einsatz ist. Diese Berührungen lösen dann einfach nicht mehr viel aus, stören oder tun sogar weh. Insofern stimmt es, was Anna gelesen hat. Vibratoren machen vielleicht nicht körperlich süchtig, aber man kann sich so sehr an sie gewöhnen, dass Sex ohne sie langweilig ist oder sich nicht mehr gut anfühlt.

Wenn du die Stimulationsarten beim Solosex oder dem Sex zu zweit immer mal abwechselst, kannst du dem entgegensteuern. Denn dann lernt dein Körper, sich auf unterschiedliche Weise zu erregen. Vibratoren sind eine Spielart unter vielen, schränken deine Möglichkeiten, Lust und Erregung zu erleben, aber nicht unnötig ein.

Klappt es nicht?

Wenn du merken solltest, dass du mit den Tipps in diesem Kapitel nicht weiterkommst, du dir etwa Orgasmen wünschst, es dir aber trotz aller Mühen nicht gelingt, sie auszulösen, dich Berührungen im

ORGASMUS DURCHS WORKOUT

»45, 46, 47 ... Argh, wie anstrengend ... 48, 49, 50 ... Was ist das? Oh Gott, ... ich komme ...!« Für viele kaum vorstellbar, dennoch wahr: Bauch-Crunches, Klimmzüge, Yoga, Krafttraining, Laufen, Fahrradfahren, Klettern und noch viele andere Sportarten können Orgasmen auslösen. Erlebt haben das bereits jeder zehnte Mann und ebenso viele Frauen. Einige Menschen treiben sogar genau aus diesem Grund Sport. Anderen ist es eher peinlich, vor allem dann, wenn es ungewollt beim Workout in der Gruppe oder mit einem Trainer passiert. Häufiger kommt es beim Workout zum Orgasmus, wenn die Bauchmuskulatur und der Beckenboden intensiv gefordert sind. Deshalb wird in solchen Fällen auch von »Coregasms« gesprochen, abgeleitet von dem englischen Wort für Bauchmuskeln, »core abdominal muscles«. Wer lernen möchte, wie es geht: Die Sexualwissenschaftlerin Debby Herbenick gibt in ihrem Buch *The Coregasm Workout* Tipps und demonstriert Übungen, die zu Orgasmen beim Sport verhelfen können.

Genitalbereich nicht erregen, dir vielleicht sogar unangenehm sind oder wehtun, findest du in Kapitel 5 Informationen zu verschiedenen sexuellen Problemen. Auch eine Sexualtherapie kann dir vielleicht weiterhelfen (s. Kap. 6, S. 354).

Penis, Hoden und mehr

Viele Männer fühlen sich mit ihrem Penis bestens vertraut und haben schon einiges ausprobiert. Da soll noch mehr möglich sein? Vielleicht ja, denn in manchem Penis steckt ein verborgenes Lustpotenzial.

Ein Teil mit feinen Antennen

Beginnen wir mit etwas Anatomie. Der Penis besteht aus Eichel und Schaft und ist von einer verschiebbaren Haut umgeben. Ist er nicht beschnitten, liegt vorne über der Eichel die Vorhaut, an der Spitze mündet die Öffnung der Harnröhre. Im Inneren des Penis verbergen sich die Schwellkörper – zwei oben und einer unten. Die oberen Schwellkörper sind aufgebaut wie Schwämme. Bei der Erektion öffnen sich ihre Sperrarterien und füllen sie mit Blut, gleichzeitig verschließen sich die Venen, aus denen sonst das Blut abfließt. Der untere Schwellkörper bildet die Eichel und umgibt die Harnröhre. Im Vergleich zu den oberen Schwellkörpern ist die Erektion hier vor allem das Ergebnis einer Drosselung des Blutabflusses.

In den Hoden produziert der Körper Spermien und Geschlechtshormone wie Testosteron. Bei der Ejakulation vermischen sich die Spermien mit Flüssigkeiten aus Nebenhoden, Samenleiter, Bläschendrüsen, Prostata und Bulbourethraldrüsen und werden durch die Harnröhre aus dem Penis geschleudert, während sich das Gewebe rhythmisch zusammenzieht.

Auch für Männer ist der Beckenboden beim Sex enorm wichtig. Wer die Muskeln dort gezielt anspannen und entspannen kann, massiert seinen Penis praktisch von innen, was zusätzlich erregend ist. Das bedeutet nicht nur mehr Genuss, sondern auch mehr Kontrolle über die Erektion und den Zeitpunkt des Orgasmus. Der Penis reagiert nämlich bereits auf sehr sanfte Berührungen. Schon eine zarte Stimulation kann sehr große Wirkung haben – sofern der Beckenboden entspannt genug und die Wahrnehmungsfähigkeit geschärft ist.

DER PENIS UND DER BECKENBODEN

Viele Männer beschäftigen sich mit Fragen nach Größe, Umfang und Beschaffenheit ihres Genitals. Doch wer weiß, wo die Prostata liegt, wo der Beckenboden? Hier siehst du, wie ein Penis aufgebaut ist und was ihn umgibt:

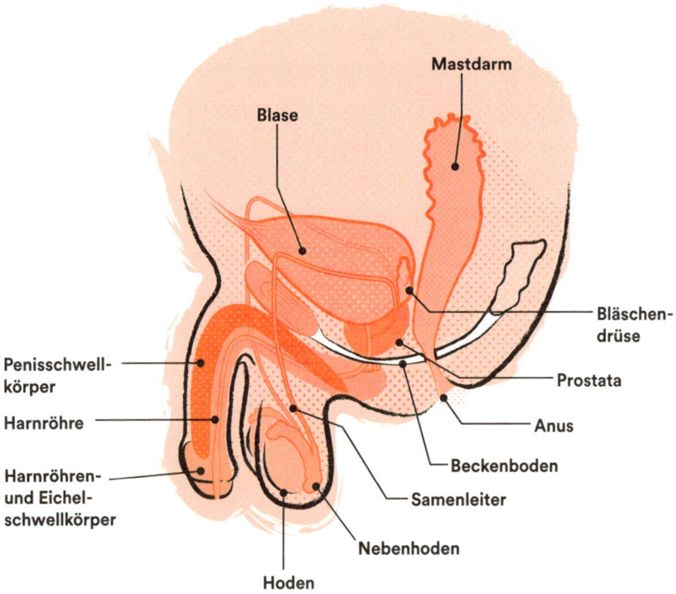

Oh, jetzt kommt er

Warum Männer Orgasmen haben, ist aus der biologischen Perspektive ziemlich leicht nachzuvollziehen: Wenn er kommt, verteilt er seine Spermien. Und weil sich das gut anfühlt, motiviert es, sich fortzupflanzen.

Die Erregungskurven von Männern und Frauen sind sich nicht unähnlich (s. S. 129). Auch Männer erleben meist Gipfelorgasmen. Sie zu erreichen fällt ihnen allerdings in der Regel leichter als Frauen, die ihren Körper erstmal ziemlich gut kennenlernen müssen, um zu wissen, was bei ihnen den Reflex auslöst. Genauso wie Frauen besitzen Männer aber ebenfalls die körperlichen Voraussetzungen, Erregung über lange Zeit aufrechtzuerhalten, ohne zu kommen. Und es gibt auch Männer, die mehrere Orgasmen hintereinander haben können, vor allem wenn sie sich etwas Zeit lassen. Nach dem Orgasmus kommt nämlich die Refraktärzeit. Das ist der Zeitraum, in dem die Erregung vollständig weicht und ein weiterer Orgasmus nicht möglich ist. Immerhin bis zu zehn Prozent der Unterzwanzigjährigen und bis zu sieben Prozent der Unterdreißigjährigen haben beim Sex schon mal mehr als einen Orgasmus erlebt. Bei älteren Männern ist das allerdings seltener. Beckenbodenübungen, Tantrasex oder die Squeeze-Technik erhöhen für manche Männer die Chance auf multiple Orgasmen. Bei Letzterer wird die Peniseichel kurz vor dem Höhepunkt zusammengedrückt (s. Kap. 5, S. 310). Der Drang zu ejakulieren kann so unterdrückt werden.

Was du mit dem Penis tun kannst

In Sexratgebern und im Netz finden sich viele Tipps und Tricks, wie sich Eichel, Schaft und Hoden stimulieren lassen. Ob mit Massagen und speziellen Griffen, ob mit der Hand, Sexspielzeugen, dem Mund, in der Vagina oder dem Anus. Das lässt sich alles ausprobieren. Wir wollen hier vor allem auf Spielarten eingehen, die weniger bekannt sind, aber für einen schöneren Sex ganz entscheidend sein können.

Vollgas oder Genießertrip?

Für Männer gilt wie für Frauen: Was sie erregt und zum Orgasmus bringt, ist über weite Strecken erlernt und das Ergebnis von Übung und Gewöhnung. Schon wenn sie als Jugendliche masturbieren, gewöhnen sich viele Männer eine ziemlich energische und schnelle Stimulation an. Vielleicht kennst du es auch von dir: Du hältst deinen Penis fest in der Hand und reibst ihn rauf und runter. Dabei spannst du Po, Bauch, Oberschenkel und damit auch den Beckenboden stark an. Das ist intensiv und bringt dich rasch zum Orgasmus. Deshalb bleiben viele dabei.

Falsch ist das nicht. Ist es aber die einzige Stimulation, die du kennst, verliert dein Penis so nach und nach seine Feinfühligkeit. Zwar steigert es einerseits die Erregung, wenn du die Muskulatur anspannst. Ist sie aber zu stark oder zu lange angespannt, wird sie schlechter durchblutet, und du spürst weniger. Also brauchst du eine noch festere Stimulation, um überhaupt etwas wahrzunehmen. Was bei der Selbstbefriedigung dann vielleicht noch funktioniert, stößt beim Sex zu zweit mitunter an Grenzen:

»Meine Partnerin hat gerne innigen, langsamen Sex. Sie sagt, sie möchte spüren, dass wir uns nah sind, und braucht kleine, behutsame Bewegungen, damit es sich für sie gut anfühlt. Ich mag es auch, wenn wir so miteinander schlafen, kann aber meine Erektion nur halten, wenn ich kraftvoll und zügig stoße. Auch zum Orgasmus komme ich nur so. Das ist ihr aber zu heftig. Es erregt sie nicht, ist ihr eher unangenehm, manchmal hat sie sogar Schmerzen. Kann ich lernen, auch bei sanfterem Sex zu kommen?« – Michael, 45.

Anders als die eigene Hand umklammert die Vagina den Penis nicht mit festem Druck, rasante Bewegungen werden ihr schnell zu viel. Stattdessen ist sie feucht, weich und geschmeidig. Ein Penis, der nicht feinfühlig ist, spürt bei behutsamen Bewegungen in der Vagina nicht sonderlich viel. Mancher Mann versucht das auszugleichen, indem er schneller und kräftiger stößt. Meist ist es ja auch das, was einem in Pornos vorgeführt wird.

Nur gefällt das nicht allen Frauen. Der weibliche Beckenboden reagiert auf rasante Bewegungen nämlich nicht selten mit starker Anspannung. Erregung kann bei deiner Partnerin so nicht entstehen, Orgasmen sind kaum möglich. Und manchmal tut es sogar weh. Wenn du dich hingegen sanfter und langsamer bewegst, entspannt sich auch der Beckenboden deiner Partnerin. Er wird besser durchblutet, Vagina und Vulva werden feuchter, die Erregung steigt langsam an. Perfekte Voraussetzungen für sie zu kommen. Und für beide, um den Sex miteinander intensiv zu genießen.

Was kann Michael tun? Die Art und Weise, wie Erregung für ihn funktioniert, ist prinzipiell veränderbar. Er kann lernen, auch bei sanfterer Stimulation eine Erektion zu haben und zu kommen. Doch nicht nur wer mit der gewohnten Art Sex zu machen nicht zum Ziel kommt, kann das für sich nutzen. Jeder, der neugierig darauf ist, eine andere Seite von Sex zu entdecken, kann sich neue Möglichkeiten erschließen. Doch was heißt das konkret? Du könntest zum Beispiel Folgendes versuchen:

SEX NEU ENTDECKEN

1. **Mach einen Neubeginn:** Nimm dir eine Pause von deiner bisherigen Art, Sex zu haben, und gib dir Zeit, um Neues auszuprobieren. Manchmal tut sich nach wenigen Tagen schon etwas, manchmal dauert es auch ein paar Wochen. Deine Wahrnehmung schärft sich nicht auf Knopfdruck. Gehirn, Penis und Beckenboden brauchen etwas Zeit, um umzulernen.
2. **Check, ob dir deine Pornos guttun:** Was für Filme siehst du dir an? Mainstream-Pornos zeigen vor allem harten, schnellen Sex. Als Vorlage für feinsinnigen Genießersex dienen sie deshalb kaum. Anders ist es mit Pornos, die eine sinnliche und vielfältige Sexualität zeigen. In Kapitel 2 auf Seite 64 haben wir einige Pornoseiten zusammengestellt, auf denen du solche Filme finden kannst. Du kannst Pornos aber auch mal für eine Weile ganz weglassen (siehe dazu auch den nächsten Abschnitt »Pornos und Spüren«).
3. **Bring Bewegung in deinen Beckenboden:** Wer beim Sex seine Muskeln stark anspannt, muss sich enorm anstrengen und ist im Körper ziemlich steif. Wenn du dich stattdessen locker aus dem Becken bewegen und bewusst dazu atmen kannst, wird das Ganze entspannter und lustvoller. Lernen kannst du das mit der Beckenschaukel. Wie die genau geht, kannst du hier anschauen und nachlesen:
   - *Lilli:* Hier wird erklärt, wie du deinen Beckenboden nutzen kannst, um deinen Sex zu verbessern. Infotexte und Videos zeigen dir, wie du mit Beweglichkeit im Becken und der richtigen Atemtechnik mehr Feinfühligkeit und Genuss beim Sex erreichst. Die Nutzung der Seite ist kostenfrei: https://www.lilli.ch/mann_sexualitaet_ueben_technik
   - *Klappt's? Vom Leistungssex zum Liebesspiel:* Ein Buch für Männer von Michael Sztenc. Mit vielen Übungen und Hinweisen, wie du Probleme mit der Erektion, dem Orgasmus oder Lustlosigkeit überwinden kannst (dazu übrigens auch mehr in Kap. 5, ab S. 297).

4. **Nimm den Leistungsdruck raus:** Wer beim Sex schnellstmöglich intensive Lust und einen Orgasmus erleben möchte, ist auf eben die starke Muskelspannung angewiesen, die du gerade abbauen möchtest. Sex muss aber kein Kurzstreckenlauf sein, bei dem es darauf ankommt, schnell ins Ziel zu kommen. Wer die Sache langsamer angeht, kann nicht nur mehr Genuss erleben, sondern auch länger Sex haben. Oft bringt das nicht nur dir, sondern auch deiner Partnerin mehr. Worum geht es dir noch beim Sex? Möchtest du deiner oder deinem Liebsten nah sein? Würdest du ihren oder seinen Körper gerne besser kennenlernen? Warte nicht darauf, dass sich bei dir etwas tut oder der Orgasmus endlich kommt. Erkunde stattdessen dein Gegenüber genauer und lass dir Zeit dabei. Ohnehin kann es gut sein, die Aufmerksamkeit auch mal weg vom Penis zu lenken, an alle möglichen anderen Körperstellen. Arme, Nacken, Gesicht, Hals, Rücken, Beine, Brust. Oder was auch immer dir einfällt. Die Erregung stellt sich spannenderweise mit der Zeit oft von ganz alleine ein.
5. **Probier dich aus:** Wenn du möchtest, kannst du mit sanften Berührungen experimentieren – an deinem ganzen Körper oder nur am Penis (s. Kap. 3, ab S. 112 und 150). Das geht bei der Selbstbefriedigung ebenso wie beim Sex zu zweit. Vielleicht hat auch deine Partnerin Ideen, wie sie dich ganz anders berühren kann. Sie könnte dich kräftig mit den Händen massieren, dich sanft mit den Fingerkuppen streifen oder mit einer Feder, Stoffen oder Eiswürfeln stimulieren. Wenn du in sie eindringst, überstürze nichts. Was passiert, wenn du dein Becken mit kleinen, lockeren Schaukelbewegungen vor- und zurückschiebst oder kreisen lässt? Sprecht miteinander, was sich gut anfühlt und was nicht, und probiert euch mit der ein oder anderen Stellung aus. Wenn du auf der Suche nach weiteren Inspirationen bist, auch für Männer gibt es auf *The New School of Erotic Touch* eine Menge zu entdecken (kostenpflichtig).
6. **Bleib am Ball:** Wenn du diesen behutsamen Sex nicht gewöhnt bist, kann es sein, dass du erst einmal nicht viel dabei empfindest. Das ist völlig normal. Es dauert eine Weile, bis du ohne die starke

Muskelanspannung auskommst und feines Spüren wieder möglich ist. Der nicht erigierte Penis ist im Übrigen eines der am stärksten unterschätzten Lustorgane. Die meisten Männer und ihre Partner und Partnerinnen beachten ihn erst gar nicht. Dabei ist er sehr empfindsam und freut sich über aufmerksame Berührungen. Es mag sich zuerst vielleicht etwas ungewohnt anfühlen, doch nach einer Weile wissen viele Männer es zu schätzen, wenn ihr weicher Penis ins Liebesspiel einbezogen wird. Und oft genug stellt sich die Erektion dann doch ein.

7. **Verfeinere deine Körperwahrnehmung:** Achtsamkeit, Yoga, Feldenkrais, Meditation und Atemübungen können Männern helfen, bewusster zu werden und mehr von ihrem Körper zu spüren. Kurse gibt es in vielen Städten, zum Teil auch Online-Kurse und als App.
8. **Hol dir, wenn nötig, Unterstützung:** Wenn dir das Umlernen allein zu mühsam ist oder du nicht so recht weiterkommst, hilft vielleicht eine Sexualtherapie. Einen Wegweiser dazu findest du in Kapitel 6.

Pornos und Spüren

> »Mit der Zeit ist mir klargeworden, dass Pornos mich davon abhalten, richtig in meinem Körper zu sein. Wie soll man sich auch gut spüren, wenn man sich die ganze Zeit in eine Welt mit extremen optischen Reizen beamt? Seit ich sie weglasse, empfinde ich Sex als so intensiv wie nie zuvor.« – Sascha, 38.

Wer sich selbst mit Pornos befriedigt, teilt seine Aufmerksamkeit zwischen dem, was er im Film sieht, und dem, was durch Berührungen im Körper ausgelöst wird. Das kann eine Bereicherung sein, für manche Männer wird es aber zum Nachteil. Ihr Kopf befasst sich so intensiv mit den Sexbildern, dass sie von ihrem Körper viel weniger wahrnehmen, als sie könnten. Einige merken auch, dass die Selbstbefriedigung mit Pornos längst zur Gewohnheit geworden ist. Sie stimulieren sich nicht, weil sie ein körperliches Bedürfnis danach haben, sondern weil sie es immer so machen. Spontane körperliche Erregung entsteht bei ihnen nur noch selten. Das kann vor allem beim Sex zu zweit problematisch sein, wo Körpergefühl und Aufmerksamkeit füreinander gefragt sind. Sie spüren dabei nicht so viel, wie sie könnten, müssen vielleicht eine Pornofantasie anknipsen, damit es kickt.

Wenn du herausfinden möchtest, ob sich deine Empfindungen boosten lassen wie die von Sascha, kannst du ein Experiment starten: Verzichte eine Zeitlang auf jede Form von Bilderflut. Damit hast du viel mehr Aufmerksamkeit für dein Spüren. Von »Sober Sex« wird in dem Zusammenhang auch gesprochen – »nüchternem« Sex ohne Pornos und Sexfantasien. Dafür gilt es, sich nicht nur davon eine Pause zu nehmen, sondern auch von deiner bisherigen Selbstbefriedigungstechnik. Und abzuwarten.

Es kann etwas dauern, aber nach einer Weile dürfte dein Körper wieder spontan Erregung empfinden. Darauf kannst du mit einer achtsamen Masturbation reagieren. So kannst du lernen, dich auf eine Art zu stimulieren, die es möglich macht, intensiver zu spüren als bisher und mit deiner Partnerin oder deinem Partner beim Sex verbundener zu sein. Wie du achtsam masturbieren kannst, erklärt beispielsweise Michael Sztenc in *Klappt's?* (s. S. 146). Angelehnt an eine der Übungen aus seinem Buch haben wir für dich die folgende Anleitung verfasst (s. Kasten). Auch auf Youtube findest du Anleitungen, beispielsweise die *Mindful Masturbation for Better Sex* von Jessica Graham (kostenlos). Wenn du willst, probiere es einfach mal aus.

Raus aus dem Kopf, rein in den Körper

Es braucht ein wenig Geduld, doch die folgende Übung kann dir helfen, dich intensiver zu spüren.

- Nimm dir 20 Minuten Zeit und gönn dir Sex-Wellness für dich und deinen Körper, um neue Dinge zu entdecken, die dich erregen können. Du brauchst: einen ungestörten Ort und ein Massageöl deiner Wahl. Du brauchst nicht: dein Smartphone, Tablet, Laptop und auch keine anderen Medien. Mach es dir gemütlich.

- Dass dein Penis erregbar ist, weißt du. Deshalb hat er erstmal Pause. Weißt du auch, wo du sonst noch angenehme Empfindungen in deinem Körper auslösen kannst? Mach dich auf die Suche, indem du dich selbst streichelst. Erkunde den Körper ganz langsam und probier Verschiedenes aus: kräftig und mit Druck, behutsam und sanft. Auch mit Materialien kannst du arbeiten: eine Bürste, ein Tuch, eine Feder, ein Wasserstrahl auf deiner Haut, wenn du in der Dusche bist. Spür genau hin und lass kein Körperteil aus. Nimm dir mindestens zehn Minuten Zeit für diesen ersten Teil der Übung.

- Was geht dir durch den Kopf?
  - Voll langweilig? Bisher warst du wahrscheinlich konzentriert auf deinen Penis und eine kurze, starke Stimulation. Gegenüber deinem restlichen Körper und feineren Reizen sind deine Antennen abgestumpft. Gib deinem Gehirn Zeit, sich einzutunen.
  - Total unmännlich? Achtung, du stolperst gerade über einen Mythos. Streicheln ist etwas für Frauen, ein Mann braucht etwas Zupackendes? Mach dich frei von Vorgaben, die dir eine Rolle zuweisen. Sie beschneiden deinen Spielraum und bringen dich um jede Menge Genuss. Dein Körper verfügt über die gleichen Fähigkeiten zu spüren wie ein weiblicher.

– Du schweifst mit deiner Aufmerksamkeit ab in eine Pornofantasie oder zu anderen Themen? Du hast Gedanken wie »Ist das albern«, »Ich mache es falsch«, »Das ist voll peinlich«. Steig aus den Bildern und Gedanken aus und bring die Wahrnehmung zurück auf das, was du gerade tust. Es kann sein, dass du das ein paarmal wiederholen musst. Das gehört dazu, deshalb ärgere dich nicht über dich selbst. Dein Geist hat seine Gewohnheiten und macht sich schnell selbstständig.

- Befasse dich für die nächsten zehn Minuten mit deinem Penis. Streichle oder massiere ihn sanft, wenn du magst mit etwas Öl. Was du tust, sollte sich angenehm anfühlen. Es ist aber nicht notwendig, dass dein Penis groß wird. Verzichte auf festes Rubbeln oder Reiben.

- Es kann sein, dass du einige Anläufe brauchst, aber irgendwann dürftest du erregbare Stellen an deinem Körper entdecken. Auch dein Penis könnte nach einer Weile empfindsamer reagieren, sodass die Stimulation für dich lustvoller ist und der Penis steif wird. Vielleicht nur ein bisschen, vielleicht voll. Vielleicht wird er auch kurz darauf schon wieder kleiner. Das macht nichts. Folge deinem Gefühl und mach mit dem weiter, was sich gerade lustvoll anfühlt.

- Wenn du deinen steifen Penis stimulierst, achte darauf, dass du nicht deine Hand an deinem Penis hoch und runter bewegst, sondern dass sich dein Penis in deine Hand schiebt und wieder hinaus. Schaukle dafür dein Becken rhythmisch vor und zurück.

- Wenn du irgendwann merkst, dass du kommen kannst, lass es weiterlaufen. Oder spiel damit und zögere es noch etwas hinaus. So kannst du gleich üben, das Timing selbst zu bestimmen.

Dieser Vorschlag ist inspiriert von Übungen aus Michael Sztencs Buch *Klappt's*?.

Analsex – ein Trend, aber kein Muss

»Ich überlege, ob ich mal Analsex ausprobieren sollte. Mein Partner würde gerne, aber ich frage mich, ob uns das durch den Kopf geht, weil das angeblich jeder schon mal gemacht hat, nur wir nicht. Andererseits hört man immer wieder, dass Analsex wehtun kann. Und ist er nicht auch gefährlich? Der Darm ist ja schließlich für etwas anderes da und eigentlich gar nicht für Sex vorgesehen.« – Sarah, 29.

Analsex liegt im Trend. Was früher als schmutzig und verwerflich galt, sollte heute unbedingt dazugehören – zumindest suggerieren uns das die Geschichten von Freunden und Bekannten oder auch Sextipps in Magazinen und online. Tatsächlich haben heute mehr als doppelt so viele Menschen Analsex als noch Anfang der neunziger Jahre, wie eine britische Studie zeigt. Wer ihn wie oft hat, zeigt die Übersicht.

Wie oft haben Frauen Analsex?

Mehr als ein Drittel hat es schon mal ausprobiert. Allerdings scheint Analsex unter Frauen keine ganz übliche Praktik zu sein. Nur wenige hatten im Monat vor der Umfrage Analsex.

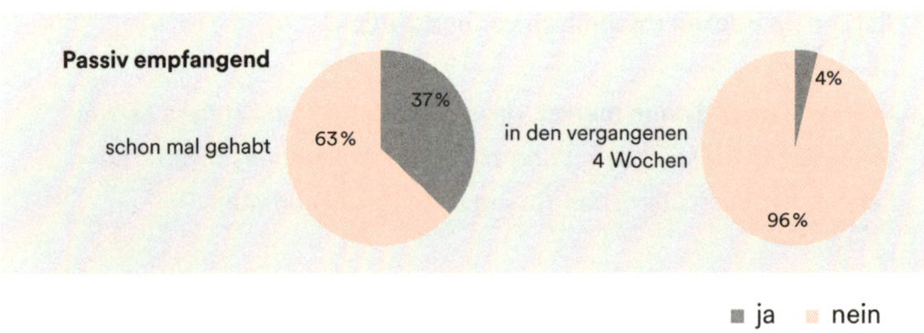

Herbenick et al., 2017

Wie oft haben Männer Analsex?

Unter schwulen und bisexuellen Männern ist Analsex recht verbreitet. Es gibt stets eine aktive Person, diejenige, die ihren Penis einführt, und einen passiven Part. Unter heterosexuellen Männern hingegen gehört Analsex nicht zum Standard, erst recht nicht in der passiv empfangenden Variante. Etwas in den Anus aufzunehmen ist für viele von ihnen bis heute ein Tabu.

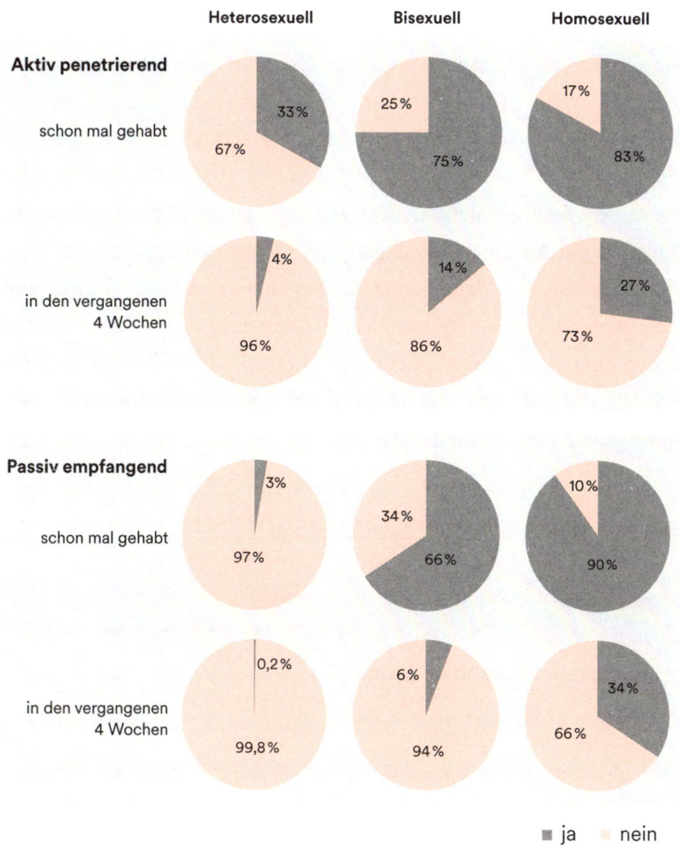

Dodge et al., 2016

Beim Analsex scheiden sich die Geister. Die Fans schwärmen davon, wie lustvoll er sein kann. Und tatsächlich befinden sich um den Anus herum viele empfängliche Nervenendigungen, die auf eine gekonnte Berührung mit dem Finger, der Zunge, einem Sextoy oder dem Penis ansprechen. Beim Mann liegt hinter der vorderen Darmwand außerdem die Prostata. Vom Darminneren aus kann sie mit dem Finger oder einem Prostata-Vibrator massiert werden und produziert so besonders intensive Orgasmen. Auch einige Frauen sind im Inneren des Darms stimulierbar, möglicherweise weil die Zervix-Region hierbei mit angeregt wird. Wer in der aktiv-penetrierenden Position ist, mag oft die Enge des Schließmuskels, die den Penis fester umfasst als zum Beispiel eine Vagina.

Andere können sich Analsex auf gar keinen Fall vorstellen. Der Darm sei ein Ausscheidungsorgan und nicht für Sex gedacht, heißt es oft. Außerdem tue es weh, wenn man versuche, etwas dort einzuführen. Und dann gibt es die Menschen, die Analsex haben, weil sie denken, dass er eben dazugehört. Oder dass der Partner oder die Partnerin ihn sich wünschen würden. Nicht alle, die Analsex haben, finden ihn also schön oder wollen ihn wirklich.

»Ich habe ein großes Problem beim Sex. Wenn ich Analsex mit meinem Freund habe, tut es furchtbar weh. Ich versuche es ihm nicht zu zeigen, weil ich Angst habe, dass er sich sonst jemand anderen sucht. Was kann ich denn da machen? Ich möchte ihm doch geben, was er braucht!« – Mona, 19.

Wie hoch der Druck gerade für junge Menschen ist, hat die Analsexstudie von Seite 50 bereits eindrucksvoll gezeigt. Auch beim Analsex orientieren sich viele an dem, was ihnen von ihrem Umfeld und von Pornos als »normal« vorgespiegelt wird – unabhängig davon, wie es ihnen damit wirklich geht und ob es ihnen vielleicht sogar wehtut. Mona befindet sich innerlich in einer Zwangslage, denn sie befürchtet, ihren Partner zu verlieren, wenn sie nicht tut, was er sich wünscht. Sie könnte sich selbst die Frage stellen, weshalb sie Analsex machen möchte – nur ihrem Freund zuliebe und aus Angst? Oder ist sie auch ein wenig neugierig und kann es sich grundsätzlich erregend vorstellen, Analsex zu haben? Keiner sollte beim Sex etwas tun müssen, das sich nicht richtig oder sogar unangenehm anfühlt. Klar gibt es Partner, denen der Analsex selbst wichtiger ist als der Mensch, mit dem sie ihn haben. Die gehen, wenn sie nicht kriegen, was sie wollen. Aber ist so jemand wirklich der Mensch, mit dem du zusammen sein möchtest? Oder sehnst du dich nicht vielmehr nach jemandem, dem wichtig ist, dass es auch dir beim Sex gut geht? Der auf deine Bedürfnisse ebenso achtet wie du auf seine?

Wenn beide Partner wirklich Lust darauf haben, es behutsam angehen lassen und sich bei jedem Schritt einfühlsam darüber verständigen, ob es sich gut anfühlt oder nicht, kann Analsex mit dem richtigen Know-how zu einer schönen Erfahrung werden.

Worauf kommt es beim Analsex an?

So wie er im Porno aussieht, ist Analsex in Wirklichkeit längst nicht immer. Wer denkt, spontan und wild loslegen zu können, wird sogar oft enttäuscht. Analsex braucht in der Regel einen ausgiebigen Vorlauf. Denn was man im Porno nicht sieht: Die Darstellerinnen und Darsteller bereiten sich mitunter tagelang darauf vor, stellen ihre Ernährung um, nehmen Abführmittel, verabreichen sich Einläufe, damit bei den Aufnahmen bloß kein Kot zu sehen ist. Bevor es losgeht, verbringen sie Stunden damit, ihren Schließmuskel zu dehnen, damit im Film später alles so selbstverständlich und locker aussieht, wie die Pornoproduzenten es sich vorstellen und die Zuschauer es längst gewohnt sind.

DER ANALBEREICH

Der Anus ist die Öffnung, an die sich nach oben der Analkanal, der Mastdarm und schließlich der Dickdarm anschließen. Der Analbereich ist längsoval geformt und äußerst empfänglich für Reize.

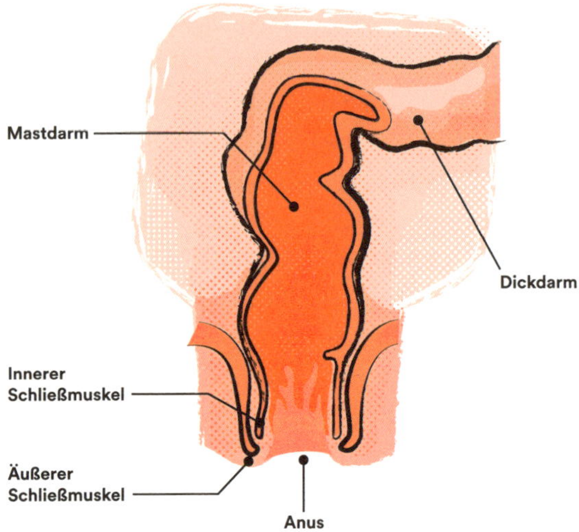

Ein gesunder Schließmuskel ist sehr kräftig und hält den Darm völlig dicht. Deshalb kann es wehtun, wenn spontan und mit Kraft etwas durch ihn durchgeschoben wird. Mikroskopisch kleine Risse in der Darmschleimhaut lassen sich beim Analsex außerdem kaum vermeiden. Viren und Bakterien, die dabei in den Darm gelangen, haben es deshalb leicht, den Körper zu infizieren. Das ist der Grund, warum Analsex unter allen Sextechniken das höchste Ansteckungsrisiko für sexuell übertragbare Erkrankungen hat. Auch an der außenliegenden Haut des Anus, den Schließmuskeln oder in der Tiefe des Mastdarms kann es schnell zu kleinen Verletzungen kommen, wenn man nicht vorsichtig ist. Schlimmstenfalls blutet es, Löcher im Darm entstehen, es kommt zu Stuhlinkontinenz, all das kann unter Umständen sogar lebensbedrohlich werden.

In den Analbereich gehört deshalb nichts Unebenes, Spitzes oder Kantiges und erst recht keine Flaschenhälse, Bananen, elektrische Zahnbürsten oder Ähnliches. Besser sind Finger, spezielle Analspielzeuge oder eben ein Penis. Fingernägel sollten kurz, abgerundet und gepflegt sein, und zwar selbst dann, wenn du einen Fingerling oder Handschuh trägst. Kondome und Lecktücher sind unverzichtbar, besonders wenn man mit jemandem Sex hat, von dem man nicht ganz sicher weiß, dass er oder sie frei von ansteckenden Erkrankungen ist (s. Kap. 3, S. 190). Glatte Kondome sind zudem besser als die mit Noppen.

Analdildos haben eine besondere Form. Vorne sind sie konisch und abgerundet, damit man sie leicht einführen kann, in der Mitte verjüngt, sodass der Schließmuskel sich drumherum legen kann, und hinten breit, damit sie nicht versehentlich im Anus verschwinden. Wie ein Stöpsel kann so ein Anal Plug oder Butt Plug längere Zeit im Anus liegen, um den Schließmuskel vor dem Einführen des Penis behutsam zu entspannen und zu dehnen. Auch Analketten und -kugeln sind beliebt. Wenn das Spielzeug aber kein breites Ende hat, ist es wichtig, es gut im Griff zu halten, damit es nicht in den Darm gezogen wird. Kommt es doch dazu, ist das ein medizinischer Notfall. Denn wenn Gegenstände länger im Darm bleiben, drücken sie auf die Darmschleimhäute und den inneren Schließmuskel. Das kann schwer verletzen oder eine Darminkontinenz auslösen. Der Kot kann dann nicht mehr richtig zurückgehalten werden.

Tiefer als zehn Zentimeter sollte nichts in den Darm geschoben werden, weder Sextoy noch Penis. Der Mastdarm macht an seinem oberen Ende nämlich einen Knick, darüber liegt der Dickdarm. Kräftige Stöße können den Darm hier zerreißen, weshalb genügend Abstand wichtig ist. Sextoy und Penis sollten außerdem nicht zu breit im Durchmesser sein, um den Schließmuskel nicht zu beschädigen.

RICHTIG HANDELN BEI ANALSEX-UNFÄLLEN

Wenn Schmerzen auftreten, die sehr heftig sind oder nicht mehr nachlassen, ein Sextoy im Darm festhängt, ernstere Verletzungen vorliegen, es stark blutet oder der Stuhl nicht mehr gehalten werden kann, sollte zügig medizinische Hilfe in Anspruch genommen werden. Im Zweifel fährt man in die Notaufnahme.

Wie komme ich da rein, ohne dass etwas kaputtgeht oder wehtut?

»Kann man Analsex haben, ohne dass es wehtut? Meine Freundin mag es, wenn ich sie mit dem Finger am Anus stimuliere, und würde es auch gerne mal mit dem Penis probieren. Wenn wir vom Finger auf den Penis wechseln, tut es ihr aber einfach immer weh. Als uns jemand erzählt hat, dass das ganz normal sei und nach einer Weile vorübergehe, haben wir auch schon mal versucht, einfach weiterzumachen. Dadurch wurde es aber nur schlimmer.« – Ralf, 35.

Am besten klappt Analsex, wenn man dabei ganz behutsam vorgeht. Dehnt man den Anus schrittweise und mit Gefühl, wird er nach und nach weicher und kann schließlich auch einen Penis oder Strap-on in sich aufnehmen. Bis es so weit ist, können mehrere Minuten, manchmal sogar Stunden vergehen. Das ist völlig normal. Lasst euch deshalb Zeit und geht ganz in Ruhe vor.

ANALSEX SCHRITT FÜR SCHRITT

1. Gib reichlich Gleitgel auf einen Finger und bestreiche damit den Anus. Ein Gel auf Wasserbasis ist die richtige Wahl, wenn du später einen Dildo verwenden möchtest, denn Silikongele lösen die Oberfläche vieler Sextoys auf. Für den Analsex mit dem Penis hingegen kann ein Gleitgel auf Silikonbasis besser sein. Das mindert die Reibung am besten und hält länger vor.
2. Streichle jetzt den Anus zärtlich mit deinem Finger. Wenn du möchtest, kannst du dabei leichten Druck ausüben.
3. Schau dir an, wie der Schließmuskel reagiert. Erst wenn er entspannt vor dir liegt und sich nicht mehr zusammenzieht, kannst du versuchen, den Finger ganz langsam einzuführen. Achte darauf, dass dein Finger immer mit genügend Gleitgel bedeckt ist, damit du nicht an der Haut reibst oder ziehst.
4. Wenn du den Schließmuskel sanft massierst, kannst du ihn vorsichtig etwas weiten. Sobald er sich jedoch zusammenzieht, solltest du eine Pause einlegen und erst weitermachen, wenn er sich wieder entspannt hat. Das kann zwischendurch immer wieder passieren. Arbeite nicht mit Kraft oder Druck gegen ihn.
5. Ist der Schließmuskel weit genug und entspannt, kannst du einen zweiten Finger hinzunehmen und weitermachen wie bisher.
6. Schließlich kannst du auf einen dritten Finger oder einen kleinen Analdildo umsteigen. Du kannst auch mehrstufige Analdildos in steigenden Größen verwenden.
7. Wenn ihr so weit seid, dass sich Penis oder Strap-on ohne Schmerzen einführen lassen, könnt ihr darauf umsteigen. Achte weiterhin darauf, dass immer genug Gleitgel im Spiel ist. Der Kontakt mit dem Anus sollte immer feucht und rutschig sein und nie stocken oder ziehen.

Wer aktiv dabei ist, sollte sich immer direkt mit dem empfangenden Partner abstimmen. Was soll geschehen und wie? Wie wird signalisiert, wenn etwas nicht okay ist? Derjenige, der Analsex empfängt, sollte aufmerksam erspüren, ob sich das, was der Aktive gerade tut, gut anfühlt, und Bescheid geben, wenn das nicht so ist. Umgekehrt achtet der Aktive auf alle körperlichen Signale und Äußerungen des empfangenden Partners, um jederzeit reagieren zu können. Zusätzlich kann er fragen: Ist das gut? Was möchtest du? Kann ich etwas anders machen?

Ihr solltet sofort aufhören, wenn dem Empfangenden etwas nicht gefällt oder wehtut. Unwohlsein und Schmerzen sind nichts, was zum Analsex dazugehört. Schon gar nicht muss irgendwer da einfach durch. Schmerzen sind ernstzunehmende Warnsignale. In so einem Moment sollten beide stoppen und gemeinsam überlegen, was der Grund ist. Braucht es eine andere Berührung? Mehr Gleitgel? Einen Positionswechsel? Ist der Empfangende erregt genug? Hat er Angst vor Schmerzen oder fühlt er sich aus anderen Gründen unbehaglich? Wenn sich etwas ungut anfühlt, reagiert unser Körper mit Stress. Die Muskulatur, auch die von Beckenboden und Anus, spannt an oder verkrampft sich. Lockerlassen funktioniert dann nicht mehr. In so einem Moment ist es hilfreich, so viele Schritte zurückzugehen, bis es sich für den Empfangenden wieder gut anfühlt, und auszuprobieren, was ihr verändern könnt. Oder ihr entscheidet, es dieses Mal zu lassen und irgendwann einen neuen, behutsamen Versuch zu starten, falls euch beiden danach ist.

Damit der Anus etwas aufnehmen kann, braucht es eine lockere Beckenbodenmuskulatur. Langsam und tief ein- und auszuatmen hilft bei der Entspannung, ebenso wie den Beckenboden bewusst loszulassen und sich flexibel aus dem Becken heraus zu bewegen. So kann der Empfangende selbst in gewissem Maße kontrollieren, wie tief der Penis oder das Analspielzeug eindringt.

Doggy Style, Reiter oder Missionar?

In welcher Position Analsex besonders gut funktioniert, ist von Person zu Person und von Paar zu Paar verschieden. Als empfangender Partner kann man ausprobieren, wie es einem am leichtesten fällt, den Beckenboden lockerzulassen und das Eindringen mitzusteuern. Auch der Winkel, in dem der Penis oder das Sextoy eingeführt werden, spielt eine Rolle. Viele Analsex-Einsteiger schwören deshalb auf die Löffelchenstellung. Beide liegen seitlich nebeneinander, der empfangende Partner bildet den »inneren Löffel«, der Aktive den äußeren.

Andere mögen die Reiterstellung. Das bedeutet zwar einerseits viel Kontrolle für den Empfangenden, der oben sitzt. Andererseits können die Beine mit der Zeit ermüden, sodass das Risiko besteht, dass der Penis zu tief rutscht. Deshalb ist das eher eine Variante für Menschen mit kräftigen Beinmuskeln.

Bei der Missionarsstellung liegt der empfangende Partner auf dem Rücken, während der aktive Partner von oben penetriert. Das kann dem Empfangenden helfen zu entspannen, andererseits liegt er unten und ist in seinen Beckenbewegungen eingeschränkt, was die Kontrolle erschwert.

Doggy Style mit dem empfangenden Partner auf allen Vieren sieht man oft im Porno, einfach weil die Kamera das Geschehen zwischen Penis und Anus in dieser Pose am besten einfangen kann. Dabei ist diese Stellung nicht unbedingt gut für Analsex geeignet. Laut einer Studie kommt es dabei nämlich öfter als bei anderen Positionen zu Schmerzen. Deshalb ist Doggy Style eher etwas für Analsex-Profis und gut eingespielte Paare.

Einmal durchputzen vor dem Sex?

> »Im Online-Sexshop gibt es alle möglichen Klistiere und sogar Analduschen, um den Darm auf den Sex vorzubereiten. Braucht es das? Ich habe seit Jahren Analsex, habe das aber nie gemacht.« – Jerome, 32.

Die meiste Zeit des Tages ist der Mastdarm leer. Erst wenn der darüber liegende Dickdarm etwas nach außen befördern möchte, rutscht Darminhalt von oben nach unten und wird solange gespeichert, bis wir auf die Toilette müssen. Anschließend ist im Mastdarm wieder Platz. Falls etwas Stuhl im Darm verbleibt, handelt es sich zumeist um einen kleinen Rest, der beim Analsex in der Regel nicht weiter stört. Deshalb ist es auch nicht zwingend notwendig, den Darm vor dem Sex zu säubern. Allerdings kann es vorkommen, dass der Penis mit Darminhalt in Berührung kommt oder sich Kot verselbstständigt. Sich vorher zu reinigen, kann dieses Risiko verringern – ganz aus der Welt räumen kann es das aber nicht. In welchen Abständen der Dickdarm von oben Darminhalt nachschiebt, ist nämlich nicht mit Sicherheit vorherzusagen. Im Porno werden solche Szenen hinterher einfach rausgeschnitten. Im wahren Leben solltet ihr mit Zwischenfällen dieser Art rechnen. Entsprechend stellt sich die Frage, ob das für beide Partner okay ist.

Mitunter werden Klistiere aus der Apotheke oder dem Sexshop verwendet, um Kotreste zu entfernen. Von der Verabreichung des Einlaufs bis zum Stuhlgang dauert es etwa eine halbe Stunde, erst danach kann mit dem Analsex begonnen werden. Das Wasser für den Einlauf sollte klar – eventuell sogar abgekocht – und körperwarm sein. Ist es zu kalt, kann es zu schmerzhaften Krämpfen kommen, ist es zu heiß, zu gefährlichen Verbrühungen. Einläufe können außerdem den Elektrolythaushalt im Körper durcheinanderbringen und Kreislaufprobleme auslösen. Wer Schwindel oder Unwohlsein verspürt, sollte deshalb so lange liegenbleiben und mit dem Sex warten, bis sich die Situation wieder stabilisiert hat. Inzwischen gibt es auch Analduschen, die sich auf den Schlauch der heimischen Dusche aufschrauben lassen. Bitte nicht einfach den Schlauch ohne speziellen Aufsatz verwenden, denn dieser kann den Darm mit seinen spitzen Kanten empfindlich verletzen.

Ist der Mastdarm verstopft und der Darminhalt möchte nicht weichen, sollte man nicht versuchen, trotzdem Sex zu haben oder mit einem Einlauf nachzuhelfen. Der Darm kann nämlich schmerzhaft überdehnen oder reißen. Lieber abwarten, bis der Darm sich selbst leert und gegebenenfalls mit viel Trinken und etwas Bewegung nachhelfen.

Sauber spielen

Nirgendwo im Körper finden sich mehr Keime als im Darm. Und die können an anderer Stelle richtig Ärger verursachen. Gelangen sie nämlich in Vulva, Vagina oder Harnröhre, können sie fiese Entzündungen hervorrufen (s. Kap. 3, ab S. 204). In der Schwangerschaft können dadurch sogar frühzeitige Wehen ausgelöst werden, weshalb Gynäkologen in dieser Zeit ganz von Analsex abraten.

Kondom, Lecktuch, Fingerling oder Handschuh schützen. Die kann man nämlich mitsamt den daran haftenden Keimen abziehen, ehe es beim Sex weiter zur nächsten Körperöffnung geht (wo dann ein neues Kondom verwendet wird). Wer Sextoys mit Kondomen nutzt, kann verhindern, dass sich darauf Mikroben anheften. Zwar lassen sich Sexspielzeuge mit heißem Wasser und antibakterieller Seife reinigen. Bakterien werden dadurch aber bestenfalls reduziert, nicht hundertprozentig entfernt. Wer keine Kondome nutzen möchte, kann darauf achten, das Spielzeug nur anal zu verwenden – und zwar ausschließlich im eigenen Po. Jeder sollte außerdem seine eigene Gleitgeltube haben, denn auch dort fühlen sich Keime wohl.

Nach dem Sex sollte der aktive Part den Penis oder das Sextoy sehr vorsichtig und langsam aus dem Anus ziehen. Habt ihr den penetrierenden Penis nicht mit einem Kondom versehen, sollte der aktive Partner ihn am besten sofort waschen und einmal ausgiebig Wasser lassen, denn der Urin spült die meisten Darmkeime wieder hinaus, die in die Harnröhre gelangt sind. Passive Partner sollten sich ebenfalls vorsichtig waschen. Frauen, die Analsex empfangen haben, sollten nicht nur ihren Anus, sondern auch die Vulva säubern und ebenfalls ihre Blase leeren. Wegen der Nähe zum Anus ist nämlich nicht auszuschließen, dass sich nach dem Sex auch in der Vulva Gleitmittel, Stuhlreste oder Sperma finden, an denen Bakterien haften. Das bedeutet auch: Eine Frau kann durch Analsex schwanger werden, selbst wenn es nicht zur vaginalen Penetration gekommen ist. Deshalb ist Verhütung auch hier wichtig. Ohne Kondom in den Anus zu ejakulieren ist übrigens keine gute Idee, wenn der aktive Partner nicht sicher frei von sexuell übertragbaren Erkrankungen ist. Wer dennoch auf Kondome verzichten will, sollte darauf achten, dass es außerhalb des Körpers zum Samenerguss kommt.

Bin ich schön genug?

Wie wohl wir uns in unseren Körpern fühlen, machen wir oft im Vergleich mit anderen fest. Viele Frauen und Männer trainieren hart und halten Diät, um besonders schlank und muskulös zu sein, wie die Menschen, die sie in Magazinen, Film und Fernsehen sehen. Auch Pornos beeinflussen, welche Körper jemandem zusagen: Ein Viertel der jugendlichen Dauer-Pornonutzer einer Studie gab an, nur noch Körper schön zu finden, die so aussehen wie die, die sie in den Sexstreifen sahen. Wer nicht mit breiten Schultern, flachen Bäuchen, mit kräftigen Penissen und symmetrischen Vulven, mit straffen Hoden und gleichförmigen Brüsten mithält, hat es schwer, eine Beziehung zu finden oder eine Partnerin für die Nacht, so die Überzeugung vieler. Also perfektionieren wir uns mit allen Mitteln: Ernährung, Sport, Rasur, und wenn all das nichts bringt, halt mit Nadel oder Skalpell. Es gibt schließlich heutzutage genug Möglichkeiten, sich den Körper stylen zu lassen. Das Ziel ist dabei allerdings für viele nicht, gesund zu leben, sondern einem vermeintlichen Schönheitsideal zu entsprechen – auf Kosten der eigenen Besonderheit. Und das ist durchaus zu hinterfragen.

Ist meine Vulva richtig so?

»Ich mag überhaupt nicht, wie ich da unten aussehe. Wenn ich mich im Badezimmerspiegel anschaue, schäme ich mich regelrecht. Diese hässlichen Hautlappen, die zusammengeknüllt unten raushängen. Das ist doch nicht schön! Und dann diese Farbe. Außen so dunkel wie eine Kartoffel, dafür innen viel zu rot. Und beim Sex wird es noch röter. Oralsex kann ich gar nicht haben. Dann würde der andere ja das volle Ausmaß der Misere erblicken.« – Franziska, 24.

Kaum eine Vulva ist wie die andere. Ihre einzelnen Teile liegen bei jeder Frau etwas anders und haben unterschiedliche Größen und Proportionen. Auch die Hautfarbe kann variieren, bei hellen Hauttypen beispielsweise von hellrosa über kräftig rot bis braun. Auch bei dunkleren Hauttypen finden sich noch Abstufungen. Manche Vulven haben weniger Haare, andere mehr.

Jede Vulva ist schön. Falls du das nicht so empfindest, kann das damit zu tun haben, dass bestimmte Vulva-Abbildungen deinen Blick geprägt haben. Seit den neunziger Jahren sind Vulven immer häufiger in Magazinen, Filmen und im Internet zu sehen. Aus den Mainstream-Pornos ist das Ideal einer hellen, jugendlichen Vulva mit kurzen inneren Lippen in vielen Köpfen hängen geblieben. Weil dabei die äußeren Vulvalippen meist komplett rasiert sind und die inneren verdecken, nennt man das auch »Barbie-Look« oder »Bäckerbrötchen«. Inspiriert durch diese »irrealen Vaginaldarstellungen männlich orientierter Pornographie« gebe es heute eine verbindliche Intimästhetik, an der das Aussehen des Genitals gemessen werde, beschreibt es die Psychologin und Wissenschaftlerin Ada Borkenhagen. Sehr viele Frauen sehen aber einfach nicht so aus und haben trotzdem perfekte, gesunde Vulven, die ihnen viel Vergnügen bereiten können.

Wer heute fragt, erfährt, dass die meisten Frauen nicht völlig zufrieden mit ihrem Genital sind. Jede zehnte Frau ist sogar eindeutig unzufrieden. Vor allem Jüngere mögen ihre Vulva und Vagina nicht sonderlich leiden. Das hat eine amerikanische Studie gezeigt. Und wer mit seinem Genital unzufrieden ist, schämt sich oft dafür und hat weniger Sex.

VULVA-VIELFALT

Keine Vulva gleicht der anderen. Manche Frauen haben beispielsweise außen große Lippen, während bei anderen die äußeren Lippen kleiner als die innenliegenden sind.

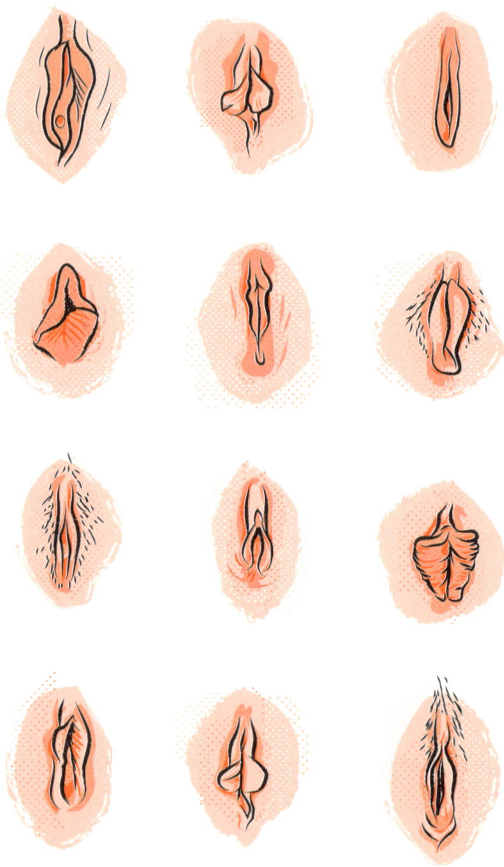

Stolz auf die Vulva

Vielleicht ist dir aufgefallen, dass wir von Vulvalippen und nicht von Schamlippen schreiben. Dabei gehören Begriffe wie Schambereich, Schamhügel und Schamlippen doch zum ganz normalen Sprachgebrauch. Selbst die Medizin verwendet sie. Stimmt. Gut gewählt sind sie dennoch nicht, denn bei all diesen Bezeichnungen schwingt etwas mit: Diese ganz besonderen Körperteile, auf die jede Frau stolz sein kann, wären etwas, wofür man sich schämen müsste.

Scham in Bezug auf Sexualität begleitet die Menschheit schon lange. Über Jahrhunderte galt Sexualität als etwas, worüber nicht offen gesprochen werden durfte, schon gar nicht als Frau. Bis heute wird vielen Mädchen und jungen Frauen gar nicht erst gesagt, wie die Gegend zwischen ihren Beinen richtig heißt. Das Schlimme daran: Was keinen Namen hat, das gibt es im Zweifelsfall nicht. Es ist wie ein blinder Fleck in der Wahrnehmung des eigenen Körpers.

Früher oder später bekommen Kinder außerdem vermittelt, dass der Intimbereich vor anderen Menschen verborgen werden muss. So entsteht ganz automatisch ein Schamgefühl, das manchmal stärker und manchmal schwächer ausgeprägt ist, je nachdem wie einfühlsam man darauf hingewiesen wurde oder eben nicht. Ein Körperteil, das im Verborgenen liegt, keinen Namen hat und für das man sich außerdem noch schämen muss? Kein Wunder, dass es vielen Frauen nicht so leichtfällt, ihre Vulva und Vagina zu mögen und deren Bedürfnisse selbstbewusst zu äußern. Zeit, dies zu ändern.

Labia Pride ist eine Bewegung, die auf das normale Aussehen von Vulven aufmerksam macht und den Trend zur chirurgischen Designer-Vagina kritisch sieht. Den gibt es tatsächlich, dazu gleich mehr. Mit Demos und Foto-Kampagnen, für die Frauen ihre Vulven fotografieren und die Fotos zur öffentlichen Betrachtung ins Netz stellen, möchten sie andere Frauen bestärken, zu ihrem Genital zu stehen. Wer seinen Stolz auf Vulva, Vagina und Klitoris sichtbar machen möchte, findet auf dem Online-Marktplatz Etsy unter dem Stichwort »Vulva Pride« übrigens knapp 300 handgefertigte Artikel, die dem Ausdruck verleihen – von Shirts, Socken, Mützen und Patches über Schmuckstücke, Wanddrucke, Mandalas und Tassen mit ausdrucksstarken Motiven.

Ein natürliches Frischesiegel?

»Alle meine Freundinnen haben schon Sex, aber ich hatte nie welchen. Das stresst mich total. Inzwischen habe ich richtig Angst vor meinem ersten Mal, auch weil ich noch mein Jungfernhäutchen besitze. Ich fühle mich dadurch regelrecht stigmatisiert. Wenn ein Mann das sieht und ich dann auch noch blute, weiß er ja, dass ich noch Jungfrau war. Und ich schäme mich in Grund und Boden!« – Nina, 18.

Dass das Hymen – auch »Jungfernhäutchen« genannt – bei der ersten vaginalen Penetration einreißt, wird bis heute nicht nur in vielen Schulen unterrichtet, sondern auch an Universitäten gelehrt, die junge Medizinerinnen und Mediziner ausbilden. Von jeher galt ein intaktes Hymen als ein Zeichen für die sexuelle Unberührtheit einer Frau, weshalb es auch seinen umgangssprachlichen Namen hat.

Inzwischen wissen wir, dass das so nicht stimmt. Vielmehr kann vom Erscheinungsbild eines Hymens keinerlei Rückschluss darauf gezogen werden, ob eine Frau bereits vaginalen Sex hatte oder nicht. Es ist nämlich gar nicht so selten, dass sich bei einer Frau Einrisse, Durchtrennungen, vergrößerte Öffnungen oder Narben am Hymen finden, obwohl sie noch nie Sex hatte. Umgekehrt gibt es Frauen, deren Hymen völlig intakt ist, obwohl sie schon mitten in ihrem Sexleben stehen. Zumeist reißt das Hymen bei der ersten vaginalen Penetration nämlich nicht ein oder blutet gar, sondern dehnt sich einfach ein wenig. Das können wissenschaftliche Studien heute anschaulich belegen.

Tatsächlich kann das dünne Stück Gewebe verschiedene Formen haben, die Vagina ganz oder teilweise bedecken oder auch fehlen, und

HYMEN-VIELFALT

Das dünne Häutchen, das die Grenze zwischen dem inneren und dem äußeren Genital der Frau darstellt, heißt Hymen. Es kann beim ersten Sex einreißen und manchmal auch leicht bluten. Muss es aber nicht. Überhaupt sind Hymen sehr unterschiedlich geformt.

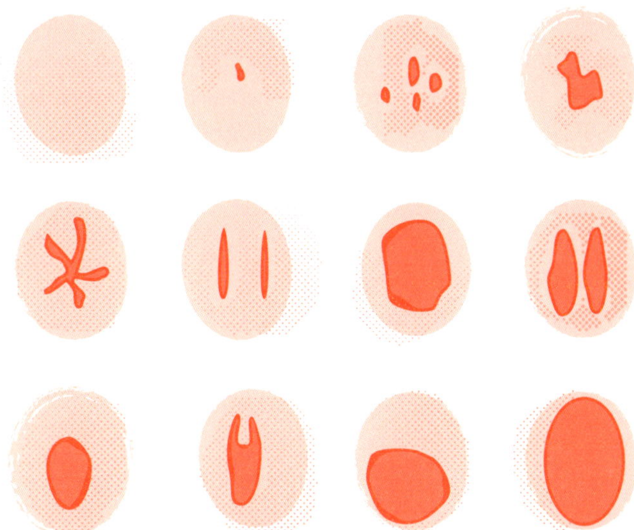

zwar von Geburt an. Ist ein Hymen vorhanden, wird es oft mit der Zeit durch Tampongebrauch, Sport, Radfahren, Reiten, gynäkologische Untersuchungen oder Selbsterkundungen von Vulva und Vagina gedehnt oder verändert.

Der Mythos Jungfernhäutchen kann nicht nur für junge Frauen zu einer Belastung werden, die Angst haben, sich bei ihrem ersten Mal zu blamieren. Manchmal hat er noch drastischere Folgen: Mädchen, die Opfer von sexuellem Kindesmissbrauch geworden sind, müssen sich mitunter ihr Hymen untersuchen lassen. Ist es intakt, so kann das unter Umständen ihre Glaubwürdigkeit vor Gericht mindern, wenn sie zuvor angegeben haben, dass es während des Übergriffs zur vaginalen Penetration gekommen ist. Das ist nicht nur ein Missstand im Rechtssystem, sondern für die Betroffenen eine zutiefst erschütternde Erfahrung. Vor allem in muslimischen Kulturen gilt es außerdem als Beleg für die Entjungferung, wenn in der Hochzeitsnacht Blut aus dem gerissenen Hymen austritt. Vor der Hochzeit wird das Hymen oft von einem Arzt, Polizisten oder Gemeindevertreter inspiziert, der eine Aussage darüber trifft, ob die Frau unberührt ist. Nicht wenige Frauen unterziehen sich deshalb vorher einer Operation, bei der das Hymen so modelliert wird, dass es beim Sex ganz sicher reißt und blutet.

Von Vulvalippenstraffungen und Klitorisverkleinerungen

»Ich habe im Netz gelesen, dass man sich das Klitorishäutchen straffen lassen kann. Bei mir ist da so viel Haut, dass mir das überhaupt nicht gefällt. Ich möchte mich mal beraten lassen und wüsste auch gerne, wie riskant so ein Eingriff ist. Das ist schließlich eine empfindliche Stelle, da darf wirklich nichts schiefgehen … An wen kann ich mich denn wenden?« – Romy, 29.

Operative Veränderungen an Vulva und Vagina werden in Deutschland immer populärer. Eine ästhetisch-plastische Fachgesellschaft spricht von 2100, eine andere von 4500 Intimoperationen, die in den Jahren 2014 beziehungsweise 2015 in Deutschland durchgeführt wurden. Der Druck, im Intimbereich gut auszusehen, scheint dabei für Frauen größer als für Männer, denn von zehn Intim-OPs erfolgen acht bis neun an Frauen.

Besonders beliebt ist dabei die Korrektur der inneren Vulvalippen. Sie sollen im Stehen nicht aus den äußeren Lippen hervorschauen, sich an Tangas oder Bikinihöschen nicht abzeichnen und auch nicht asymmetrisch sein, deshalb werden sie chirurgisch verkleinert und gestrafft. Andere Frauen lassen ihre äußeren Vulvalippen oder den Venushügel mit Hyaluronsäure oder Eigenfett aus Bauch und Po aufpolstern, um ihnen ein jugendlicheres Aussehen zu verleihen. Wieder andere wünschen sich, dass ihre äußere Klitoris kleiner sei oder sich an anderer Stelle in der Vulva befinde, oder sie lassen die Vorhaut der Klitoris abtragen, damit die Eichel freier liegt. Dabei geht es den Frauen zumeist nicht nur um die Ästhetik, sondern auch darum, ihre Erregbarkeit zu steigern. Allerdings klappt das nicht immer. So ist das auch bei der G-Punkt-Aufspritzung, bei der versucht wird, durch eine Anhebung der Region ein intensiveres Lusterleben zu erreichen.

Vor allem Frauen, deren Vagina nach einer Geburt geweitet ist, lassen sich unterspritzen oder straffen, um wieder enger zu werden. Das Ziel: das Spüren für sich und ihre Partner zu verbessern. Dabei könnte für einen Teil von ihnen eine Beckenbodentherapie eine effektive und nicht-invasive Alternative sein (ein Verzeichnis von Beckenbodentherapeuten findet sich in Kap. 6). Manchmal gibt es jedoch auch medizinische Gründe für eine Intimoperation. Im Fall einer Hypertrophie beispielsweise verursachen stark vergrößerte Vulvalippen Schmerzen beim Gehen, Sport oder Sex. Jeder Stoß nach innen kann die Lippen hineinstülpen, was zu unangenehmer Reibung, gar Quetschungen führen kann.

Zwar seien fachgerecht durchgeführte Eingriffe nach Einschätzung der Deutschen Gesellschaft für Ästhetisch-Plastische Chirurgie eher risikoarm, weil es sich dabei meist um kleinere, gut zu kontrollierende Operationen handele. Da das weibliche Geschlecht jedoch von sehr vielen Nerven und Blutgefäßen durchzogen ist, ist die Körperregion besonders empfindlich. Einige Frauen berichten von Sensibilitätsverlusten und anhaltenden Schmerzen als Folge von Intimoperationen, ebenso von Verwachsungen und Narbenbildungen, die bei der vaginalen Penetration und beim Wasserlassen zu Problemen führen. Außerdem können wie bei jeder anderen Operation Wundheilungsstörungen, Schwellungen, Infektionen oder Blutungen auftreten. Umfassend beforscht sind die Risiken der Eingriffe bislang nicht, außerdem gibt es noch keine wissenschaftlichen Daten, die nachweisen, ob sie langfristig psychisch und funktionell etwas verbessern.

Der Weltärztinnenbund warnt ebenso wie die Deutsche Gesellschaft für Gynäkologie und Geburtshilfe vor unerwünschten Folgen und rät von kosmetischen Intimoperationen ab. Auch weil es bislang keine allgemeingültigen Leitlinien für die verschiedenen Eingriffe gibt, also gesicherte Standards, an denen sich Chirurginnen orientieren können. Stattdessen raten Gynäkologen zur Aufklärung über das vielfältige Erscheinungsbild weiblicher Genitalien und bei Selbstwertproblemen, die in vielen Fällen hinter dem Wunsch nach einer Intimoperation stehen, auch zur Psychotherapie.

Wer sich für eine Operation entscheidet, sollte nach einem erfahrenen Intimchirurgen Ausschau halten. Meist sind das ästhetisch-plastische Chirurgen, die sich auf dem Feld der Intimchirurgie weitergebildet haben. Vorab gilt es, sich in einem ausführlichen Beratungsgespräch über den Ablauf der Operation, eventuelle Risiken und die Ausbildung des Arztes aufklären zu lassen. Die Deutsche Gesellschaft für Ästhetisch-Plastische Chirurgie bietet ein Verzeichnis ausgebildeter Intimchirurgen, ebenso die Deutsche Gesellschaft für Intimchirurgie und Genitalästhetik.

Ist mein Penis groß genug?

»Ich würde sagen, mein Penis ist mit etwa elf Zentimetern im erigierten Zustand nicht besonders groß. Lange habe ich mich im Vergleich mit anderen Männern ziemlich mickrig gefühlt. Vor allem, wenn ich diese Riesenkaliber im Porno gesehen habe. Ich dachte, für eine Frau bin ich völlig nutzlos. Mit der Zeit habe ich aber mitgekriegt, dass Frauen an einem Penis auf ganz andere Dinge achten: Wie gepflegt er ist, wie er sich anfühlt, wie er riecht und schmeckt. Ästhetik spielt zwar eine Rolle, aber die Größe ist dafür nicht entscheidend. Meine jetzige Freundin steht zum Beispiel überhaupt nicht auf große Penisse. Sie sagt, sie spürt damit nichts beim Sex, hatte in der Vergangenheit sogar schon mal Schmerzen. Ein kleinerer Penis, der weiß, was ihr gefällt und sie sinnlich verführt, ist ihr lieber.« – Jamie, 27.

Vulven sind vielfältig, Penis-Hoden-Kombis sind es ebenfalls. Es gibt größere und kleinere, kräftigere und schmalere, gebogene und gerade Penisse. Manche sind schlaff deutlich kleiner, als wenn sie erigiert sind, andere gewinnen bei der Erektion kaum an Größe. Auch Hautfarbe und Haarwuchs können ganz verschieden sein (s. Kasten). Für Pornos werden zumeist Darsteller ausgewählt, die besonders große, kräftige Penisse haben. In den Filmen sieht es außerdem so aus, als hätten sie eine unglaubliche Ausdauer. Ein Ideal, das nicht wenige Männer stresst. Dabei ist so ein Blick auf den Penis ziemlich einseitig. Denn ebenso wenig wie jeder Mann aussieht wie ein Hollywood-Schauspieler, hat nicht jeder Penis die Optik eines Porno-Exemplars. Bis ein Porno im Kasten ist, braucht es zudem viele Pausen für den Darsteller, entweder weil der Penis zwischendurch mal etwas schlaffer wird – was ganz normal ist – oder weil der Orgasmus früher kam, als er im Skript stand.

PENIS-VIELFALT

Klein und gerade oder lang und leicht nach links gebogen. Behaart, mit sichtbaren Adern, vor einem kleinen und einem großen oder zwei gleichgeformten Hoden hängend: Penisse und Hoden gibt es in verschiedenen Kombinationen.

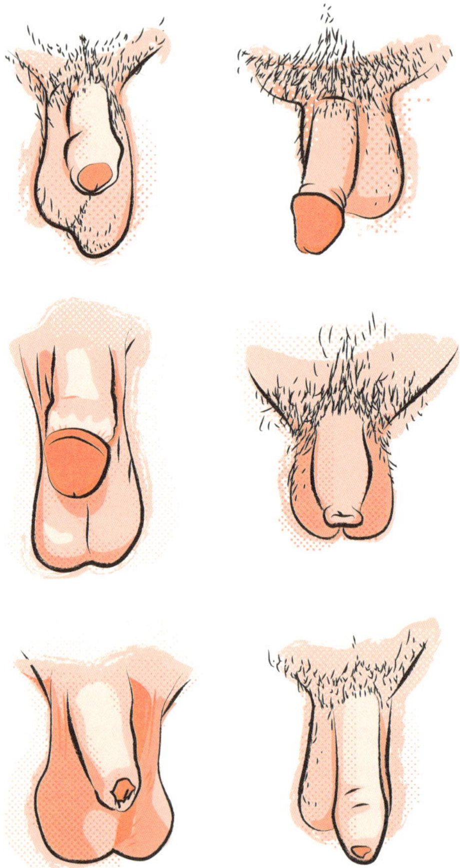

Kein Mann braucht einen pornotauglichen Penis, um tollen Sex zu haben. Übrigens sehen das auch die meisten Partnerinnen und Partner so. Ihnen geht es vielmehr um den Mann, dem der Penis gehört. Als Forscher Frauen gezielt fragten, was das gute Aussehen eines Penis ausmache, stellte sich heraus, dass ein guter Gesamteindruck wichtig ist, gefolgt vom Aussehen der Intimbehaarung, der Penishaut, dem Penisumfang und der Form der Eichel. Erst auf dem sechsten Platz tauchte die Länge auf. Unwichtiger waren nur das Aussehen der Hoden und die Position der Harnröhre. Einer anderen Studie zufolge waren 85 Prozent der heterosexuellen Frauen mit der Penisgröße ihres Partners völlig zufrieden.

Das hat nachvollziehbare Gründe: Die durchschnittliche Vagina ist nur etwa acht bis zwölf Zentimeter tief. Erst wenn eine Frau richtig erregt ist und der Beckenboden sich entspannt, dehnt sich die Vagina noch etwas aus. Bereits ein durchschnittlicher Penis misst im erigierten Zustand aber zwölf bis 15 Zentimeter (gemessen mit dem Maßband am Penisrücken von der Peniswurzel bis zur Penisspitze) und ist damit zu lang für eine durchschnittliche Vagina. Ein 20-Zentimeter-Penis (oder mehr), wie er im Porno oft zu sehen ist, der fest und schnell hineingestoßen wird, fühlt sich für die meisten Frauen deshalb nicht gut an oder schmerzt sogar. Auch zu Verletzungen wie Rissen am Eingang oder im Inneren der Vagina kann es kommen. Ähnlich ist es beim Analsex: Idealerweise sollte nichts in den Darm eingeführt werden, was länger als zehn Zentimeter ist, um keine Verletzungen zu riskieren.

Was ist ein Mikropenis?

Wenn ein Penis im erigierten oder gestreckten schlaffen Zustand nicht größer als 7 bis 7,5 Zentimeter ist, gilt er als Mikropenis. Mancher Mikropenis ist so klein, dass er sich in einer Hautfalte verbirgt, also gar nicht zu sehen ist.

Männer mit einem Mikropenis kommen meist damit auf die Welt. Die Ursachen liegen in den Genen oder Hormonen, und manchmal ist es auch ein Zeichen von Intergeschlechtlichkeit, wenn anatomisch nicht eindeutig festzulegen ist, ob jemand männlich oder weiblich ist. Noch vor einigen Jahrzehnten haben Ärzte betroffenen Jungen oft den Mikropenis entfernt und den Eltern geraten, ihr Kind als Mädchen zu erziehen. Weil heute jedoch bekannt ist, dass die meisten Betroffenen sich eher dem männlichen Geschlecht zugehörig fühlen, ist es damit glücklicherweise vorbei.

Weil das Einführen in die Vagina für Männer mit einem Mikropenis nur in bestimmten Stellungen möglich ist, stehen sie vor der Herausforderung, in der Sexualität ganz eigene Wege zu beschreiten. Trotzdem können sie ein aufregendes Sexleben haben. Dabei hilft es, den ganzen Körper als Spielwiese zu betrachten. Berührungen mit Händen und Fingern, Oralsex und Vibratoren können ebenso für Lust sorgen wie die folgenden Stellungen für den Vaginalsex:

- Missionarsstellung mit einem oder mehreren Kissen unter dem Po der Partnerin.
- Missionarsstellung, wobei sie die Beine breit spreizt.
- Doggy Style, wobei die Partnerin sich auf die Ellbogen stützt und die Beine zusammennimmt.
- Umgekehrte Reiterstellung, wobei sie auf ihm sitzt, aber in Richtung seiner Füße schaut.

Ein Mikropenis hat gegenüber einem größeren Penis auch Stärken: Stimmt der Winkel, mit dem er in die Vagina eindringt, kann er die G-Zonen, die bei einem Teil der Frauen an der Vorderwand der Vagina zu finden sind, stimulieren. Auch Analsex ist mit einem kleineren Penis oft lustvoller und einfacher durchzuführen. Kondome in kleinen Größen lassen sich im Netz bestellen.

Schlüssel und Schloss

Ob nun enge, kurze Vagina und kräftiger, langer Penis oder weite, tiefe Vagina und schmaler, kurzer Penis – nicht immer passen die Genitalien von Mann und Frau so zusammen, dass der Kontakt für beide angenehm und gut spürbar ist. Doch es gibt Tricks, damit es besser passt:

- *Schmaler Penis:* Mit kreisförmigen Bewegungen und lockerem Becken lassen sich die Wände der Vagina ringsum stimulieren. Besonders empfindlich ist die Vagina in ihrem unteren Drittel nahe am Eingang. Manche Frauen mögen es auch, wenn zusätzlich zum Penis ein Finger in die Vagina geschoben wird.
- *Kurzer Penis:* Es gibt gar nicht so wenige Frauen, die mit einem kürzeren Penis glücklicher sind als mit einem langen. Mit ihm ist der sensible Bereich in der Nähe des Scheideneingangs besonders gut zu stimulieren. Wenn es der Frau wichtig ist, sich vaginal ausgefüllt zu fühlen oder an der Zervix erregt zu werden, können Sextoys helfen. Manche Paare mögen auch Strap-ons – Dildos zum Umschnallen, die den Job der tiefen Stimulation übernehmen.
- *Kräftiger Penis:* Bei einem besonders kräftigen Penis besteht das Risiko, dass es zu schmerzhaften Rissen am Scheideneingang kommt. Benutzt deshalb am besten reichlich Gleitgel und geht besonders behutsam vor. Beckenbodenübungen und Atemtechniken können manchen Frauen helfen, die Muskulatur um die Vagina herum noch etwas weiter zu lockern. Vielen Frauen hilft es auch, wenn sie beim Sex mit einem kräftigen Penis die Bewegungen selbst steuern. Du merkst am besten, welche Penetration dir beim Sex noch guttut. Klappt es nicht, steigt lieber auf andere Stimulationsarten oder Sextoys um.
- *Langer Penis:* Auch mit einem langen Penis ist es oft besser, behutsam und langsam vorzugehen. So spürt ihr beide besser, was geschieht, und ihr könnt euch leichter abstimmen, wie tief der Penis sich vorwagen darf und wo er bremsen sollte. Auch hier funktioniert es oft besser, wenn die Frau beim Sex aktiv wird. Durch flexible Bewegungen ihres Beckens kann sie bestimmen, welcher Winkel für sie angenehm ist und wie tief sie den Penis eindringen lässt. Mit einer Hand am unteren Teil des Penis hast du zusätzlich die Sicher-

heit, dass der Penis nicht aus Versehen zu tief rutscht. Außerdem kannst du deinen Partner zugleich stimulieren.

Intimoperationen für Männer

Wie bei Frauen werden auch unter Männern Intimoperationen beliebter. Der häufigste Eingriff, für den sich Männer entscheiden ist – mancher ahnt es bereits – die Penisvergrößerung. Es ist heute möglich, den Penis zu verdicken und zu verlängern. Häufig kombinieren Chirurgen beide Techniken in einem Eingriff. Um den Penis zu verdicken, wird Hyaluronsäure oder Fett von einer anderen Körperstelle unter die Penishaut gespritzt und gleichmäßig über die gesamte Penislänge verteilt. Das wird so oft wiederholt, bis die gewünschte Dicke erreicht ist. Zur Verlängerung schneidet der Chirurg das Halteband zwischen Penisschaft und Schambein durch. So wird ein größerer Teil der Schwellkörper sichtbar, die sonst im Körperinneren verborgen sind. Statt im Bogen verläuft der Penis anschließend gerade und wirkt so um bis zu fünf Zentimeter länger.

Psychotherapie kann eine echte Alternative für Männer sein, die den Wunsch nach einer Penisvergrößerung verspüren. Darauf deutet zumindest eine kleinere Studie hin. Demnach genügten 44 von 60 Männern psychotherapeutische Gespräche, um ihren Leidensdruck zu mindern. Sie verzichteten anschließend auf eine Operation. Die 16 anderen Männer ließen sich zwar operieren, nur neun von ihnen waren allerdings mit dem Ergebnis zufrieden. Die Eingriffe führten also nicht zwangsläufig zu einem verbesserten Selbstwertgefühl.

Anders ist es möglicherweise bei Männern mit einem Mikropenis. Sie scheinen häufiger von Operationen zu profitieren. Mit Hautlappen von anderen Körperstellen, zum Beispiel aus dem Unterarm, bauen Chirurgen dabei den Penis auf, um ihn zu vergrößern. Möglich ist auch, eine Prothese einzusetzen. Allerdings unterscheidet sich ein solcher Penis optisch von einem natürlichen – und zwar so sehr, dass nicht jeder Mann mit dem Ergebnis zufrieden ist.

Gelegentlich gibt es in Deutschland Männer, die ihre Vorhaut als hässlich oder störend empfinden und sich deshalb beschneiden lassen. Weitaus üblicher als in Deutschland ist dieser Eingriff in den USA und Australien. Auch im Judentum, Islam und Jesidentum sind Beschneidungen weit verbreitet, ebenso in einigen afrikanischen und asiatischen Ländern. Die Gründe sind in diesen Fällen jedoch eher religiös oder kulturell. Medizinisch sinnvoll ist eine Beschneidung übrigens dann, wenn die Vorhaut verengt ist und es deshalb beim Sex schmerzt oder sich Vorhaut, Eichel, Harnröhre oder Blase entzünden. Entweder wird die Vorhaut dann vollständig entfernt, wodurch die Eichel anschließend komplett frei liegt. Oder ein Teil wird erhalten, damit die Eichel stellenweise bedeckt bleibt.

Auch den Hodensack können Männer sich straffen lassen. Er ummantelt und schützt die Hoden und Nebenhoden und besteht vor allem aus Haut und Muskeln. Letztere ziehen sich zwar bei Kälte stark zusammen, sie können jedoch so schwach ausgeprägt sein, dass der Hodensack auffallend schlaff herunterhängt. Manche Männer empfinden das als unschön, andere als ernsthaft störend, vor allem wenn sie deshalb oft Rötungen, Juckreiz oder sogar Schmerzen haben. In einem operativen Eingriff können sie die überschüssige Haut entfernen lassen.

Auch hier solltest du nach Fachärzten für Plastische und Ästhetische Chirurgie suchen, wenn du überlegst, dich operieren zu lassen. Der Arzt oder die Ärztin sollte viel Erfahrung mit den beschriebenen Operationen aufweisen und vorab in einem ausführlichen Beratungsgespräch über den Ablauf und eventuelle Risiken informieren.

Kein Afro im Intimbereich?

»Ich rasiere mich immer, bevor ich ausgehe. Man weiß ja nie, was sich ergibt, und die Vorstellung, dass meine Eroberung als Erstes die Haare an meiner Vulva sieht, wenn sie mich auszieht, ist mir unerträglich. Schließlich hat man nur einmal die Chance, einen guten ersten Eindruck zu hinterlassen.« – Deborah, 31.

Nicht nur Mainstream-Pornos, auch die Berichte über vaginalen Oralsex, die ab den neunziger Jahren vermehrt in Frauenzeitschriften erschienen, lösten einen weiteren Trend im Genitalbereich aus – die Intimrasur. Während der natürliche Wuchs nach der sexuellen Revolution 1968 noch als Symbol der Befreiung von Prüderie und Patriarchat galt, halten manche heute haarlose Vulven für ein Zeichen befreiter Sexualität und gestärkten Selbstvertrauens der Frau. Eine sichtbare Vulva, die sich nicht hinter Haaren versteckt, könne besser erkundet werden und fördere die Emanzipation, heißt es. Wer sich rasiert, mache sich mit den Vulvalippen, der Klitoris und Vagina vertraut. Frauen könnten zudem mehr spüren, weil eine nackte Vulva empfindsamer sei als eine behaarte. Und sie seien bereit, dem Partner oder der Partnerin ihr Genital unverdeckt zu zeigen, was es erogener mache.

Vor allem unter jüngeren Menschen ist die Intimhaarentfernung angekommen. Unter den 18- bis 34-jährigen Frauen in Deutschland entfernen sich vier von fünf regelmäßig die Haare im Genitalbereich, unter den Männern im selben Alter immerhin zwei von drei. Für viele gehört die Intimenthaarung einfach zur Körperpflege dazu. Ästhetischer, hygienischer und praktischer sei ein glatt rasiertes Genital, schließlich habe man dann auch beim Oralsex keine Haare im Mund. Beliebt ist unter Frauen der Brazilian Cut, bei dem alle Haare komplett entfernt werden. Manche nutzen ihren Venushügel auch als Leinwand, rasieren etwa einen Landing-Strip, einen senkrechten Haarstreifen, der zur Vagina führt. Andere gestalten mit Schablonen Herzen, Blitze und Smileys oder sie flechten kleine Zöpfe. Andere färben die Intimbehaarung. Männer sind dagegen etwas zurückgenommener und entscheiden sich meist für die Komplettrasur oder beschränken sich auf die Entfernung der Haare an Peniswurzel und Hoden.

Was viele nicht wissen: Wer seine Haare im Genitalbereich entfernt, lebt unter Umständen riskanter. Denn man infiziert sich leichter mit einigen sexuell übertragbaren Erkrankungen. Das offenbarte eine Studie aus den USA. Vor allem an der Haut ließen sich Ansteckungen feststellen. Virusinfektionen wie Herpes, HPV und Dellwarzen, aber auch Syphilis waren unter Menschen, die ihre Intimhaare in der Vergangenheit schon einmal entfernt hatten, häufiger als unter anderen Personen. Auch Chlamydien und HIV kamen bei ihnen öfter vor. Schon kleine Verletzungen der Haut, so die Vermutung, erleichtern es den Krankheitserregern, in den Körper vorzudringen.

Solche Verletzungen entstehen leicht, wenn man sich rasiert. Deshalb sollte man dabei besonders umsichtig und sanft vorgehen. Aber auch Waxing gilt nicht als völlig sicher, denn beim Herausreißen der Haare samt Wurzel kann es ebenfalls zu kleinen Verletzungen und Entzündungen kommen. Wer Enthaarungscremes benutzt, hat zwar ein geringeres Ansteckungsrisiko, dafür sind die Mittel nicht für jeden gut verträglich. Deshalb solltest du Cremes immer erst auf einer kleinen Hautstelle testen, ehe du sie im gesamten Intimbereich anwendest. Sich per Laser dauerhaft die Haare entfernen zu lassen, kann gut funktionieren, wenn das zum Beispiel ein Hautarzt sachgerecht durchführt.

SAFER SHAVING

1. Vor der Rasur die Haut waschen, um dort Keime zu reduzieren.
2. Rasierschaum auftragen, damit der Rasierer über die Haut gleitet und nicht ins Stocken kommt oder reibt. Duschgel oder Shampoo sind kein Ersatz hierfür.
3. Stets eine frische, saubere Klinge verwenden. Rasierklingen oder elektrische Rasierer sollten nicht mit anderen Personen geteilt werden, ansonsten können sich Keime ziemlich leicht übertragen.
4. Die Haare mit der Wuchsrichtung kürzen. Das ist zwar etwas weniger gründlich, führt aber dafür zu weniger Verletzungen.
5. Am besten im Sitzen rasieren, zum Beispiel am Badewannenrand oder auf einem Bidet. So sind eine gute Sicht und Kontrolle gegeben. Beim Rasieren im Liegen kommt es häufiger zu Verletzungen.
6. Weil man selbst am besten spürt, wie der Rasierer geführt werden muss, sollte man auch selbst Hand anlegen. Eine gegenseitige Rasur mag zwar erotisch sein, es ist aber auch leichter, sich dabei zu verletzen.

Übrigens ist wenig Haar zwar gerade noch beliebt, doch gibt es natürlich längst wieder einen Gegentrend dazu. Wer Haar zwischen den Beinen trägt, wird als avantgardistisch und feministisch gefeiert. Raus aus dem Zwang, den Mainstream-Pornos auslösen können, hin zu einem selbstbestimmten körperlichen und sexuellen Selbstausdruck. In alternativen Sex- und Erotikfilmen bildet sich das bereits ab, ebenso in Debatten unter jungen Menschen – auch in den Medien. Modebewusste Blogger, Autorinnen und Influencer rufen bereits eine neue Hippie-Ära aus, die die ästhetischen Elemente der späten sechziger und frühen siebziger Jahre wieder aufgreift. Unter Männern zeigt das derzeit noch der hippe Vollbart, für den es mittlerweile in allen Drogeriemärkten dutzende Cremes, Öle und Pflegemittel gibt. Auch wenn es ums Brusthaar geht, rücken viele Männer inzwischen wieder ab von der Glattheit, die seit den neunziger Jahren beliebt wurde. Wohin sich der Haartrend zukünftig entwickeln wird, bleibt abzuwarten.

Gestochen scharf für mehr Lust

> »Meinen Bauchnabel habe ich mir als Teenager piercen lassen. Ich mag den Stecker bis heute. Mein aktueller Freund findet ihn sogar richtig aufregend, er spielt gern mit der Zunge daran herum. Das fühlt sich schon echt gut an. Daher überlege ich, mir den Nippel durchstechen zu lassen. Ich hab zwar gehört, man kann sich auch die Klitoris durchstechen lassen, aber das ist mir irgendwie zu krass. Das muss doch total wehtun!« – Magdalena, 34.

Genitalpiercings sind beliebter als je zuvor. Unter schwulen, lesbischen und queeren Menschen oder auch in der Sadomaso-Szene sind sie seit den sechziger Jahren am ehesten bekannt. Oft sollen sie die Lust steigern oder auch nur zeigen, welche sexuellen Vorlieben man hat. Mittlerweile finden sie aber auch anderswo Verbreitung. Jedes fünfzigste Piercing wird heute in Vulva, Penis, Hoden, Damm oder Anus gestochen, einer unter 250 Männern und eine unter 500 Frauen trägt eines, hat eine britische Studie ermittelt. Piercings gelten als Zeichen von Selbstbewusstsein und Selbstausdruck. Und sie können dich deinen Körper neu spüren lassen. Schon bei kleinen Körperbewegungen können Intimpiercings erregend wirken, im Alltag wie auch beim Sex. Viele Paare spielen mit dem Schmuck, und mancher Orgasmus wird erst mit Ringen und Steckern möglich. Auch Partnerinnen und Partner haben mitunter etwas davon, wenn die Piercings des anderen sie stimulieren.

INTIMPIERCING-KUNDE

Wer sich im Genitalbereich piercen lassen möchte, muss erstmal entscheiden: Wo eigentlich? Denn es gibt sowohl an Vulva und Vagina als auch am Penis und Hoden viele Möglichkeiten.

Vulva und Vagina

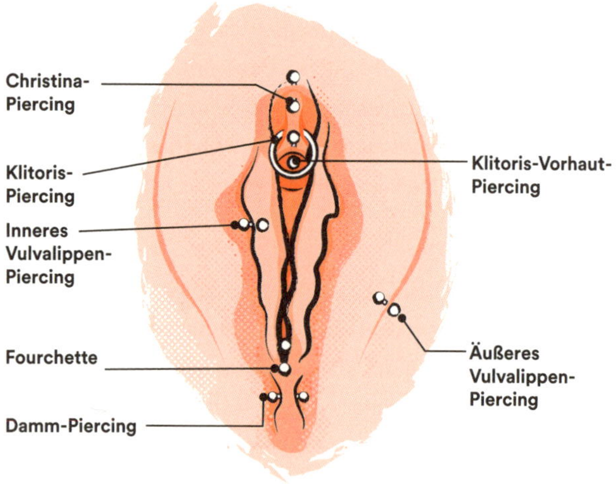

Frauen können sich die Eichel und die Vorhaut der Klitoris stechen lassen, da hat Magdalena recht. Doch nicht nur die: auch die inneren und äußeren Vulvalippen, den Eingang zur Vagina und den Venushügel. Ringe und senkrechte Stäbe können das Lustempfinden nochmal deutlich steigern. Vertikal in die Falte, wo die großen Vulvalippen zusammenfinden, wird das Christina-Piercing gesetzt, das am Venushügel

Penis und Hoden

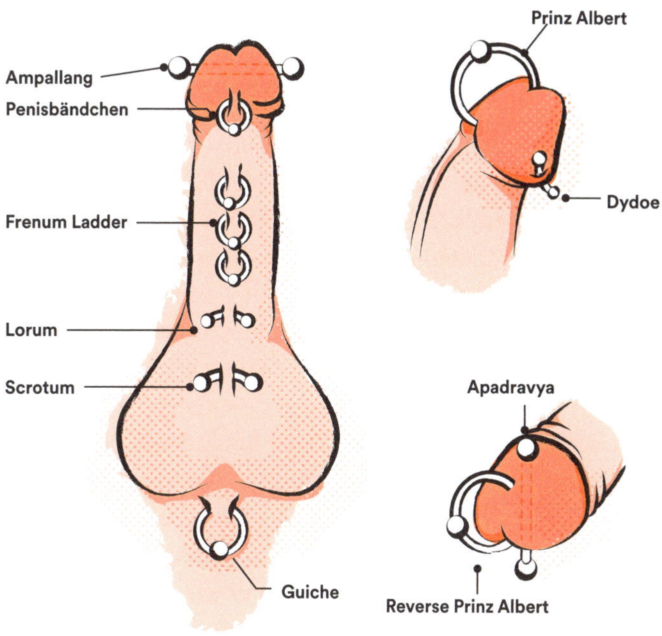

wieder austritt. Auch die Harnröhre kann man piercen, ebenso wie Damm und Anus.

Männer mögen Stäbe oder Ringe an der Eichel wie das Ampallang-Piercing und den Apadravya. Ampallang kommt aus dem Indonesischen und bezeichnet ein Stäbchen, das Jungen auf Inseln wie Borneo und Celebes traditionell horizontal durch die Eichel des Penis gestochen wird. An beiden Seiten des Stabs sind Kugeln angebracht, die Frauen beim Geschlechtsverkehr stimulieren sollen. Der Apadravya wiederum wird längs gesetzt, verläuft meistens zwischen dem Ansatz des Penisbändchens und der Eicheloberseite und damit durch die Harnröhre. Die Kombination beider nennt sich Magic Cross. Beschnittene Männer tragen gerne einen Ring am Rand der Eichel – einen Dydoe. Wer noch eine Vorhaut hat, fände das eher unbequem.

Das Prinz-Albert-Piercing ist ein Klassiker unter den Piercings für Männer. Er durchsticht den Penis an der Unterseite in Höhe des Penisbändchens und verläuft innen in der Harnröhre bis er an deren Öffnung austritt. Im viktorianischen Zeitalter trugen ihn Männer, um den Penis in einer engen Uniformhose zu fixieren und so zu vermeiden, dass dieser sich nach außen abzeichnete. Auch an Penisbändchen, Vorhaut, Schaft, Hodensack, Damm und Anus sind Piercings möglich.

Gelegentlich macht der Schmerz für intimgepiercte Menschen den Reiz aus. Piercings stechen, daran saugen, ziehen oder Gewichte anhängen sind Spielarten, die vor allem in der BDSM-Szene häufiger sind. Auch Implants sind hier gelegentlich anzutreffen, kleine Stahlkugeln, die unter die Haut geschoben werden. Zum Teil werden mehrere dieser Hügelchen nebeneinander gesetzt, sodass sie ein Muster ergeben.

Dasselbe gilt für Playpiercings, Injektionskanülen oder Sicherheitsnadeln, die flach durch die Haut gestochen werden. So lassen sich ganze Kunstwerke schaffen, indem Rücken, Vagina oder Po mit Nadeln, Federn oder Bändern verziert werden. Durch die Stichkanäle gezogene Angelschnüre wiederum machen es möglich, den Körper fest zu verpacken. Sewings nähen oder tackern die Vagina oder die Penisvorhaut zu. Auch hier geht es um die Lust am Schmerz: eine straffe Fadenführung oder enges Tackern erhöhen den Kick. Haken, die in der Haut verankert werden, erlauben es gar, den gesamten Körper an Schnürungen aufzuhängen. Natürlich nur vorübergehend. Nach dem lustvoll-schmerzhaften Spiel werden sie wieder entfernt. »Playpiercing ist ein blutiger Sport, dem mit großer Sorgfalt und Respekt entgegengetreten werden sollte«, schreibt dazu Deborah Addington. Die Piercerin ist selbst gern »Nadelkissen« und mag BDSM. Wichtig sei es, medizinisch vorzusorgen, um Infektionen zu vermeiden. Richtig durchgeführt, könne die schmerzhafte Spielerei die Verbindung von Haut, Psyche und Seele erfahrbar machen.

Wenn du dir Intimschmuck wünschst, solltest du dich vorab von einem professionellen Piercer beraten lassen. Jeder Mensch ist anders gebaut, nicht jedes Piercing ist deshalb für jeden geeignet. Es kann sein, dass die Klitoriseichel oder die Vorhaut so schmal sind, dass der Ring leicht ausreißen könnte. Oder es gibt bestimmte Strukturen, die zu schützen sind, weil sie von wichtigen Nerven oder Gefäßen durchzogen sind. Ein falsch gesetztes Piercing kann schlimmstenfalls jegliches Gefühl in einer Körperregion abtöten. Die äußeren Vulvalippen wiederum enthalten viel Fettgewebe, was die Heilung erschwert. Und bei Analpiercings kommt es besonders leicht zu Infektionen.

Tatsächlich sind Komplikationen nicht so selten. Jeder Dritte, der gepierct ist, hat unerwünschte Blutungen, Allergien, Infektionen oder Risse im Gewebe. Vor allem dann, wenn ein Laie das Piercing gestochen hat. Jeder siebte Gepiercte braucht deshalb eine ärztliche Behandlung, in jedem 100. Fall ist ein Krankenhausaufenthalt notwendig. Wenn eine frisch gestochene Stelle wärmer wird, gerötet ist oder geschwollen, schmerzt oder eitert, solltest du schnell zum Arzt. Beim unsachgemäßen Piercen können außerdem Erkrankungen wie HIV, Hepatitis B oder C und Syphilis übertragen werden. Gut gestochen und gut gepflegt verheilt die Wunde je nach Piercing aber in einem Zeitraum zwischen wenigen Wochen und sechs Monaten vollends. Sex ist in dieser Zeit oft keine gute Idee, nicht nur weil Druck und Reibung schmerzen, sondern auch weil Keime leichter übersiedeln und für Entzündungen sorgen können.

WIE FINDE ICH EINEN GUTEN INTIMPIERCER?

1. **Such dir so viele Infos wie möglich:** Piercer oder Piercerin ist kein Ausbildungsberuf, und nicht jeder, der gute Nabelpiercings macht, sticht auch gut Intimpiercings. Frag Bekannte, die ein Piercing haben, recherchiere im Netz nach Piercern, die auf ihren Seiten kompetent über medizinische Fragen und Hygiene aufklären. Oder schau dir an, was in Piercing-Foren empfohlen wird.
2. **Verschaff dir einen persönlichen Eindruck:** Weiß der Piercer genau, wovon er spricht? Nimmt er sich Zeit für dich? Geht er auf alle deine Fragen ein? Wie lange pierct er schon? Macht er das hauptberuflich oder nur nebenbei als Tätowierer oder Kosmetiker? Wie viel Erfahrung hat er mit Intimpiercings?
3. **Wie läuft die Beratung?**
   - Informiert dich die Piercerin ausführlich zu deinem gewünschten Piercing? Was möglich ist, was nicht? Über den Ablauf, die Materialien, das richtige Verhalten danach und die Heilungszeit?
   - Erklärt sie dir, mit wie viel Schmerzen du zu rechnen hast? Erkundigt sie sich nach deinem Schmerzempfinden? Weiß sie, wie man das Piercen angenehmer gestalten kann?
   - Macht sie sich ein Bild von deiner gesundheitlichen Situation? Fragt sie nach Allergien (etwa Nickel, Kobalt oder Latex), infektiösen Erkrankungen (beispielsweise HIV, Hepatitis) und Blutungsneigungen? Ob du blutverdünnende Mittel einnimmst? Wenn du eine Herzerkrankung oder eine anfällige Kreislaufsituation hast, solltest du vorher mit deinem Arzt oder deiner Ärztin klären, ob ein Piercing okay ist. In der Schwangerschaft sollte kein Piercing gestochen werden.
   - Klärt die Piercerin dich über die Risiken auf – wie Schwellungen, Blutergüsse, Nachblutungen oder Spannungsgefühle? Erklärt sie dir, wie du vorgehen musst, wenn es zu Komplikationen kommt? Wann es etwa Zeit ist, zum Arzt zu gehen?

4. **Mach einen Hygiene-Check:**
   - Ist der Piercing-Bereich vom restlichen Studio abgetrennt? Er sollte in einem Extraraum oder mit einer Wand vom restlichen Studio separiert sein.
   - Wirkt der Piercing-Bereich ordentlich und frei von Schmutz und Staub? Lebensmittel, Getränke, Zigaretten und Haustiere haben im Piercing-Bereich nichts zu suchen.
   - Sind alle Oberflächen glatt und abwischbar?
   - Befinden sich Einmalunterlagen auf der Liege und dem Platz für die Instrumente?
   - Gibt es im Piercing-Bereich ein Handwaschbecken, das aber mindestens einen Meter vom Arbeitsplatz entfernt ist oder über einen Spritzschutz verfügt?
   - Sind Seifen- und Desinfektionsmittelspender zu sehen? Gibt es Einmalhandtücher?
   - Gibt es einen durchstichsicheren Abfallbehälter für Nadeln und Kanülen?
   - Wäscht und desinfiziert der Piercer seine Hände, bevor er zu piercen beginnt?
   - Zieht er frische Einmalhandschuhe an?
   - Sind Nadeln und Schmuck steril verpackt? Werden sie erst vor den Augen der Kunden geöffnet?
   - Wurden die Nadelhalter, Griffstücke, Pinzetten oder Zangen, die zur Anwendung kommen, zuvor gereinigt und desinfiziert?
   - Wird die Hautstelle, wo das Piercing hin soll, vorher gereinigt und desinfiziert? Manchmal gilt es, auch erst noch Körperhaare zu entfernen.

Sex soll Spaß machen und sicher sein – ein Update zu Safer Sex

»Ich möchte mich gerne einmal auf verschiedene sexuell übertragbare Krankheiten testen lassen, weil ich in der Vergangenheit schon mehrere Sexpartner hatte. Meine Ärztin sagte mir, solange ich immer mit Kondom verhüte und keine Beschwerden habe, sei das nicht nötig. Stimmt das? Und wohin wendet man sich am besten, um sich einmal komplett untersuchen zu lassen?« – Tonja, 31.

Die meisten wissen heute besser über Safer Sex Bescheid als noch vor einigen Jahrzehnten. Das hängt mit dem HI-Virus zusammen, das seit den Achtzigerjahren Millionen von Menschen infiziert hat. Die Angst vor Aids war damals groß, auch weil Medizinerinnen und Ärzte so wenig gegen das Virus ausrichten konnten. Menschen, die sich angesteckt hatten, wurden stigmatisiert und gemieden. Viele Familien, Freunde und Bekannte wandten sich ab, sobald klar wurde, dass jemand in ihrer Mitte infiziert war. HIV ist bis heute vor allem eine Infektion, die sofort mit homosexuellen und queeren Menschen, Sexarbeitern oder Menschen in Entwicklungsländern in Verbindung gebracht wird. Dabei sucht sich das Virus seine Wirte nicht danach aus, wer sie sind, sondern ob es in den Körper gelangen kann.

In den vergangenen Jahrzehnten seit Ausbruch der Epidemie hat sich wahnsinnig viel getan. Ausführliche Aufklärungsarbeit und große Kampagnen haben den meisten Menschen klargemacht, dass Kondome wichtig sind, wenn beim Sex ein Penis in eine Vagina oder einen Anus kommt. Auch wenn sich manche weiterhin dagegen sträuben oder bewusst Risiken eingehen und auf Safer Sex verzichten, waren die HIV-Neuinfektionsraten in Deutschland in den letzten Jahren stabil und sind seit 2015 sogar gesunken. Längst muss niemand mehr an HIV und einer späteren Aidserkrankung sterben – über die Jahre sind Medikamente und Therapien besser und verträglicher geworden. Gelingt es, die Anzahl der Viren im Blut genügend zu vermindern, sind Betroffene auch nicht mehr ansteckend für andere.

Viele Menschen sind deshalb heute wieder nachlässiger, was Safer Sex betrifft. Schließlich kann uns nicht mehr so viel passieren, oder? Ein gefährlicher Mythos. Kein Wunder, dass die Bundeszentrale für gesundheitliche Aufklärung den Deutschen ein mangelndes Wissen über sexuell übertragbare Erkrankungen bescheinigt. Zwar wüssten die meisten über HIV und Aids Bescheid, was andere sexuell übertragbare Erkrankungen betreffe, aber kaum. Das ist riskant, denn einige Infektionen können schwere Langzeitfolgen haben.

Vielen ist außerdem nicht klar, dass man sich und andere auch durch Oralsex, das Berühren mit den Händen, Sextoys, Gleitgeltuben oder andere Gegenstände mit bestimmten Erregern anstecken kann. Auch dass Analverkehr ohne Kondom besonders gefährlich ist, weil die Darmschleimhäute so empfindlich sind, ist vielen nicht bewusst. Und noch ein weiterer Irrglaube geistert durch die Köpfe: Wenn ich nichts merke, kann ich nicht infiziert sein. Dabei schlummern viele Erkrankungen über lange Zeit still im Körper. Auch wenn sie einem selbst erstmal nichts anhaben, können sie problemlos weitergereicht werden.

Ein Beispiel sind die *Humanen Papillomaviren*, kurz HPV. Sie sind die häufigsten sexuell übertragbaren Viren weltweit. Manche HP-Viren sind hochriskant, weil sie Krebs auslösen können. Nicht nur am Gebärmutterhals, sondern auch an Vulva, Vagina, Penis, Anus, Mund, Mandeln, Rachen, Kehlkopf, Nase, Speiseröhre und den Atemwegen. Vor allem im Bereich von Kopf, Hals und Anus verzeichnen wir aktuell steigende Zahlen. Das liegt vor allem daran, dass die Menschen heute viel mehr Oral- und Analsex haben als noch vor einigen Jahrzehnten. Jedes Jahr erkranken rund 13 000 Menschen in Deutschland an Mund- und Rachentumoren. Studien legen nahe, dass fast die Hälfte dieser Krebserkrankungen durch sexuell übertragbare Hochrisiko-HPV verursacht wird. Zwar gibt es inzwischen eine Impfung gegen HPV, die vielen Tumoren vorbeugen kann. Sie wird vor allem für Mädchen und Jungen zwischen 9 und 14 Jahren empfohlen, kann aber auch für ältere Jugendliche und für Erwachsene sinnvoll sein. Bisher wird die Impfung jedoch viel seltener genutzt, als es gut wäre.

Chlamydien sind ebenfalls weit verbreitet. Jede 17. Person in Deutschland hat sie, besonders betroffen sind jüngere Menschen. Bis zu jede fünfte Frau zwischen 20 und 24 Jahren und jedes zehnte Mädchen im Alter von 17 Jahren ist infiziert. Bei etwa jedem dreizehnten Mann, der Sex mit Männern hat, finden sich rektal Chlamydien. Unbehandelt können die Bakterien bei Frauen Entzündungen in Gebärmutter, Eileitern und Bauchhöhle, bei Männern in Nebenhoden und Prostata hervorrufen. Sowohl für Frauen als auch für Männer kann eine solche Entzündung zu Unfruchtbarkeit führen. Die Aidshilfe Köln geht davon aus, dass ungefähr 100 000 Frauen in Deutschland deswegen ungewollt kinderlos sind. Auch gefährliche Eileiter- und Bauchhöhlenschwangerschaften hängen mit den Mikroben zusammen.

Seit der Jahrtausendwende steigen außerdem die Infektionsraten der *Syphilis* wieder kräftig an. Warum, ist nicht ganz klar. Untersuchungen zeigen, dass sich vor allem Männer, die mit Männern Sex haben, die Bakterien einfangen. Am häufigsten sind Menschen in Großstädten wie Berlin, Köln, München oder Hamburg betroffen. Auffällig ist, dass der Anstieg der Syphiliszahlen zeitlich zusammenfällt mit dem rasanten Wachstum von Online-Portalen. Deshalb vermuten manche genau hier einen Zusammenhang. Männer, die Sex mit Männern haben, finden ihre Partner heute besonders oft per App und über Dating-Angebote im Netz. Wird eine Syphilisinfektion nicht behandelt, sind lebensbedrohliche Schäden an Gehirn und Nerven, Blutgefäßen und inneren Organen möglich.

Auch der Tripper – im medizinischen Sprachgebrauch die *Gonorrhoe* – erlebt leider ein Comeback. Zwischen 2008 und 2015 stiegen die Infektionsraten in Europa um das Zweieinhalbfache, stärker unter Männern als unter Frauen. Homosexuelle Männer machen dabei etwas weniger als die Hälfte der Fälle aus, heterosexuelle Frauen und Männer liegen mit 22 beziehungsweise 24 Prozent der Ansteckungen etwa gleichauf. Auch in Deutschland dürfte sich der Erreger stark verbreitet haben, darauf deuten Zahlen aus Sachsen hin, wo die Erkrankung meldepflichtig ist. Die Bakterien können bei Männern die Nebenhoden und die Prostata befallen und damit schlimmstenfalls unfruchtbar machen. Bei Frauen infizieren sie Gebärmutter, Eierstöcke und Eileiter und sorgen dort für Entzündungen. Das kann sich ebenfalls negativ auf die Fruchtbarkeit auswirken oder gefährliche Eileiter- und Bauchhöhlenschwangerschaften auslösen.

HPV, Chlamydien, Syphilis und Tripper zählen zu den häufigsten sexuell übertragbaren Erkrankungen in Deutschland. Doch auch *HIV* ist hierzulande noch immer ein Thema. Derzeit sind schätzungsweise 86 000 Menschen mit dem Virus infiziert, darunter sehr viel mehr Männer als Frauen. Die meisten betroffenen Männer haben Sex mit anderen Männern. Etwa 11 000 Menschen mit HIV wissen nicht, dass sie infiziert sind. Wird die Infektion nicht behandelt, schwächt das die Immunabwehr des Körpers mit der Zeit immer mehr. Aids bricht aus. Bakterien, Pilze und Viren, mit denen der Körper in Kontakt kommt, haben größere Chancen, Krankheiten auszulösen, selbst gegen zuvor harmlose Erreger kann der Körper irgendwann nichts mehr ausrichten. Dazu kommen Krebserkrankungen wie Lymphome oder das Kaposi-Sarkom, Hirnerkrankungen und schließlich der Tod. Wer sich aber heute konsequent an seine Therapie hält, wird zumeist nicht nur genauso alt wie Nichtinfizierte, sondern senkt auch das Risiko, das Virus beim Sex zu übertragen, auf nahezu null. HIV muss heute also kein Todesurteil mehr sein, heilbar aber ist die Infektion längst noch nicht.

Ebenfalls durch Sex übertragbar sind Hepatitisviren. *Hepatitis* ist eine Entzündung der Leber, die dort zu Vernarbungen und Schrumpfungen führen und eine Lebertransplantation notwendig machen kann. Auch Leberkrebs kann entstehen. Vor allem der Virus-Typ B ist verbreitet, aber auch C und der weniger bedrohliche Typ A kommen vor.

Brennende, schmerzhafte Bläschen mit wässrigem Inhalt, die sich zumeist durch Jucken oder Kribbeln ankündigen, verkrustete Geschwüre – zu diesen Beschwerden führt *Genitalherpes.* Zwei Arten Herpes-Viren sind dafür entscheidend: HSV1 und HSV2. Für 70 bis 80 Prozent der Fälle ist Typ 2 verantwortlich, der Rest wird von Typ 1 ausgelöst. Die Bläschen heilen zwar wieder ab, die Herpes-Viren bleiben jedoch lebenslang im Körper und können immer wieder einen neuen Schub hervorrufen. In seltenen Fällen können die Viren zudem zu lebensbedrohlichen Entzündungen im Gehirn führen, innere Organe befallen, die Gesichtsnerven angreifen und lähmen oder in den Augen Sehstörungen bis hin zur Erblindung auslösen.

Zu solch schweren Langzeitfolgen kann es bei *Trichomoniasis*, *Krätze* und *Filzläusen* glücklicherweise nicht kommen. Weil sie fies brennen oder jucken, sind sie aber besonders unangenehm.

Viele Infektionen machen sich lange nur wenig oder überhaupt nicht bemerkbar. Manche aber eben doch. Die folgende Tabelle gibt dir einen Überblick, wie sich sexuell übertragbare Erkrankungen äußern können, damit du früh genug auf sie aufmerksam wirst und damit zur Ärztin oder zum Arzt gehen kannst. In vielen Fällen ist nämlich eine Behandlung notwendig.

Sexuell übertragbare Erkrankungen erkennen

	Woran zu erkennen?	Mögliche Folgen, wenn nicht behandelt wird

HPV
Übertragung:
Kontakt mit
○ infektiöser Haut oder Schleimhaut: v. a. Vulva, Vagina, Penis, Anus
○ Gegenständen, die damit in Berührung gekommen sind
	○ Hochrisiko-HPV (v. a. Typ 16 und 18)
	  ○ keine Krankheitszeichen
	○ Niedrigrisiko-HPV (v. a. Typ 6 und 11)
	  ○ oft keine Krankheitszeichen
	  ○ manchmal Genitalwarzen
		○ Hochrisiko-HPV: Krebs an
		  ○ Gebärmutterhals
		  ○ Vulva und Vagina
		  ○ Penis
		  ○ Anus
		  ○ Mund, Mandeln, Rachen, Kehlkopf, Nase, Speiseröhre und den Atemwegen

Chlamydien
Übertragung:
Kontakt mit
○ infektiöser Schleimhaut: v. a. Vulva, Vagina, Penis, Anus
○ Körperflüssigkeiten
○ Gegenständen, die damit in Berührung gekommen sind
	Entzündung von
	○ Gebärmutter, Eileiter und Bauchhöhle
	  ○ keine Krankheitszeichen (80 %)
	  ○ eitriger Ausfluss
	  ○ starke Regelblutungen, Zwischenblutungen
	  ○ Fieber
	○ Harnröhre
	  ○ Jucken, Brennen, Schmerzen beim Wasserlassen
	  ○ eitriger Ausfluss
	○ Prostata und Nebenhoden
	  ○ keine Krankheitszeichen (50 %)
	  ○ Schmerzen im Unterbauch
	  ○ Fieber
	○ Analbereich
	  ○ Jucken, Schmerzen
	  ○ eitriger Ausfluss
	  ○ Durchfall
	○ Rachen: Halsschmerzen
		○ Unfruchtbarkeit (Frauen und Männer)
		○ Bauchhöhlen- oder Eileiterschwangerschaften
		○ Schwangere:
		  ○ Frühgeburt und andere Komplikationen
		  ○ Übertragung auf das Kind: Bindehautentzündung, Mittelohrentzündung, Lungenentzündung

<table>
<tr><th></th><th>Woran zu erkennen?</th><th>Mögliche Folgen, wenn nicht behandelt wird</th></tr>
<tr><td>Syphilis
Übertragung:
Kontakt mit
○ infektiöser Haut oder Schleimhaut: v. a. Vulva, Vagina, Penis, Anus
○ Körperflüssigkeiten
○ Gegenständen, die damit in Berührung gekommen sind</td><td>○ keine Krankheitszeichen (50 %)
○ Lues I: Geschwüre am Ort der Infektion
  ○ Penis, Vulva (schmerzlos)
  ○ Anus, Lippen, Mund, Rachen (schmerzhaft)
  ○ Lymphknoten-schwellung
○ Lues II: nach 4–10 Wochen
  ○ ähnlich wie grippaler Infekt
  ○ Hautausschlag</td><td>○ Lues III:
  ○ Schäden an inneren Organen
  ○ Aortenaneurysma
○ Lues IV: Schäden am Nervensystem
  ○ Schmerzen, Lähmungen
  ○ Verlust von Blasen- und Darmkontrolle
  ○ Demenz
  ○ Sprachstörung, Sehverlust
  ○ psychische Veränderungen
○ Schwangere:
  ○ Früh-, Fehl-, Totgeburt
  ○ Übertragung auf das Kind mit schweren gesundheitlichen Folgen</td></tr>
<tr><td>Gonorrhoe
Übertragung:
Kontakt mit
○ infektiöser Schleimhaut: v. a. Vulva, Vagina, Penis, Anus
○ Gegenständen, die damit in Berührung gekommen sind (eher unwahrscheinlich)</td><td>Entzündung von
○ Harnröhre, Prostata, Bläschendrüse, Samensträngen und Nebenhoden
  ○ keine Krankheitszeichen (10 %)
  ○ eitriger Ausfluss
  ○ Brennen beim Wasserlassen
○ Harnröhre, Gebärmutter, Eileitern, Eierstöcken, Bauchhöhle, Becken
  ○ keine Krankheitszeichen (50 %)
  ○ eitriger Ausfluss
  ○ Brennen beim Wasserlassen
  ○ starke Regelblutungen, Zwischenblutungen
  ○ in Schwangerschaft Früh- und Fehlgeburt
○ Augen: Eiterbildung</td><td>○ Unfruchtbarkeit (Frauen und Männer)
○ Bauchhöhlen- oder Eileiterschwangerschaften
○ Verteilung im gesamten Körper (selten)
  ○ Gelenkbefall
  ○ Blutvergiftung
○ Schwangere:
  ○ Früh- und Fehlgeburt
  ○ Übertragung auf das Kind: Augenerkrankungen</td></tr>
</table>

	Woran zu erkennen?	Mögliche Folgen, wenn nicht behandelt wird
HIV **Übertragung:** Kontakt mit o Körperflüssigkeiten: v.a. Blut, Sperma	o oft keine Krankheitszeichen o grippeartige Beschwerden mit Halsschmerzen, Lymphknotenschwellung und Hautausschlag	o Aids (70 %) o Lungenentzündungen o Pilzinfektionen in Speiseröhre und Atemwegen o Hirnabszesse o Tuberkulose o Krebs o Schwangere o Übertragung auf das Kind
Hepatitis B **Übertragung:** Kontakt mit o Körperflüssigkeiten: v.a. Blut (kleinste Mengen bei Mikroverletzungen der Schleimhaut genügen), aber auch Sperma, Speichel, Tränen, Vaginalsekret, Menstruationsblut	o keine Krankheitszeichen (1/3) o akute Hepatitis B o mit Appetitlosigkeit, Gelenkschmerzen, Unwohlsein, Übelkeit, Erbrechen und Fieber (1/3) o später Dunkelfärbung des Urins, Gelbfärbungen von Haut und Augen (1/3) o selten akutes Leberversagen	o chronische Hepatitis B (10 %) führt teilweise zu ... o Leberzirrhose o Leberversagen o Leberkrebs o Schwangere o Übertragung auf das Kind
Hepatitis C **Übertragung:** Kontakt mit o Körperflüssigkeiten: v.a. Blut (kleinste Mengen bei Mikroverletzungen der Schleimhaut genügen), unwahrscheinlich, aber nicht ganz ausgeschlossen auch Sperma, Speichel, Tränen, Schweiß	o oft keine Krankheitszeichen o ähnlich wie grippaler Infekt o akute Hepatitis C (25 %) o selten akutes Leberversagen	o chronische Hepatitis (60 – 85 %) führt teilweise zu ... o Leberzirrhose o Leberversagen o Leberkrebs o Schwangere o Übertragung auf das Kind

	Woran zu erkennen?	Mögliche Folgen, wenn nicht behandelt wird

Hepatitis A
Übertragung:
Kontakt mit
o infektiöser Haut oder Schleimhaut: v. a. beim anal-oralen Sex oder über den Finger, der zuerst am Anus spielt und dann in den Mund gelangt
	o keine Krankheitszeichen (teilweise)
	o akute Hepatitis A
	  o ähnlich wie grippaler Infekt
	  o Erbrechen, Durchfall
	  o später Dunkelfärbung des Urins
	  o Gelbfärbung von Haut und Augen (teilweise)
	o selten akutes Leberversagen
		o chronischer Verlauf (10 %), heilt folgenlos aus

Herpes Typ 1 und 2 **Übertragung:** Kontakt mit o infektiöser Haut und Schleimhaut: v. a. mit Bläschen und Geschwüren o Tröpfcheninfektion: beim Husten oder Niesen o Gegenständen, die damit in Berührung gekommen sind	o Jucken, Brennen oder Spannen der Haut o schmerzhafte Bläschen und verkrustete Geschwüre	o bei Immunschwäche lebensbedrohliche Ausbreitung im gesamten Körper möglich o Schwangere: o Übertragung auf das Kind mit lebensbedrohlichen Folgen

Trichomonaden
Übertragung:
Kontakt mit
o infektiöser Schleimhaut: v. a. Penis, Vulva, Vagina
	Entzündung von
	o Vulva und Vagina mit grün-gelbem, schaumigem, dünnflüssigem und süßlich-übelriechendem Ausfluss
	o Harnröhre:
	  o Brennen beim Wasserlassen
	  o (v. a. bei Frauen, Männer haben oft keine Krankheitszeichen)
	o Prostata, Samenbläschen, unter der Vorhaut
	  o meist keine Krankheitszeichen
		o Schwangere:
		  o Frühgeburt
		  o Übertragung auf das Kind

	Woran zu erkennen?	Mögliche Folgen, wenn nicht behandelt wird
Filzläuse **Übertragung**: Kontakt mit ○ befallenen Körperstellen	○ Läuse siedeln sich in Intim-, Achsel- und Brusthaaren an und legen dort ihre Eier ab. ○ Juckreiz	○ an aufgekratzten Stellen können sich Bakterien ansiedeln und Entzündungen hervorrufen
Krätze **Übertragung:** Kontakt mit ○ befallener Haut	○ Milben bohren Gänge in die oberen Hautschichten und legen dort Eier ab ○ Juckreiz ○ An aufgekratzten Stellen können sich Bakterien ansiedeln und Entzündungen hervorrufen.	○ wenn die Bakterien in den Körper gelangen: ○ schwere Entzündungen von Haut und Lymphgefäßen ○ Blutvergiftung (selten)

Bin ich gesund?

Vollkommen ausschließen lässt es sich nie, dass du dich beim Sex ansteckst – selbst mit Kondom und Lecktuch (monogame Beziehungen, in denen keiner mit anderen Sex hat, mal ausgenommen). Deswegen heißt es übrigens auch »Safer Sex« und nicht »Safe Sex«. Selbst wenn du keine Krankheitszeichen an dir feststellst, kannst du außerdem nicht sicher sein, dass du auch wirklich gesund bist. Dich nach deinem Risikoprofil testen zu lassen, verschafft Gewissheit. Anonyme Tests auf HIV, Syphilis, Gonorrhoe, Hepatitis und Chlamydien bieten die Checkpoints der Aidshilfen und die Gesundheitsämter an – für wenig Geld oder sogar kostenlos (Verzeichnis von Teststellen: www.aidshilfe.de, dann auf »Service« klicken und »Adressen« auswählen). Für andere Untersuchungen ist der Gang zur Gynäkologin, Urologin, Dermatologin oder zum Facharzt für Geschlechtskrankheiten nötig. Anonym kann man sich dort zwar nicht testen lassen, es besteht aber ärztliche Schweigepflicht. Einige Tests zahlt sogar die Krankenkasse. So können Frauen ab 20 Jahren eine jährliche Früherkennung auf Gebärmutterhalskrebs machen, Frauen bis 25 Jahren können sich einmal jährlich auf Chlamydien untersuchen lassen. Manche Hals-Nasen-Ohren-Ärzte und Zahnärzte führen außerdem Bluttests zur Früherkennung von Mund-Rachen-Tumoren durch (Verzeichnis auf abviris.de/patientenportal/kompetenzpraxen/).

Wie häufig man sich testen lassen sollte, ist abhängig von dem persönlichen Ansteckungsrisiko. Für Menschen, die Sex nicht immer nur mit ein und demselben Sexpartner hatten oder die in Beziehungen leben, die nicht völlig monogam sind, ist es durchaus sinnvoll, sich mal testen zu lassen. Ganz besonders gilt dies, wenn man öfter auf Safer Sex verzichtet, Analsex praktiziert, als Mann mit Männern schläft, trans* ist oder Sexdienstleistungen anbietet und zwar vor allem dann, wenn man mit jemandem Sex hat oder hatte, der möglicherweise oder ganz sicher infiziert ist. So empfiehlt die Aidshilfe Köln Menschen, die Sex mit wechselnden Partnern haben, sich mindestens einmal im Jahr testen zu lassen, bei mehr als zehn Sexpartnern im Jahr besser zweimal. Zwischendurch solle man auf Zeichen einer Infektion achten und gegebenenfalls schnell zum Arzt gehen.

Wichtig: Nach dem letzten Sexkontakt kann es unterschiedlich lange dauern, bis ein zuverlässiges Testergebnis möglich ist – bei HIV kann das beispielsweise mindestens sechs Wochen betragen. Wenn man sich also vor dem ersten Sex mit jemand Neuem testen lassen möchte, solltest du solche sogenannten diagnostischen Fenster beachten.

Besser geschützt Sex haben

»Es heißt doch immer, wir seien heute beim Sex erlebnisorientierter als früher. Oralsex, Sextoys, anal – alles das gehört für viele dazu. Wenn es um Safer Sex geht, hört man trotzdem immer nur, dass man beim Sex ein Kondom braucht. Aber welche Alternativen gibt es denn? Und wie kann ich mich schützen, wenn ich eine Frau lecke? Oder jemanden mit dem Finger am Po stimuliere?« – Andi, 33.

Bis heute spielt das Kondom die Hauptrolle, wenn es um Safer Sex geht, schließlich sind vaginale und anale Penetration die Sextechniken mit dem höchsten Übertragungsrisiko für viele Erkrankungen. Damit es zuverlässig schützt, sollte ein Kondom der Größe des Penis entsprechen. Nur dann sitzt es korrekt, ist sicher und kaum zu spüren. Ist es zu eng, lässt es sich nicht gut abrollen oder der Penis wird durch zu viel Druck schlaff. Ist es zu groß, kann es abrutschen und steckenbleiben. Standardkondome, wie es sie in Drogerien, Supermärkten und Kondomautomaten zu kaufen gibt, passen nicht jedem Mann, doch im Netz gibt es zahlreiche Anbieter, die Kondome in fast jeder Größe verkaufen. Mit einem flexiblen Maßband kannst du Länge und Umfang deines Penis selbst messen und die passende Kondomgröße finden.

Wer weiß, wie so ein Kondom am besten über den Penis gestülpt wird und was dabei alles zu beachten ist, hat den sichersten Sex. Eine Schritt-für-Schritt-Anleitung findest du zum Beispiel auf Loveline, der Aufklärungsseite der Bundeszentrale für gesundheitliche Aufklärung (www.loveline.de/infos/verhuetung/das-kondom/anwendung/). Wenn du Vulva, Vagina oder Anus vorher mit Gleitgel benetzt, fühlt sich der Sex mit Kondom am angenehmsten an, und es kommt nicht so leicht zu Rissen oder anderen kleinen Verletzungen an Haut und Schleimhaut.

Kaum verbreitet, aber ebenso sicher ist das Femidom, das Kondom für die Frau. Es besteht aus einer hauchdünnen Hülle mit einem geschlossenen und einem offenen Ende. Auf beiden Seiten befindet sich ein flexibler Ring. Nachdem es innen und außen mit Gleitgel bestrichen wurde, wird der Ring am geschlossenen Ende so tief eingeführt, dass der Muttermund bedeckt ist. Der andere Ring liegt außerhalb über den großen Vulvalippen, damit das Femidom nicht in die Vagina rutscht. Das Verhütungsmittel gibt es in Apotheken oder im Netz.

Wenn du vaginalen oder analen Oralsex hast oder wenn ihr zwei Vulven aneinander reibt, sind Lecktücher eine Möglichkeit. Die sind viereckig, bestehen aus demselben Material wie ein Kondom und lassen sich im Netz bestellen oder in der Apotheke besorgen. Wer gerade kein Lecktuch zur Hand hat, kann sich selbst eines aus einem aufgerollten Kondom basteln, indem er mit der Schere oben die Spitze und unten den Ring entfernt und den verbleibenden Schlauch der Länge nach aufschneidet. Das Lecktuch wird über Vulva oder Anus gelegt, am besten mit etwas Gleitgel darunter, damit sich das Ganze schöner anfühlt.

Vor allem nach analen Spielen mit Finger oder Hand sollte man sich die Hände gründlich waschen, bevor man sich selbst damit berührt. Ein Fingerling oder Einmalhandschuh kann hier ebenfalls schützen. Zusammen mit Gleitgel verringert sich die Gefahr von Verletzungen an der Haut oder Schleimhaut zusätzlich.

Sexspielzeug sollte nicht geteilt werden, es sei denn, man verwendet dabei für jeden Partner ein neues Kondom. Auch mit Gleitgeltuben und -tiegeln, von Hand zu Hand weitergereicht, werden leicht Erreger übertragen.

Impfen lassen kann man sich gegen Hochrisiko-HPV und gegen Hepatitis B und A. Für Menschen, die ein besonders hohes Risiko haben, sich mit HIV anzustecken, wird zudem eine Präexpositionsprophylaxe, kurz PrEP, empfohlen. Ein HIV-Medikament wird dafür entweder täglich oder vor und nach sexuellen Kontakten eingenommen und schützt richtig angewendet so gut wie ein Kondom. Wer sich dafür entscheidet, wird vor Beginn und während einer längeren Einnahme immer wieder auf HIV getestet. Die PrEP darf nur nehmen, wer nicht bereits infiziert ist, weil das Medikament sonst unempfindlich gegen das Virus werden kann und nicht mehr zur Verfügung steht, wenn doch eine Behandlung notwendig werden sollte. Außerdem hat die PrEP mitunter Nebenwirkungen. Manche Nutzer klagen in der ersten Zeit über Übelkeit, Durchfall,

Kopf-, Bauch- und Gelenkschmerzen sowie Müdigkeit oder Schlafstörungen. Nicht wenige verzichten außerdem während der Einnahme auf Kondome, wie eine Studie unter homosexuellen und bisexuellen Männern gezeigt hat. Damit steigt jedoch wiederum das Risiko, sich mit etwas anderem als HIV anzustecken. Regelmäßige Tests auf sexuell übertragbare Krankheiten sind daher unerlässlich, auch weil das Ansteckungsrisiko für HIV höher ist, wenn zusätzlich eine solche Erkrankung vorliegt.

Kondom gerissen – was nun?

Wenn ihr ein Kondom nutzt, um euch vor sexuell übertragbaren Erkrankungen zu schützen, und es reißt oder abrutscht: keine Panik. Es gibt Möglichkeiten, das Ansteckungsrisiko zu reduzieren. Wenn man Sperma im Mund hat, am besten sofort ausspucken und den Mund mehrmals mit Wasser oder einer anderen Flüssigkeit ausspülen. Zähneputzen ist aber keine gute Idee, weil das die Mundschleimhaut verletzten kann, sodass die Erreger noch leichter ihren Weg in den Körper finden. Wer Sperma in der Vagina oder im Enddarm hat, sollte nicht versuchen, es mithilfe einer Vaginal- oder Darmspülung zu entfernen, da auch hierdurch das Verletzungs- und damit das Infektionsrisiko vermutlich eher steigt. Besser ist es, sich nur äußerlich sanft abzubrausen. Der eindringende Partner kann Wasser lassen, um Erreger, die in die Harnröhre gelangt sind, auszuspülen. Anschließend kann er seinen Penis unter fließendem Wasser waschen, dabei die Vorhaut behutsam zurückziehen und Eichel und Innenseite der Vorhaut vorsichtig und ohne Druck säubern. Weder der eindringende noch der aufnehmende Partner sollten ihre Haut mit einer Bürste schrubben oder mit einem Handtuch abrubbeln. Wer raue Hände oder lange Fingernägel hat, sollte gut aufpassen, dass er die Haut damit nicht reibt oder aufritzt.

Wenn klar ist, dass deine Partnerin oder dein Partner HIV-positiv ist oder ein erhöhtes Risiko dafür besteht, kannst du dir eine Postexpositionsprophylaxe (PEP) verschreiben lassen. Vier Wochen lang nimmt man hierfür HIV-Medikamente ein, die verhindern, dass sich die Viren im Körper festsetzen und vermehren. Wichtig ist, schnell zum Arzt zu gehen, denn die Medikamente sollten so bald wie möglich nach dem Sex genommen werden – bestenfalls innerhalb von zwei Stunden, allerspätestens nach 48 Stunden. Ein Verzeichnis von Kliniken, die die PEP rund um die Uhr anbieten, findet sich auf den Seiten der Deutschen Aidshilfe (www.aidshilfe.de, dann »Service« und »Adressen«). Vor allem wenn der Partner das HI-Virus in sich trägt, ist es sinnvoll, dass er zum Arzt mitkommt, um Auskunft über seine Erkrankung, die aktuelle Behandlung und mögliche Resistenzen des Virus gegen Medikamente zu geben. So kann das medizinische Vorgehen am besten abgestimmt werden. Frühestens nach sechs Wochen kann man außerdem einen HIV-Test durchführen lassen. HIV-Selbsttests für den Heimgebrauch gibt es inzwischen auch, diese liefern jedoch erst nach zwölf Wochen ein zuverlässiges Ergebnis.

Andere Quälgeister

Nicht jede Infektion, die man sich beim Sex zuziehen kann, gilt im engeren Sinne als eine »sexuell übertragbare Erkrankung«. Mancher Keim besiedelt uns schon lange und ist erstmal ganz harmlos. Erst wenn die Zeichen günstig für ihn stehen, macht er sich unangenehm bemerkbar.

Pilze

»Ich hatte den ersten Pilz als Teenager und dann über Jahre regelmäßig. Es war zum Verzweifeln! Dauernd war ich bei der Frauenärztin. Sie verschrieb mir Medikamente, aber der Pilz kam immer wieder zurück. Wie kann das sein?« – Maria, 29.

Viele Frauen kennen das – plötzlich juckt und brennt es an Vulva und Vagina, im Slip klebt ein weiß-gelblicher, bröckeliger Ausfluss, womöglich schmerzt das Wasserlassen, und beim Sex verhindert entweder ein schmerzhaftes Reibeisengefühl in der Vagina oder ein fieses Stechen am Klitorisköpfchen schöne Empfindungen. Verantwortlich dafür sind Hefepilze. Die leben praktisch überall um uns herum und siedeln sich leicht in und auf unserem Körper an. So trägt etwa jede fünfte Frau im gebärfähigen Alter Hefepilze in der Vagina, in der Schwangerschaft sogar jede dritte. Der höhere Östrogenspiegel in diesen Zeiten begünstigt das Pilzwachstum. Auch wer die Antibabypille nimmt oder einmal auf die Pille danach zurückgreift, muss unter Umständen mit mehr Pilzen rechnen. Bei vielen Menschen besiedeln die Keime außerdem den Mund und Darm.

Dass wir trotzdem die meiste Zeit gesund bleiben, liegt an der körpereigenen Abwehr. Mehrere Abwehrfronten sorgen dafür, dass der Pilz uns nichts anhaben kann. Milchsäurebakterien in der Vagina beispielsweise erzeugen eine saure Umgebung, in der der Pilz sich nicht besonders wohlfühlt. Durch intensives Reinigen mit Seife, Schaumbädern oder Scheidenspülungen aber werden sie entfernt, sodass die Pilze leichter in die Schleimhaut von Vagina und Vulva eindringen und eine Entzündung hervorrufen können. Auch wenn Stress, anhaltende Schlaflosigkeit oder Infekte das Immunsystem schwächen, Medikamente wie Antibiotika oder Kortison eingenommen werden oder Erkrankungen wie zum Beispiel ein Diabetes vorliegen, können Pilzinfektionen häufiger auftreten.

Wenn sich Pilze aus dem Darm in den Genitalbereich verirren, kann die Abwehr wiederum angesichts der großen Menge an Keimen einknicken. Das passiert nicht nur, wenn man nach dem Stuhlgang vom Anus Richtung Vulva wischt, sondern auch, wenn sich beim Sex ein Penis, Finger oder Sexspielzeug zuerst mit dem Anus befasst und dann zu Vulva und Vagina wechselt. Auch von Vagina zu Penis, von Vulva zu Vulva oder von Vulva, Anus oder Mund zu Mund können Pilze auf jemand anderen übertragen werden, ebenso wie vom eigenen Mund auf die eigene Vulva und Vagina, zum Beispiel, wenn diese bei der Selbstbefriedigung oder der Penetration mit Spucke befeuchtet werden.

Auf der trockenen Penishaut kann der Pilz sich zwar nicht gut ansiedeln, manchmal kommt es aber doch zur Infektion. Während bei manchen Männern dann ebenfalls das Jucken und Brennen beginnt, das Wasserlassen schmerzt und sie rote oder weiße Stellen am Penis bekommen, merken die meisten nichts davon. Sie sind stille Träger, spielen aber eine wichtige Rolle beim Ping-Pong-Effekt, der gegenseitigen Wiederansteckung durch Sex.

VULVA- UND VAGINALPILZ VORBEUGEN

- Vulva und Vagina nur mit lauwarmem Wasser oder sanfter, pH-neutraler Waschlotion reinigen. Feuchttücher, Intimdeos und Enthaarungscremes lieber meiden.
- Unterwäsche aus Naturmaterialien wie Baumwolle sorgen für ein besseres Klima im Genitalbereich als synthetische Dessous und Strumpfhosen. Auch Slipeinlagen mit Kunststoffbeschichtung, durchgeschwitzte Sportwäsche und nasse Badebekleidung fördern Pilzinfektionen.
- Beim Sex Kondome und Lecktücher verwenden, bei Fingerspielen am Anus außerdem Fingerlinge oder Einmalhandschuhe, die entsorgt werden, bevor man andere Körperstellen berührt. Nicht vergessen, dem Sextoy ein Kondom überzuziehen und es zu wechseln, bevor es in eine andere Körperöffnung wandert oder mit dem Partner geteilt wird.
- Milchsäurebakterien aus der Apotheke unterstützen die Vaginalflora und helfen, die Schleimhaut vor weiteren Infektionen zu schützen.
- Bei Diabetes können wiederkehrende Pilzinfektionen ein Zeichen dafür sein, dass der Blutzuckerspiegel nicht richtig eingestellt ist. Ein Gespräch mit dem Hausarzt oder der Diabetologin kann weiterhelfen.

Pilzinfektionen lässt sich vorbeugen (s. Kasten). Falls es aber doch dazu kommt, sind sie meist problemlos mit einer Antipilzkur aus der Apotheke zu behandeln. Drei Tage lang ein Zäpfchen in die Vagina und Creme auf die Vulva geben hilft direkt. Die Vulvabehaarung sollte man kürzen, Unterwäsche und Handtücher öfter als sonst wechseln und am besten bei mindestens 70 Grad Celsius waschen, um die Pilze abzutöten. Weil das entzündete Gewebe besser heilen kann, wenn an ihm nicht noch zusätzlich gerieben und gescheuert wird, kann es sinnvoll sein, erstmal auf Vaginalsex zu verzichten. Wer ihn trotzdem haben möchte, kann etwa Gleitgel verwenden. Kommen Kondome und Lecktücher allerdings mit Antipilzcreme in Kontakt, werden sie porös und damit unbrauchbar für Safer Sex und Verhütung. Ist der Pilz ausgeheilt, können Milchsäurebakterien aus der Apotheke dabei helfen, die beschädigte Vaginalflora wiederherzustellen. Spezielle Gleitgels, denen Milchsäurebakterien zugesetzt sind, unterstützen auch beim Sex ein gesundes Vaginalmilieu.

Wann ist es Zeit für einen Besuch bei der Gynäkologin? In jedem Fall, wenn du zum ersten Mal mit solchen Beschwerden zu tun hast oder dir nicht sicher bist, ob es sich wirklich um einen Pilz handelt. Auch wenn die Beschwerden nach dem dritten Behandlungstag nicht abklingen oder immer wiederkommen, zusätzlich Fieber auftritt oder du einen blutigen Ausfluss bei dir feststellst, solltest du zum Arzt gehen. Möglicherweise ist der Grund für deine Beschwerden nämlich gar kein Pilz, sondern ein anderer. Vor allem in der Schwangerschaft führt am Besuch bei der Gynäkologin kein Weg vorbei, denn genitale Infektionen – ob ausgelöst durch Pilze oder andere Erreger – erhöhen das Risiko für Komplikationen. Eine Pilzinfektion kann vermutlich Frühgeburten auslösen und auf das Kind übertragen werden, wo sie gelegentlich schwere Erkrankungen verursacht. Auch wenn in der Schwangerschaft keine Beschwerden auftreten, kann deshalb eine Untersuchung auf Hefepilze und gegebenenfalls eine Antipilz-Kur sinnvoll sein.

Männer sollten einen Termin bei der Urologin machen, wenn sie Zeichen einer Infektion bei sich beobachten oder es zwischen beiden Partnern immer wieder zur gegenseitigen Ansteckung kommt.

Vagi-was?

Mit ganz ähnlichen Beschwerden ist bei einer bakteriellen Vaginose zu rechnen. Auch hier juckt und schmerzt es, mitunter auch beim Sex und beim Wasserlassen. Dazu kommt oft ein grau-weißlicher Ausfluss, der dünnflüssig oder schaumig sein kann und unangenehm nach Fisch riecht. *Gardnerella*, *Prevotella*, *Atopobium*, *Mycoplasma*, *Mobiluncus* – das sind die Namen nur einiger Bakterien, die sich im Genitalbereich ansiedeln und unter bestimmten Umständen eine Entzündung auslösen können. Oft sind mehrere Bakterienarten gemeinsam dafür verantwortlich, dass die schützenden Milchsäurebakterien verdrängt werden und sich eine Entzündung entwickelt. Vermutlich werden sie beim Sex auf Vulva und Vagina übertragen.

Gefährlich macht die Vaginose vor allem, dass sie Entzündungen an anderen Stellen im Genitalbereich von Frauen begünstigen kann – an der Gebärmutter etwa oder an den Eileitern und Eierstöcken. Außerdem ist das Risiko, sich mit HIV zu infizieren, während einer bakteriellen Vaginose erhöht. In der Schwangerschaft kann sie für Früh- und Fehlgeburten verantwortlich sein. Hat der Gynäkologe die Diagnose gesichert, erfolgt eine Behandlung mit Zäpfchen oder Tabletten. Vor allem bei wiederkehrenden Infektionen kann anschließend ein Milchsäurepräparat sinnvoll sein.

Wenn die Blase Honeymoon hat

> »Es ist immer dasselbe: Wenige Stunden, nachdem ich mit meinem Partner geschlafen habe, muss ich ständig aufs Klo. Aber irgendwie nicht richtig. Irgendwann tröpfelt es nur noch und tut vor allem weh. Manchmal ist auch etwas Blut im Urin. Ich kann euch sagen: Das ist ein richtiger Abtörner.« – Pia, 24.

Gerade hatten wir noch Sex, kurz darauf wird es unangenehm: Es schmerzt beim Wasserlassen, der Urin ist trübe, vielleicht sogar etwas blutig. Kaum war man auf der Toilette, muss man schon wieder. Dabei kommen irgendwann nur noch ein paar Tropfen. Der Grund: eine durch Sex begünstigte Blasenentzündung, auch »Honeymoon-Zystitis« genannt. Und die ist mitunter gefährlich.

Meistens sorgen Bakterien, die im Darm leben, für die Entzündung; allen voran *Escherichia coli*. Während des Sex kann es leicht dazu kommen, dass die Bakterien via Hand, Zunge oder Penis zur Harnöffnung gelangen, vielleicht sogar hinein. Erst recht, wenn Partnerinnen und Partner sich erst am Anus stimulieren und danach direkt an der Vulva oder der Peniseichel oder wenn ein Penis ohne Kondom in den Anus eindringt. Von der Harnöffnung aus wandern die Bakterien dann durch die Harnröhre in die Blase. Sie setzen sich an den Wänden von Harnröhre und Blase fest und reizen das Gewebe, und das schmerzt. Auch Chlamydien, Hefepilze, Gonokokken oder andere Erreger sind manchmal für eine solche Infektion verantwortlich.

Weil Frauen eine kürzere Harnröhre haben und deren Ausgang näher am Anus liegt, trifft sie die Blasenentzündung sehr viel häufiger als Männer. Eine zu geringe Flüssigkeitszufuhr kann die Honeymoon-Zystitis begünstigen, weil Blase und Harnröhre dann nicht gut genug gespült werden und Erreger sich leicht dort ansiedeln können. Auch eine übertriebene Intimhygiene sowie verschiedene Erkrankungen wie Nierensteine, Fehlbildungen der Harnwege oder eine vergrößerte Prostata wirken sich nachteilig aus.

Eine der wichtigsten Maßnahmen bei einer Blasenentzündung ist es deshalb, besonders viel zu trinken und regelmäßig zur Toilette zu gehen, um die Keime aus Blase und Harnröhre zu entfernen. Gynäkologinnen und Gynäkologen empfehlen zusätzlich für drei Tage ein Antibiotikum einzunehmen, bei schweren und hartnäckigen Entzündungen auch länger. Eine konsequente Behandlung ist wichtig, damit es nicht zu gefährlichen Komplikationen wie einer Nierenbeckenentzündung mit starken Schmerzen und Fieber oder gar einer lebensbedrohlichen Blutvergiftung kommen kann. Um zu entscheiden, was das richtige Vorgehen ist, sollte man mit einer Ärztin sprechen. Allerspätestens wenn Schmerzen in der Seite oder im Rücken und Fieber hinzukommen, sollte man zügig zum Arzt gehen.

Was kannst du tun, um erneuten Blasenentzündungen vorzubeugen? Gleich nach dem Sex solltest du Wasser lassen, um Keime aus der Harnröhre zu entfernen, bevor sie diese oder die Blase infizieren können. Wenn du zusätzlich nach dem Sex viel trinkst und ein paarmal zur Toilette gehst, gehst du ganz auf Nummer sicher. D-Mannose aus der Apotheke kann bei wiederkehrenden Harnwegsinfektionen helfen, denn es verhindert, dass die Bakterien an der Wand der Blase anhaften. Nicht wirksam laut Studien sind die meisten Cranberry-Produkte. Allein höher dosierte Kapseln oder Tabletten sind möglicherweise erfolgversprechend. Tritt die Infektion dennoch immer wieder auf, sind weitere Untersuchungen beim Gynäkologen oder der Urologin notwendig, möglicherweise auch eine niedrigdosierte Langzeit-Antibiotika-Prophylaxe.

4

Du und ich – Sex und Beziehung

Ganz gleich, ob du am liebsten Single bist, die große Liebe suchst, in einer Beziehung lebst oder all das im Moment nicht so wichtig ist: Wer weiß, was einem guttut, und das sagen kann, für den ist Sex oft erfüllender und schöner. Natürlich kannst du Sex alleine mit dir selbst genießen. Doch wer ihn mit einer Partnerin oder einem Partner hat, der möchte vielleicht mal Neues ausprobieren, etwas verändern. Oder es stört dich etwas, du weißt aber nicht, wie du es ansprechen kannst. Wie sage ich ihr, dass sie mal langsamer machen soll? Wie erkläre ich ihm, wie er meinen Penis berühren soll, sucht er meine Klitoris oder wonach tastet er da gerade? Das sind noch die einfachsten Fragen, die einem durch den Kopf gehen können.

Manchmal sitzen unsere Bedürfnisse aber tiefer, und wir stellen uns etwas ganz anderes vor, als das, was wir gerade erleben. Dann ist es nicht immer so leicht, die richtigen Worte zu finden oder auch nur zu erklären, was der Partner oder die Partnerin denn nun anders machen soll. Vielleicht wissen wir es auch selbst noch nicht so genau. Eine Bedienungsanleitung für Sex gibt es nicht, wir müssen sie selbst schreiben.

Kommunikation ist eines der Geheimnisse nicht nur für guten Sex, sondern auch für eine glückliche Beziehung. Oft hapert es allerdings an der Umsetzung. Würde es gelingen, alle Konflikte konstruktiv zu lösen, hätten wir keinen Streit mehr. Glücklicherweise lässt es sich üben, Gespräche wertschätzend zu führen, positiv zu formulieren, statt ständig nur zu nörgeln oder zu kritisieren. Klar, dass es trotzdem mal schiefgeht. Zu lernen, braucht eben Zeit. Ein einziges Gespräch oder eine neue Abmachung werden nicht sofort lösen können, was einem fehlt oder bedrückt. Aber der Anfang zählt.

Wie spreche ich überhaupt über Sex?

»Ich bin seit Kurzem mit einer ganz tollen Frau zusammen. Wir hatten beide bisher nur mit Männern Sex, deshalb ist für jeden von uns vieles neu. Der Sex ist total aufregend, und ich glaube, wir sind beide ziemlich erregt. Ich bin mir aber nicht sicher, ob sie Orgasmen dabei hat oder nicht. Ich würde sie gerne darauf ansprechen und vielleicht auch fragen, was ich tun kann, um ihr zum Orgasmus zu verhelfen. Ich weiß nur nicht, wie ich das am besten angehen soll.« – Dilan, 28.

»Man kann nicht nicht kommunizieren« – dieser Satz des Psychotherapeuten und Kommunikationswissenschaftlers Paul Watzlawick gilt auch beim Sex. Wir kommunizieren dabei meist ohne viele Worte, etwa wenn wir lustvoll aufstöhnen, weil der oder die andere gerade genau die richtige Stelle erwischt hat. Wenn der eine zur Seite rutscht, weil das Bein einzuschlafen droht. Oder seine Bewegungen mechanisch werden und er abwesend wirkt, weil er schon längst ausgestiegen ist. Manchmal leiten wir unseren Partner an, indem wir sagen oder zeigen, dass ein Streicheln oder ein Stoß, ein Lecken oder ein zarter Biss uns gefällt.

Doch manche Frage lässt sich nicht ganz so leicht lösen. Deshalb lohnt es sich, darüber zu sprechen, was dich und euch beim Sex bewegt – gemeinsam. Grundsätzlich ist es eine gute Idee, sich mit allen Menschen, mit denen wir intim werden, darüber zu verständigen, was uns gefällt, worauf wir uns einlassen wollen und worauf nicht. Das gilt nicht nur in festen Partnerschaften, sondern besonders für Dates, One-Night-Stands oder offene Beziehungen. Frauen und Männer, die mit ihren Partnern und Partnerinnen öfter über Sex sprechen, sind zufriedener mit ihrem Sexleben und der Beziehung und fühlen sich dem anderen näher. Frauen, die sich mitteilen, haben sogar mehr Orgasmen. Äußern sie, was den Sex für sie lustvoll macht, fühlen sie sich außerdem mit einer sechsmal höheren Wahrscheinlichkeit sexuell erfüllt und mit einer achtmal höheren Wahrscheinlichkeit glücklich in ihrer Beziehung. Mehr als genug Gründe für Männer und Frauen, über den Sex ins Gespräch zu kommen!

Doch wie spricht man über Sex? Wenn du das noch nicht so oft gemacht hast, kann es sich am Anfang etwas ungewohnt anfühlen. Kein Wunder, denn vielen von uns wurde nicht erklärt, wie man seine Bedürfnisse beim Sex formuliert, weder in der Familie, in der wir groß geworden sind, noch in der Schule oder sonst wo. Zwar wird in YouTube-Videos, Online-Artikeln und Netflix-Serien viel über Sex gesagt und geschrieben, wie man aber seinem Partner etwa mitteilt, dass man seine Zunge gerne in einem druckvollen, aber nicht zu energischen Schwung um die Klitoris herum spüren möchte, wird einem da nicht vorgelebt. Oder dass es sich für einen besser anfühlt, wenn sie den Penis nicht zu hart packt. Selbst Menschen, die mit Freunden und Bekannten scheinbar offen über Sex sprechen, ihre Meinung zu Analsex, Sexpartys und offenen Beziehungen preisgeben, tun sich schwer, wenn es um das intime Gespräch mit der eigenen Partnerin geht. Was mag ich? Wie genau? Was nicht? Was sind meine tiefsten Sehnsüchte? Was fällt mir schwer? Wo bin ich unsicher? Souverän über Sex zu sprechen ist eine Sache der Übung und Gewohnheit. Es kann etwas so Selbstverständliches sein, wie über das letzte Konzert zu plaudern, das man gemeinsam besucht hat, von den Erlebnissen des Tages zu erzählen oder darum zu bitten, dass die Partnerin einem die Butter über den Frühstückstisch reicht.

Nicht selten fehlen uns aber erst einmal die Worte. Denn meistens taugt die bekannte Sprache eher weniger für ein entspanntes Gespräch über Sex. Wir haben die Wahl zwischen Begriffen, die medizinisch und technisch (»Genitalbereich«), verschämt und unkonkret (»da unten«), albern (»Schniedelwutz«) oder schlicht vulgär bis herabsetzend (»Fotze«) anmuten. Zwischen »Koitus«, »Geschlechtsverkehr« oder »Penetration«, »Liebe machen«, »miteinander schlafen« oder »intim sein«, oder schlicht und derb »bumsen«, »flachlegen« oder »ficken« ist alles drin. Wirklich schön klingt vieles davon nicht. Eine wertschätzende, respektvolle Sprache, die klar benennt, worum es geht, kann dagegen Gehör verschaffen. Finde heraus, mit welchen Begriffen du dich wohlfühlst. Vielleicht gibt dir die Sprache in diesem Buch etwas Orientierung. Oder dir fallen noch andere Worte ein, die du passender findest.

DEIN GUIDE FÜR EIN GESPRÄCH ÜBER SEX

- **Steig sachte ein:** Ein sanfter Auftakt setzt einen angenehmen Ton für das Gespräch. Freundlich oder liebevoll zu sprechen, schafft eine entspannte Gesprächsatmosphäre.
- **Sei konkret:** Je klarer du sagst, worum es dir geht, desto eher wirst du verstanden.
- **Bleib bei dir:** Sprich über deine Erfahrungen, Gefühle und Sehnsüchte und verzichte darauf, den anderen zu belehren, wie es besser wäre, oder ihm zu erklären, was er oder sie »falsch macht«. Auch der Hinweis, wie es mit deinen Expartnern war oder dass alle X oder Y tun, ist nicht hilfreich. »Andere können auch kommen«, »Oralsex gehört doch dazu«, »Analsex macht man nicht« oder »Wie kann man das normal finden?« – solche Aussagen machen Druck und kränken. Dasselbe gilt für Schuldzuweisungen. Dinge wie »Du langweilst mich«, »Du bist zu unsensibel« oder »Du machst es immer zu schnell« fördern nicht die Lust auf Sex. Stattdessen ist das Risiko hoch, dass der andere dicht macht. Wem macht Sex schon Spaß, wenn er weiß, dass er schlecht bewertet und kritisiert wird?
- **Zeig, dass du Gutes noch besser machen willst:** Sag deinem Partner, was dir an eurem Sex und an seiner Art, mit dir zu schlafen, gefällt. Wenn er merkt, dass du sein Bemühen schätzt, wird er sich leichter dafür gewinnen lassen, euren Sex noch schöner zu machen.

- **Interessier dich dafür, was deiner Partnerin guttut:** Wenn sie merkt, dass ihre Bedürfnisse Beachtung finden, fühlt sie sich nicht nur wohler in der Beziehung mit dir, sondern ist wahrscheinlich auch aufgeschlossener, wenn es darum geht, sich mit deinen Wünschen auseinanderzusetzen.
  - »Wie wäre es für dich, wenn ich ...«
  - »Kann ich etwas anders machen?«
  - »Gibt es etwas, das du dir wünschst?«
- **Äußere Wünsche als Bitte:** Wer bittet, lässt dem anderen die Wahl, zu einem Vorschlag Ja oder Nein zu sagen. Zu einer gemeinsamen Erfahrung einzuladen, funktioniert besser, als sich etwas zu ertrotzen. Doch Vorsicht: Hinter manchem, das als Bitte formuliert ist, steckt eigentlich eine Forderung. Gute Formulierungen sind:
  - »Ich würde es schön finden, wenn ...«
  - »Wäre es möglich, dass du ...«
  - »Könnten wir das mal versuchen?«

Wenn sich während des Sex Abstimmungsbedarf ergibt, kannst du deinem Partner oder deiner Partnerin auch ohne Worte Feedback geben oder den Weg weisen. Du kannst atmen oder stöhnen, deinen Körper so bewegen, dass die Stellen, an denen du dir Berührungen wünschst, in seinem Fokus sind. Du kannst ihre Hand führen und ihr zeigen, wo und wie du am liebsten berührt werden möchtest. Du kannst eine bestimmte Position einnehmen und ihn so einladen, mitzumachen. Wenige, kurze Worte wie »oh, ja«, »gut«, »weiter« oder »zarter«, »etwas mehr links«, »schneller« oder »ein wenig Druck« signalisieren, was du gerade brauchst, damit es sich gut anfühlt. Ihr könnt auch eure eigenen Zeichen oder Begriffe vereinbaren, mit denen ihr signalisiert, dass etwas gut oder noch nicht so gut ist. Eine bestimmte Geste, ein Händedruck, Worte, die ihr mögt – was immer euch in den Sinn kommt und zu euch passt.

Manche Themen benötigen etwas mehr Raum. Oder es gibt etwas Grundlegendes, das du gerne mit deinem Partner besprechen möchtest. Hierfür bietet es sich an, sich etwas mehr Zeit zu nehmen. Für manche ist das nach dem Sex oder davor, für andere bei einem guten Essen, einem entspannten Drink, abends auf dem Sofa oder bei einem Spaziergang. Hauptsache, das Smartphone blinkt oder klingelt nicht ständig und die Kinder stürmen nicht jeden Moment ins Zimmer. Auch wenn man selbst oder der Partner gerade gestresst von der Arbeit kommt oder vor einem wichtigen Jobtermin steht, Familie oder Freunde zu Besuch sind, ist nicht der beste Zeitpunkt.

Nicht jeder Wunsch trifft auf offene Ohren. Selbst Menschen, die in vielen Dingen das Gleiche wollen, sind an anderen Stellen verschieden. Das ist in der Sexualität nicht anders als sonst im Leben. Nur weil jemand etwas nicht möchte, das du dir wünschst, bedeutet das nicht automatisch, dass du ihm unwichtig bist. Umgekehrt bist du nicht seltsam oder sexuell inkompetent, wenn du feststellst, dass du einen Wunsch deines Partners lieber nicht erfüllen möchtest. Selbst wenn er, sie oder andere Menschen zu dir sagen, es sei das Normalste auf der Welt. Bittet dich deine Partnerin oder dein Partner um etwas, kannst du für dich prüfen: Ist es ein Do, ein Don't oder ein Vielleicht (s. Kap. 2, S. 50)? Vielen Paaren hilft es, miteinander zu vereinbaren, dass jeder Wunsch geäußert werden darf, für den anderen aber nicht automatisch eine Verpflichtung besteht, ihn zu erfüllen.

Menschen können ganz verschieden auf ein solches Gesprächsangebot reagieren. Erfreut, weil sie es spannend finden, über Sex zu sprechen. Erleichtert, weil sie eine bessere Orientierung gewinnen können. Neugierig, wie sich der Sex dadurch verändern wird. Vielleicht ist dein Partner aber auch verunsichert. Oder er fühlt sich unwohl mit dem, was du loswerden möchtest, vielleicht sogar verletzt. Es ist okay, wenn deine Partnerin oder du selbst erst einmal überfordert sind. Wer es genauso sagt, kann oft schon etwas Druck abbauen.

Wenn ihr das erste Mal über euren Sex sprecht, kommt das für den anderen oder die andere außerdem womöglich überraschend. Denk daran, dass du einen Vorsprung hast. Du hast dir schon länger Gedanken über das Thema gemacht als er oder sie. Für deinen Partner hingegen ist das möglicherweise neu. Gib ihm etwas Zeit, sich zu sortieren, falls er noch nicht so weit ist, in das Gespräch einzusteigen. Womöglich greift er dein Gesprächsangebot in einem anderen Moment wieder auf, wenn er dazu bereit ist.

Sex in festen Partnerschaften

Das Sexleben als Single ist bewegt, während in der Beziehung schnell tote Hose herrscht? Das mag gelegentlich so sein, oft genug ist es aber genau anders herum: Der mit Abstand meiste Sex – mehr als 90 Prozent aller Geschlechtsverkehre, um sexualwissenschaftlich genau zu sein – findet in festen Partnerschaften statt. Das zeigen zwei deutsche Studien. Daran hat sich auch über die vergangenen Jahrzehnte nicht viel geändert, selbst wenn uns mancher weismachen will, dass heute alles ungezügelter läuft als früher.

Was wir ebenso wissen: Während die meisten Paare zu Beginn ihrer Partnerschaft sehr oft Sex haben, wird es über die ersten Jahre langsam weniger und pendelt sich schließlich bei durchschnittlich vier- bis fünfmal im Monat ein. Das Neue, Aufregende weicht der Vertrautheit und emotionalen Sicherheit, nicht selten auch der Gewohnheit. Statt gemeinsam dem Alltag zu entfliehen, wird er zusammen bewältigt. Das geht nicht immer ohne Konflikte.

Was also am Anfang noch für Begeisterung sorgte, wird selbstverständlicher. Man kennt sich, experimentiert beim Sex nicht mehr so viel, meint zu wissen, wie die gemeinsame Schnittmenge der Wünsche aussieht. Was sie mag, was er gerne tut, aber auch, was gar nicht geht. So erschöpfen sich früher oder später die Möglichkeiten, weil wir schon Sex auf jedem Tisch, Stuhl und der Waschmaschine hatten. Oder ein bisschen BDSM ausprobiert und die ein oder andere Fantasie ausgelebt haben. Die Dinge beginnen sich irgendwann zu wiederholen. Das kann beruhigend und angenehm sein. Wenn jedoch Routine einkehrt, löst sie nicht selten auch Langeweile oder Frust aus. Manchmal verschwindet die Lust auf Sex ganz. Das ist oft der Punkt, an dem sich der eine oder die andere sorgt: Warum knistert es zwischen uns nicht mehr? Ist das nun das Ende? Die Antwort ist ganz klar: Nein, das muss es nicht sein.

»Eine feste Partnerschaft ist eine Menschen-Entwicklungsmaschine«, sagt etwa David Schnarch, einer der renommiertesten Sexualtherapeuten weltweit. Der Trick sei, bereit zu sein, sich und die gemeinsame Sexualität zu verändern. Wem dies auf Dauer zu anstrengend wird, sagt zumindest Schnarch, wird früher oder später eine Affäre haben, sich komplett zurückziehen, die Scheidung einreichen oder unter der Beziehung leiden, wie sie ist – vermutlich bis einem alles egal ist. Auch wenn nicht jeder Schnarchs Ansichten teilt – einiges an Wahrheit liegt dennoch darin. Paare schildern Therapeuten häufig ganz ähnliche Erfahrungen. Doch wie entwickelt man die gemeinsame Sexualität weiter? Darauf gibt es keine einfache Antwort, denn jedes Paar begreift das für sich anders. So einzigartig jeder Mensch ist, so individuell sind die Wege, die wir zusammen gehen. Aber es gibt ein paar Fragen, an denen man sich orientieren kann. Du kannst sie für dich selbst beantworten oder mit deinem Partner beziehungsweise deiner Partnerin darüber diskutieren.

Sind meine Erwartungen realistisch?

Ein Spoiler gleich zu Beginn: Die perfekte Beziehung gibt es nicht. Wer sich entscheidet, als Paar zusammen zu sein, den erwartet Arbeit. Und die beginnt immer bei uns selbst: Viele Menschen neigen dazu, den eigenen Anteil am Glück der Partnerschaft zu unterschätzen. Sie versuchen es mit immer neuen Partnern, gehen, wenn es schwierig wird, und warten weiter auf den Richtigen oder die Richtige, mit der endlich alles passt.

Nicht selten sind unsere Erwartungen an den anderen viel zu hoch. Jede oder jeder von uns hat sich bestimmt schon einmal bei dem Gedanken ertappt, dass der Partner einem doch entgegenkommen soll, wenn es um die eigenen Wünsche geht, um das, was wir gerade brauchen. Er oder sie kenne uns gut genug, müsse doch wissen, was uns gerade fehlt, wenn er oder sie nur mal genauer darauf achten würde. Dabei ist eigentlich klar: Die Vorstellung, dass der Partner einem jeden Wunsch von den Lippen abliest, immer Lust hat, wenn wir selbst gerne Sex hätten, ist schlicht nicht zu erfüllen. Kein Mensch ist so. Niemand ist außerdem immer gut drauf, in jeder Sekunde einfühlsam, bewundernswert, toll aussehend, der ideale Schwiegersohn, die liebevollste Mutter, die beste Freundin oder der beste Freund.

Je stärker wir auf solche Wunschvorstellungen bauen, desto größer kann der Druck werden – auf den Partner, uns selbst und die Beziehung. Scheitern wir an den Maßstäben, die wir angelegt haben, ist der Frust groß. Dieser Prozess beginnt meist im Kleinen und weniger offensichtlich. Doch mit der Zeit kommt es zu den ersten Meinungsverschiedenheiten. Vielleicht gibt es bereits hin und wieder Streit. Mit der Zeit reiht sich Konflikt an Konflikt. Spätestens dann merken viele, wie unrealistisch es ist, von jemandem zu erwarten, dass er oder sie einen blind versteht. Als Menschen bleiben wir auch in Beziehungen Individuen. Wir machen uns gegenseitig das Leben nicht unbedingt leichter, bestenfalls aber schöner.

Problematisch ist zudem vieles, was wir über Sex und Beziehungen gelernt haben. Ein Beispiel: Liebe und Sex gehören für viele Menschen untrennbar zusammen. Spinnen wir das mal weiter, bedeutet dies, dass eine glückliche Beziehung davon lebt, dass wir im Bett das Gleiche wollen. Funktioniert der Sex aber irgendwann nicht mehr, heißt es automatisch, dass die Beziehung nicht gut ist. Ein Modell, das zum Scheitern verurteilt ist, hält man sich vor Augen, dass jeder in seiner Sexualität, in seinen Wünschen und Bedürfnissen einzigartig ist. Zwei Menschen, die als Paar zusammenbleiben wollen, sind also früher oder später damit konfrontiert, dass sie sich nicht nur in allen anderen Eigenschaften, Interessen und Leidenschaften, sondern auch beim Sex voneinander unterscheiden.

Wem solche Gedanken oder Diskussionen zu viel sind, der kann immer wieder den Partner oder die Partnerin wechseln, wenn es nicht läuft. Das kann für einige eine Lösung sein, ist aber nicht für jeden etwas. Vor allem begegnen Menschen, die so vorgehen, in neuen Beziehungen häufig ähnlichen Problemen. Wie realistisch sind also deine Erwartungen an deine Beziehung, deine Freundin, den Freund, die Ehefrau oder den Mann?

Sind wir miteinander verstrickt?

Während ihm zweimal im Monat Sex völlig genügt, möchte sie am liebsten jeden zweiten Tag. Sie wünscht sich Slow Sex, er will auch mal erniedrigt werden. Der eine möchte den Po geleckt bekommen, die andere findet das einfach nur eklig. Fast immer ist es so, dass einer mehr Sex will als der andere. Oder mehr von einer bestimmten Art Sex. Solche Unterschiede sind völlig normal. Und doch fordern sie uns heraus.

Machen sich beim Sex Unterschiede bemerkbar, wird schnell infrage gestellt, ob man überhaupt zueinander passt. So manche Beziehung wird schließlich mit dem Argument beendet, dass es im Bett einfach nicht geklappt habe. Natürlich hilft es, wenn die gemeinsame Schnittmenge beim Sex möglichst groß ist. Andererseits ist es praktisch unmöglich, dass zwei Menschen stets exakt dasselbe wollen. Deshalb kommt es darauf an, ob es uns gelingt, gut mit diesen Unterschieden umzugehen. Manchmal klappt das nicht auf Anhieb. Stattdessen verhaspeln sich nicht wenige Paare in einer Situation, die sich immer weiter hochschaukelt.

»Als wir uns kennenlernten, hatten wir ständig Sex. Das war wunderschön. Doro hat sich von mir mitreißen lassen, und ich habe mich so lebendig gefühlt. Doch mit der Zeit wollte sie immer weniger. Auf jede erdenkliche Weise habe ich versucht, unseren Sex wiederzubeleben, aber nie hat sie Lust. Ich weiß wirklich nicht mehr weiter. Das Schlimmste ist für mich das Gefühl, nicht mehr gewollt zu werden, ein Störfaktor zu sein.« – Adrian, 42.

Adrian macht mehrfach die Erfahrung, dass sein Wunsch nach Sex von Doro abgelehnt wird. Irgendwann ist er deshalb frustriert. Immer deutlicher macht er auf sein Bedürfnis aufmerksam. Doch egal, was er versucht, ob er verführt, sich beschwert, sauer wird oder sich trotzig zurückzieht, nichts hilft. Im Gegenteil. Weil sich Doro dadurch bedrängt fühlt, verliert sie immer mehr die Lust.

Mit der Zeit wird die Lage immer verstrickter. Die Versuche, mit denen beide das Problem lösen wollen, führen nur dazu, dass es schlimmer wird. Sex wird selten oder findet irgendwann gar nicht mehr statt. Beide sind enttäuscht und fühlen sich unverstanden. Es ist ein Knoten entstanden, der mit den bisherigen Strategien nicht mehr zu lösen ist. Der Sexualtherapeut Ulrich Clement spricht deshalb von einer »sexuellen Kollusion«, einer unbewussten oder uneingestandenen Vereinbarung beider Partner. Die Positionen sind dabei klar verteilt:

»Ich weiß auch nicht, was mit mir los ist. Ich verstehe Adrian, und er hat recht – Sex gehört eben zu einer Beziehung dazu. Und ich würde ihm gerne das ganze Programm bieten, das er sich wünscht. Aber ich kann einfach nicht. Vielleicht brauche ich eine Therapie.« – Doro, 36.

SEXUELLE KOLLUSION

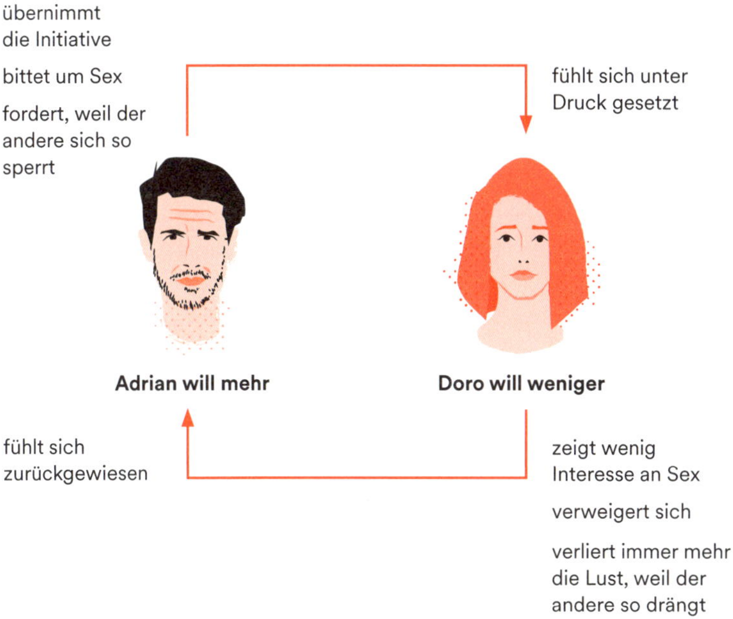

Der Begriff »Sexuelle Kollusion« wurde von Ulrich Clement geprägt.

Doro und Adrian sind sich einig, dass Doro das Problem ist. Beide erkennen Adrians Vorstellungen von Sex als richtig an. Damit gibt er vor, was passieren soll, wenn beide miteinander schlafen. Die Entscheidung darüber, ob es zum Sex kommt, liegt jedoch bei Doro. Beide verhaken sich in ihren Positionen und wissen nicht mehr weiter.

Eine andere Art, wie Paare sich verstricken können, ist die Helferkollusion:

»Als ich gemerkt habe, wie Leonard unter meinen Wünschen leidet, habe ich beschlossen, mich ihm nicht mehr zu nähern, ihm Raum zu geben. Ich dachte, eines Tages kommt er wieder auf mich zu. Das hat er aber nie getan. Stattdessen haben wir jetzt gar keinen Sex mehr. Er sagt immer, dass es nichts mit mir zu tun hat. Er hat einfach keine Lust. Ich habe mir viel Mühe gemacht, im Internet zu recherchieren, wie man das behandeln kann. Habe ihm Links zu Artikeln geschickt, Bücher für ihn bestellt, sogar Therapeuten rausgesucht, die Lustlosigkeit behandeln. Meistens findet er aber nicht die Zeit, sich damit zu beschäftigen. Inzwischen weiß ich nicht mehr weiter.« – Charlotte, 34.

HELFERKOLLUSION

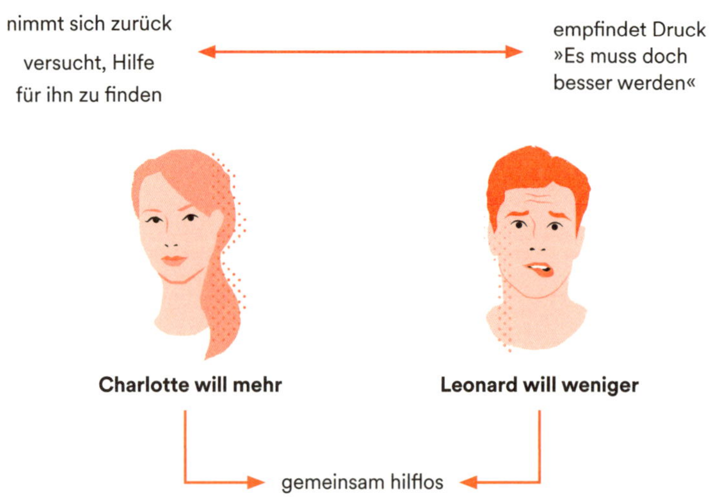

Der Begriff »Helferkollusion« wurde von Jürg Willi geprägt.

Charlotte geht davon aus, dass Leonard »nicht kann«. Sie fühlt sich gebraucht, stellt ihr Bedürfnis nach Sex zurück und macht sich auf die Suche nach Hilfe für ihn, damit er seine Lust wiederentdeckt und damit auch ihr eigenes Sexleben wiederbelebt wird. Doch egal, was sie ausprobiert – nichts hilft.

Unsere unbewussten Steuerzentralen

Was die Paare, die sich in solch einer Situation befinden, nicht wissen: Das Nein des lustlosen Partners hat mitunter eine tiefere Bedeutung, die ihm aber nur vage oder gar nicht bewusst ist. Ein »Ich möchte diese Art Sex nicht« kann sich dahinter verbergen. Oder auch: »Ich möchte keinen Sex mit dir.« Doch möglicherweise hat der lustlose Partner Angst davor, das auszusprechen. Er befürchtet, dass es der Beziehung einen Knacks versetzen könnte. Denn der andere könnte gekränkt, enttäuscht, traurig oder sauer sein. Vielleicht würde er fremdgehen, sich zurückziehen oder sich sogar trennen. Sich dem zu stellen, erscheint dem lustlosen Partner als viel zu gefährlich.

Doch auch der Partner, der sich mehr Sex wünscht, hat oft unbewusste oder verdeckte Gründe dafür. Vielleicht braucht er besonders viel Berührung, intensive körperliche Gefühle oder den besonderen Kick beim Sex. Es kann sein, dass er sich durch Sex darin bestätigt fühlt, dass er attraktiv und als Mann oder Frau etwas wert ist. Eventuell kann er Stress, schlechte Stimmung und Ärger am besten über Sex abbauen. Oder er sehnt sich nach ganz viel Nähe und Zuwendung. Manchmal gehen Partner, die sich viel Sex wünschen, auch davon aus, dass sie einen Anspruch darauf haben, weil sie meinen, dass das in einer Beziehung halt so sei.

Wie verborgene Steuerzentralen lenken die tieferliegenden Bedürfnisse beider Partner, wie sie fühlen und handeln. Weil beiden die Gründe aber nur teilweise selbst klar sind, verhalten sie sich meist wie im Autopilotmodus. Gespräche über die Probleme drehen sich im Kreis. Es sei denn, die verborgenen Bedürfnisse kommen irgendwann ans Licht. Zum Beispiel wie bei diesen beiden Paaren:

»Ich hatte schon lange das Gefühl, dass sie beim Sex gar nicht bei mir ist. Die meiste Zeit sind ihre Augen geschlossen oder ihr Blick geht an mir vorbei. Ihr Körper reagiert auf mich, aber ihr Geist ist ganz woanders. Es ist, als wäre da eine Glasscheibe zwischen uns. Ich kann sie zwar sehen, aber ihr nicht nah sein. Mit der Zeit fühlte ich mich mehr und mehr für etwas benutzt, das ich nicht verstand. Als ich sie irgendwann darauf ansprach, gestand sie mir, dass sie sich in Pornofantasien beamt, wenn wir miteinander schlafen. Das macht mich fassungslos und total traurig.« – Greta, 35.

Gretas Partnerin nutzt Fantasien, um ihre Lustlosigkeit zu umgehen und den Sex für sich erregender zu gestalten. Sie tut das heimlich, um Greta nicht zu verletzen. Doch genau das wird zum Problem. Als Greta davon erfährt, fühlt sie sich ausgeschlossen und benutzt.

Etwas anders liegen die Dinge bei Ella:

»Seit er 14 ist, zieht er sich Pornos rein, und jetzt soll ich alles mitmachen, was er nachturnen will – bis hin zu Deepthroaten und Fisten. Und dann denkt er noch, er hat ein Recht darauf und sieht das Problem bei mir, weil ich angeblich zu verklemmt bin. Geht's noch?« – Ella, 26.

Ella ist klar, was sie nicht will. Die Fronten sind verhärtet, weil jeder das Problem im anderen sieht.

Beide Paare sind schon hier und da mit den wahren Ursachen ihrer Verstrickung in Berührung gekommen. Langsam zeigt sich, wo es wirklich hakt. Gelingt es nun, den tatsächlichen Bedürfnissen weiter auf den Grund zu gehen und ihre Sexualität so zu gestalten, dass sich beide wieder damit wohlfühlen, kann sich der Knoten lösen. Dafür kann es hilfreich sein, nicht nur das eigene sexuelle Wesen, sondern auch das der Partnerin näher zu erkunden, zum Beispiel mithilfe von Kap. 2, ab S. 34 und Kap 3, S. 111. Früher oder später wirst du dann vor einer Entscheidung stehen: Möchtest du deine Partnerin oder deinen Partner an dem teilhaben lassen, was du über dich herausgefunden hast?

Möchtest du dich zeigen, wie du bist?

Fällt es dir leicht, deiner Partnerin oder deinem Partner zu sagen, was du dir beim Sex wünschst? Oder äußerst du deine Bedürfnisse nur wenig oder gar nicht? Falls du bisher zurückhaltend damit warst, so offen zu sein, hattest du sicher deine Gründe dafür. Und ja, es birgt gewisse Risiken, deinem Partner authentisch zu begegnen. Aber wenn es gut läuft, kann es dein und euer Sexleben sehr bereichern. Wenn du noch unsicher bist, ob du dich zeigen möchtest, wie du bist, hilft vielleicht eine Pro-und-Kontra-Liste. Ein Beispiel, wie eine solche aussehen kann, findest du unten (s. S. 228). Rechts kannst du deine Befürchtungen niederschreiben, links, was es vielleicht zu gewinnen gibt. Womöglich kommen dir einige Gedanken darin vertraut vor, bestimmt hast du aber auch eigene.

Sich zu öffnen, heißt nicht, sich komplett preiszugeben. Jeder von euch kann und darf seine Geheimnisse haben. Du musst nicht über all deine Fantasien Rechenschaft ablegen, vor allem nicht dann, wenn du dir überhaupt nicht vorstellen kannst, sie in die Tat umzusetzen. Auch welche Pornos du dir anschaust, mit wem du in der Vergangenheit beim Sex was gemacht hast oder wen du außer deinem Partner noch anziehend findest und warum, muss nicht Teil eures Gesprächs sein – es sei denn, ihr findet es beide gut, darüber zu reden. Wenn Unausgesprochenes aber deiner Sexualität und deiner Beziehung im Weg steht, ist es sinnvoll zu prüfen, wo du deinem Partner Einblick gewähren kannst. Vielleicht hast du Ideen, was du beim Sex mit ihm oder ihr gerne ein-

PRO Was spricht dafür, mich zu zeigen?	KONTRA Was spricht dagegen?
Ich finde es gut, zu mir zu stehen. Was andere über mich denken, ist mir nicht egal, aber ich will mich nicht davon abhängig machen.	Er/sie könnte denken, ich sei nicht normal.
Ich möchte mich beim Sex wohlfühlen. Das ist nur möglich, wenn ich erkläre, wie die Dinge für mich sind.	Er/sie könnte verständnislos reagieren, mich auslachen, verletzt, enttäuscht oder verunsichert sein.
Ich möchte dafür geliebt werden, wie ich bin. Nur wenn ich mich auch so verhalte, kann ich herausfinden, ob das so ist.	Er/sie könnte mich dafür ablehnen wie ich bin. Vielleicht bin ich ihm zu anstrengend, und er verlässt mich.
Ich lerne ihn/sie besser kennen und gewinne Klarheit über unsere Beziehung.	Ich mache mich verletzbar, wenn ich so offen bin.
Wir bekommen die Möglichkeit, den Sex so zu gestalten, dass er uns beiden gefällt.	Er/sie wird sich sowieso nicht auf eine Veränderung einlassen.
Wir haben die Chance, einander näherzukommen.	Das wird uns auseinanderbringen.
Unterschiede können spannend sein und unsere Sexualität vielleicht weiterbringen.	Meine Wünsche passen nicht zu seinen/ihren.
Es könnte unseren Sex beleben.	Er/sie wird keinen Sex mehr mit mir wollen.
Ich tue etwas dafür, dass unsere Beziehung besser werden kann.	Ich mache unsere Beziehung kaputt.
Vielleicht öffnet er/sie sich auch, und wir kommen miteinander ins Gespräch.	Er/sie wird dichtmachen.
Ich bin fair. Nur wenn er/sie mich wirklich kennt, weiß er/sie, wofür er/sie sich entscheidet.	Ich habe keinen Einfluss mehr darauf, ob er/sie bei mir bleibt.

mal ausprobieren möchtest? Oder dir ist klargeworden, was du nicht mehr möchtest? Das könnt ihr nutzen, um miteinander ins Gespräch zu kommen.

Wenn du mit deinem Partner über deine Bedürfnisse beim Sex sprechen willst, können dir die Gesprächstipps ab Seite 213 helfen, dich vorzubereiten. Vielleicht läuft es dann fast von alleine. Selbst wenn es hier und da hakt, es euch aber gelingt, immer wieder zueinanderzufinden, könnt ihr eure Sexualität nach und nach so verändern, dass sie euch besser gefällt. Manchmal kann es aber auch sein, dass zwei Menschen überhaupt nicht zusammenfinden, egal, was sie versuchen. Weil sie sich immer wieder verhaspeln. Oder weil einer sich partout nicht bewegen will. Es kann passieren, dass du mit den besten Absichten auf deinen Partner zugehst und er sich trotzdem nicht für deine Ideen begeistern lässt. Manchmal braucht es mehrere Anläufe. Das Wichtigste ist, dass du mittlerweile Klarheit darüber gewonnen hast, was du in der Sexualität möchtest. Es kann viele Gründe haben, warum ein Partner nicht zuhört oder sich sperrt. Du kannst dich dafür interessieren und versuchen zu verstehen, woran das liegen könnte. Vielleicht eröffnet sich dadurch ein Weg.

Falls du noch immer zögerst und nicht weißt, ob du mit deinem Partner sprechen möchtest, lass dir Zeit. Niemand kennt deine persönliche Situation so gut wie du selbst. Hält dich womöglich einer der folgenden Gründe zurück?

Schont ihr euch?

»Wenn ich etwas sage, wird sie sich schlecht fühlen«, »Wenn er wüsste, dass ich mir darüber Gedanken mache, fiele er aus allen Wolken« – wem so etwas durch den Kopf geistert, der geht im Grunde davon aus, dass Beziehungen nur dann funktionieren und halten, wenn man sich gegenseitig nichts zumutet. Um Konflikte zu verhindern, werden wichtige Themen ausgeklammert. Sex beruht in solchen Beziehungen oft auf stillen Übereinkünften. Nicht nur, dass keiner von beiden über seine

Wünsche spricht, meist möchten sie auch gar nicht so genau wissen, was sich der andere alles vorstellt. Beobachten sie Anzeichen dafür, dass der Partner gerne etwas hätte, das ihnen nicht spontan gefällt (»Er hält mir seinen Penis entgegen. Bestimmt will er einen Blowjob«, »Sie schaut, als ob sie Sex will. Nicht schon wieder«), gehen sie lieber darüber hinweg. Bloß nicht genau hinsehen, hinhören, etwas sagen oder gar tun.

Den anderen und sich selbst zu schonen, kann für Harmonie sorgen. Manchmal kann eine Beziehung dadurch aber auch anfällig werden. Was, wenn nicht nur Kleinigkeiten ausgeblendet werden, auf die man leicht verzichten kann? Wenn es um etwas geht, wovon die Freude und Zufriedenheit beim Sex und in der Beziehung stark abhängen? Dann kann Unausgesprochenes mit der Zeit echte Probleme verursachen. Die wenigsten Menschen können wichtige Bedürfnisse auf die Dauer für jemand anderen unterdrücken. Sich nach etwas zu sehnen, das nicht erfüllt wird, kann frustrieren und dazu führen, dass beide sich voneinander entfremden. »Wie aus heiterem Himmel« steckt man so nicht selten irgendwann in einer Krise. Etwa wenn auffliegt, dass einer von beiden seine aufgestauten Wünsche mit Seitensprüngen kompensiert oder sich in jemand anderen verliebt hat. Oder einfach, weil im Bett nichts mehr geht und keiner von beiden versteht, warum.

Wer sich damit nicht abfinden möchte, sich aber davor fürchtet, zu direkt zu sein, kann mit kleinen Testballons starten: Was tut der andere, wenn ich ein Bedürfnis anspreche, das mir eher harmlos erscheint und das nur ein geringes Entgegenkommen von ihm fordert? Reagiert er positiv, kannst du vielleicht nach einer Weile einen weiteren Versuch wagen. Möglicherweise kommt ihr so nach und nach ins Gespräch über das, was dich beschäftigt, und lernt euch dabei besser kennen. Auch mit vielen kleinen Schritten lässt sich eine längere Strecke zurücklegen. Wer stattdessen nichts unternimmt, wird letztlich auch nie wissen, ob sich nicht doch etwas zum Positiven verändert hätte.

Seid ihr verschmolzen oder differenziert?

> »Seit einer Ewigkeit schon bitte ich meinen Partner darum, dass ich einmal Slow Sex mit ihm ausprobieren möchte. Aber ich finde bei ihm einfach kein Gehör. Er meint, dass das kein richtiger Sex sei, und stellt die Ohren auf Durchzug. Inzwischen reagiert er sogar genervt. Wie ein kleines Mädchen fühle ich mich dann. Als hätte ich etwas unglaublich Dummes verlangt. Ich kann mir fast dabei zusehen, wie ich in solchen Momenten in mich zusammensinke und meine Wünsche sich in Luft auflösen. Aber ich bin auch einfach wahnsinnig enttäuscht von ihm und ärgere mich immer mehr.« – Annett, 33.

Es gibt Paare, die sind zu eng miteinander verbunden – so sehr, dass sie regelrecht abhängig voneinander sind. Um die Beziehung nicht zu gefährden, stellen sie ihre Individualität und die damit verbundenen Bedürfnisse nach Selbstentfaltung zurück – auch in der Sexualität. »Verschmolzen«, nennt der Sexualtherapeut David Schnarch das. Wünscht sich einer von beiden mehr Raum für eigene Bedürfnisse und decken sich diese nicht mit denen des Partners, wird das schnell als bedrohlich empfunden. Zum Beispiel, weil es den Selbstwert verschmolzener Menschen angreift. Sie fühlen sich unnormal und unzulänglich, wenn ihr Partner etwas anderes will als sie. Oder sie haben Angst davor, nicht länger geliebt, womöglich sogar verlassen zu werden. Starke Gefühle wie Enttäuschung, Kränkung, Schmerz, Ärger, Wut oder Verzweiflung können sie zusätzlich aus der Bahn werfen, vor allem wenn es zu offenen Auseinandersetzungen über die gemeinsame Sexualität kommt.

Um wieder in derselben Spur zu sein, muss einer sich anpassen – davon gehen verschmolzene Menschen zumeist aus –, entweder man selbst oder der andere. Um das zu erreichen, stellen sie Forderungen, machen Vorwürfe, verweigern sich oder ziehen sich zurück. Nicht selten kommt es deshalb immer wieder zu Auseinandersetzungen über den Sex. Werden diese Konflikte jedes Mal beigelegt, indem einer nachgibt, ist mit der Zeit das Limit der Anpassung erreicht. Sich noch weiter aufzugeben, ist keine Option mehr. An diesem Punkt der Beziehung führt auch Kommunikation meist zu keiner Lösung mehr, sondern verschlechtert die Lage eher, weil die ständigen Streitereien sich im Kreis drehen.

»... Ich habe lange nachgegeben. Aber jetzt sehe ich nicht mehr ein, warum ich ihm beim Sex seine Wünsche erfüllen soll, wenn er nicht wenigstens ein bisschen auf mich eingeht. Deshalb möchte ich kaum noch mit ihm schlafen. Das macht er mir dann zum Vorwurf. Notgedrungen hat er sich kürzlich mal zum Slow Sex durchgerungen, war dann aber so demonstrativ gelangweilt davon, dass ich auch nicht mehr weitermachen wollte. Inzwischen streiten wir mehr über Sex, als dass wir ihn hätten. Aber keiner von uns hat eine Idee, wie wir das Problem lösen sollen. Bedeutet das nun, dass wir uns trennen müssen?« – Annett, 33.

Um den Sex lebendig zu halten und solche Entwicklungen abzuwenden, ist es deshalb wichtig, dass Paare ihre Bedürfnisse nach Verbindung und Autonomie in Einklang bringen, erklärt Schnarch. Sich zu »differenzieren« und sich authentisch mit seinen Wünschen zu zeigen, während man sich gleichzeitig nah und verbunden ist, darin liegt für ihn der Schlüssel zur dauerhaften Zufriedenheit beim Sex – selbst, wenn beide verschiedene Vorstellungen davon haben, was dabei passieren soll. Dazu muss man sich das eigene Bedürfnis aber erst einmal zugestehen – obwohl der Partner gerade Anpassung fordert.

Was dabei hilft? Zunächst einmal, sich selbst versichern zu können, dass man als Mensch mit seinen Wünschen in Ordnung ist, und zwar unabhängig davon, ob der Partner das gerade genauso sieht oder eben nicht. Was magst du an dir? Was macht dich besonders? Vielleicht auch eigen? Sei stolz darauf und steh dazu. Wer mit sich selbst im Reinen ist, kann sich davon frei machen, dass das Verhalten des Partners am eigenen Selbstwert rüttelt. Dann bist du unabhängiger und kannst mehr auf deine Bedürfnisse achten.

Du kannst außerdem lernen, deine Ängste zu besänftigen. Wer nicht gewöhnt ist, für sich einzustehen, reagiert oft erstmal mit Angst, wenn der Partner Widerstand zeigt. Vielleicht hast du in der Vergangenheit die Erfahrung gemacht, dass jemand dich abgelehnt oder verlassen hat, nur weil dir etwas wichtig war und du dich den Vorstellungen des anderen nicht unterordnen wolltest. Das muss nicht wieder so sein. Du kannst dich fragen, was dir wichtiger ist: im Einklang mit dir selbst und deinen Bedürfnissen zu leben und dich dafür in deiner Beziehung stark zu machen? Oder der Angst aus dem Weg zu gehen und dich weiter den Wünschen deines Partners anzupassen? Zu akzeptieren, dass sich Ängste zwischendurch einfach mal melden können, man zeitweise vielleicht fürchtet, nicht mehr geliebt zu werden, und sich gleichzeitig aber nicht vom Weg abbringen zu lassen, ist eine wichtige Fähigkeit, die es zu entwickeln gilt.

Nicht nur Ängste, auch Ärger, Enttäuschung, Schmerz, Hoffnungslosigkeit und andere aufwühlende Gefühle können dir ganz schön zusetzen. Nur mit einem klaren Kopf kannst du dafür sorgen, dass du dich nicht erneut anpasst, wo du es nicht willst, und gleichzeitig verhindern, dass das Gespräch vor lauter Vorwürfen hitzig oder gar verletzend wird oder einer von euch beiden abblockt. Was kannst du tun, um dich zu beruhigen? Den einen hilft Sport – ein Power-Workout, Joggen, Radfahren, ein Boxsack. Andere gehen an die frische Luft, um Abstand zu gewinnen. Wieder andere setzen auf Meditation oder Achtsamkeit. Diese vielseitige Methode kann dir auch hier helfen, besser mit der Situation klarzukommen. Wenn du mit einer Achtsamkeits-App trainierst oder einen Achtsamkeitskurs machst, kannst du lernen, in herausfordernden

Situationen mit deinem Partner Ruhe zu bewahren und dich nicht von deinen Gefühlen überwältigen zu lassen.

Nur weil man beim Sex nicht völlig auf einer Linie ist, muss das nicht gleich die Trennung bedeuten. Sind die Positionen allerdings so verkantet wie bei Annett und ihrem Partner, bringt oft nur beharrliches Verhandeln wieder Bewegung in die Situation. Wenn du weißt, was dir wichtig ist, kannst du versuchen, es möglichst ruhig und gelassen mit deinem Partner oder deiner Partnerin zu besprechen. Manchmal muss man dafür öfter Anlauf nehmen, also lass dich nicht zu schnell entmutigen. Dazu gehört auch, sich selbst immer wieder kritisch zu hinterfragen. Habe ich in der Beziehung und in unseren Gesprächen etwas falsch gemacht, woraus ich lernen kann? Wo habe ich vielleicht etwas übersehen? Wie sieht die Situation aus, wenn ich durch seine oder ihre Augen darauf schaue? Vielleicht gewinnt ihr so spannende neue Sichtweisen auf euch selbst und eure Beziehung und kommt sogar ganz von alleine auf die Lösung eures Problems.

Solltest du merken, dass deine Selbstzweifel und die aufwühlenden Gefühle so stark sind, dass es dir alleine nicht gelingt, sie in den Griff zu bekommen, kannst du dir Unterstützung von einer Psychotherapeutin holen. Wenn ihr als Paar festhängt, hilft euch vielleicht eine Paar- und Sexualtherapie, am besten bei jemandem, der sich in systemischer Sexualtherapie auskennt. Verzeichnisse von Therapeuten findest du in Kapitel 6 ab Seite 354.

Mehr über Verschmelzung und Differenzierung kannst du in David Schnarchs Büchern nachlesen: In *Die Psychologie sexueller Leidenschaft* und *Intimität und Verlangen* beschreibt er nicht nur viele Paare, ihre Konflikte beim Sex und wie sich ihre Wege hin zur Lösung gestalten, sondern erklärt auch ausführlich, was es aus seiner Sicht braucht, damit der Sex in langfristigen Beziehungen interessant bleibt.

Seid ihr auf Augenhöhe?

> »Meistens bestimmt meine Freundin für uns beide, und ich gebe nach, auch beim Sex. Wenn ich mal andere Vorstellungen von etwas habe und darauf beharre, flippt sie aus und beschimpft mich. Oder sie macht mir ein schlechtes Gewissen, indem sie mir vorhält, was sie alles für mich tut. Irgendwann knicke ich dann ein und mache doch, was sie will.« – Cleo, 32.

In manchen Beziehungen gibt es eine deutliche Stufe zwischen den Partnern. Einer gibt den Ton an, und der andere folgt. Oder mal sagt der eine, wo es langgeht, dann wieder der andere. Macht und Unterordnung sind die Strategien, mit denen Partner in solchen Beziehungen auf Unterschiede reagieren. Dem Sex bekommt das zumeist nicht so gut. Menschen brauchen Freiheit und Selbstbestimmung, um sich in der Sexualität wohlzufühlen. Wer sich gezwungen sieht, Dinge mitzumachen, die ihm nicht gefallen oder die sogar unangenehm sind, verliert oft langfristig die Freude daran. Mit der Checklist auf Seite 236 kannst du prüfen, wie es um die Augenhöhe in der Beziehung bestellt ist.

In dem Moment, wenn zwei Menschen sich auf Augenhöhe begegnen, entspannen sich viele Konflikte. Beide verstehen einander besser, sind sich näher, bauen Vertrauen zueinander auf. Es entstehen neue Möglichkeiten, auch für die Sexualität.

WORAN DU ERKENNST, DASS DEINE BEZIEHUNG AUF AUGENHÖHE IST (NICHT NUR BEIM SEX)

- Ihr achtet und respektiert einander.
- Jedem von euch ist es wichtig, dass es dem anderen gutgeht.
- Ihr teilt einander eure Bedürfnisse mit und könnt euch darauf verlassen, dass der andere sich dafür interessiert.
- Ihr verhandelt eure Wünsche gleichberechtigt.
- Entscheidungen trefft ihr einvernehmlich.
- Keiner überredet, manipuliert oder bewegt den anderen dazu, etwas zu tun, das dieser nicht möchte.

Gibt es alte Erlebnisse, die dich hemmen?

Hast du häufiger die Erfahrung gemacht, dass andere nicht interessiert, was dir wichtig ist? Vielleicht wurden deine Bedürfnisse schon nicht ernst genommen, als du noch ein Kind warst. Eltern, Geschwister, Lehrer, Freunde haben dich vielleicht sogar mit Ablehnung, Liebesentzug oder auf andere Weise bestraft, wenn du sie geäußert hast. Womöglich war das mit deinen Partnern – Ex oder aktuell – genauso. Solche Entbehrungen und Verletzungen können wunde Stellen in der Seele hinterlassen. In späteren Beziehungen, vor allem in Partnerschaften, werden sie wieder berührt und mischen kräftig mit, wenn es zu Verstrickungen kommt. Mit diesem Effekt haben sich die Paartherapeutinnen Michele Scheinkman und Mona Fishbane näher befasst. Sie beschreiben, welche Rolle vergangene Beziehungserfahrungen haben können, wenn Paare in einen Konflikt über ihre Sexualität geraten.

Weil das Verhalten des einen Partners unwissentlich die verletzliche Stelle des anderen berührt, packen diesen plötzlich die Gefühle von früher: Schmerz, Enttäuschung, Ängste, Ärger. Gegenwart und Vergangenheit lassen sich emotional nicht mehr trennen, und schnell wird eine Kleinigkeit äußerst bedeutsam. Wer dann zu hören bekommt, dass der andere keine Lust auf Sex hat, sieht darin gleich einen kompletten Liebesentzug, ein Wunsch nach Sex wird zum unerträglichen Druck. Um dieses Gefühlschaos zu bewältigen, versuchen viele auf das zurückzugreifen, was in der Vergangenheit funktioniert hat. Sie ordnen sich unter (»Ich mach beim Sex, was du willst«), verweigern Sex (»Ich habe keine Lust«) oder schalten auf Angriff (»Das ist doch das Letzte. Wenn das so weitergeht, dann …«). Dadurch wird jedoch der andere Partner an seiner verletzlichen Stelle getroffen, sodass nun dessen gewohnte Bewältigungsstrategie anspringt – die dann den ersten Partner wieder triggert und so weiter und so fort. Der Konflikt schaukelt sich immer mehr hoch und wird irgendwann so heftig, dass der Auslöser für den nächsten Streit winzig sein kann – ein falsches Wort, ein komischer Blick, eine unbedachte Geste. Beispiele für solche Zirkel gibt es viele, und vielleicht beobachtest du an der ein oder anderen Stelle in deiner Beziehung eine ganz eigene Variante.

Wenn du merken solltest, dass solche alten Erfahrungen dich und deine Beziehung immer wieder blockieren, kann auch hier eine Psycho-, Paar- oder Sexualtherapie helfen. Wo du Therapeuten finden kannst, erfährst du in Kapitel 6 ab Seite 351.

Wollt ihr euch besser kennenlernen?

Ihr seid mittlerweile ins Reden gekommen? Der erste Schritt ist gemacht. Gerade wenn euch so langsam einiges klarer geworden ist. Dann seid ihr nun vielleicht bereit, mehr über einander zu erfahren.

Wie zufrieden seid ihr mit eurem Sex?

Wie es dir mit eurem gemeinsamen Sexleben geht, kannst du wahrscheinlich ganz gut beantworten. Aber hast du auch einen Eindruck, wie zufrieden dein Partner oder deine Partnerin damit ist? Der Sexualtherapeut Ulrich Clement empfiehlt in seinem Buch *Guter Sex trotz Liebe* eine Übung als Ausgangspunkt für ein Gespräch dazu – »Unsere erotische Beziehungsgeschichte«. Angelehnt daran haben wir folgenden Vorschlag für euch:

Nehmt euch Papier und Stift und malt in einem Koordinatensystem auf, wie sich eure Zufriedenheit mit dem Sex seit dem Beginn eurer Beziehung entwickelt hat. Tragt dafür die Zufriedenheit gegen die Dauer eurer Beziehung bis heute auf (s. Abb.), jeder für sich und am besten erstmal alleine, damit ihr euch nicht gegenseitig beeinflusst. Wenn es Ereignisse gab, die sich auf eure Sexualität ausgewirkt haben, tragt sie auf der waagerechten Zeitachse ein. Entspannte und stressige Zeiten in eurem Alltag, etwa Urlaub, Jobwechsel, Geburten, Umzug, Krankheit, Streit, Krisen …

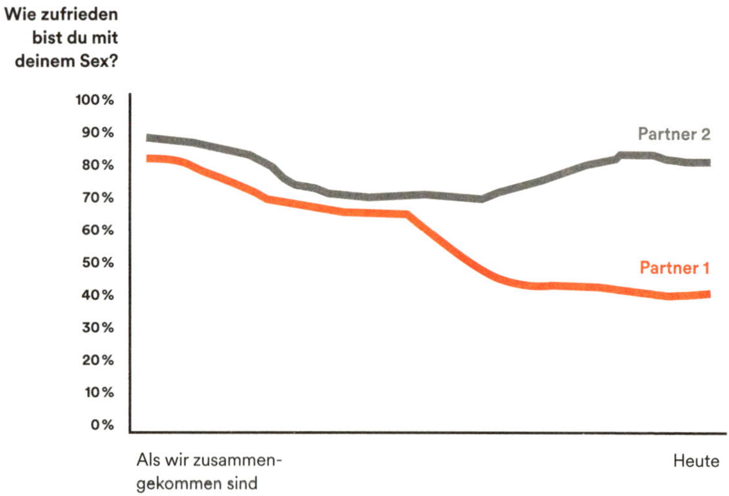

Es geht bei dieser Übung nicht darum, euren Partner und dessen Performance beim Sex zu beurteilen. Ob du mit deinem Sex zufrieden bist oder nicht, hängt längst nicht nur davon ab, was dein Partner tut oder lässt, sondern ebenso sehr von dir selbst. Davon, ob es dir gelingt, deine Bedürfnisse in die Beziehung einzubringen. Ob du eine Atmosphäre schaffen kannst, in der der andere sich wohlfühlt und gerne auf dich eingeht. Ob du realistische Erwartungen hast oder echte Beziehung und Sexualität mit Romantik und Porno verwechselst. Achte auf den Anteil, den du womöglich daran trägst, wenn du mit deiner Sexualität nicht so glücklich warst oder es aktuell bist. Wenn dir viele Gedanken durch den Kopf gehen, kannst du dir nebenbei Notizen machen.

Anschließend zeigt ihr euch eure Kurven und legt sie nebeneinander. Erklärt euch gegenseitig den Verlauf der Kurven. Habt ihr eine Idee, woran es lag, wenn ihr in der Vergangenheit weniger zufrieden wart? Oder warum es wieder besser wurde? Wieso es zwischen euch zu Unterschieden in der Zufriedenheit gekommen ist? Könnt ihr daraus etwas für die Zukunft lernen? Wenn bei einem oder beiden von euch aktuell Luft nach oben ist – habt ihr Ideen, was ihr verändern könnt, damit ihr wieder mehr Freude am Sex habt?

Wo steht ihr und wo wollt ihr hin?

Eine weitere Übung, die euch viel Anregung liefern kann, um eure Sexualität weiterzuentwickeln, ist die »Zwischenbilanz deines Sexlebens« aus Kapitel 2, Seite 48. Jeder von euch kann die Fragen aus der Übung für sich alleine bearbeiten. Gebt euch gegenseitig die Zeit dafür, die ihr braucht. Manchmal sind das ein paar Tage. Anschließend erzählt euch, was ihr herausgefunden habt, und tauscht euch darüber aus. Möglicherweise zeichnet sich anschließend schon eine Richtung ab, in die ihr eure Sexualität verändern wollt.

Falls ihr dieses Buch gemeinsam lest oder du vorhast, es mit deinem Partner zu teilen: Die Themen, über die wir schreiben, eignen sich dazu, darüber zu diskutieren und euch gegenseitig besser kennenzulernen.

Viele Vorschläge aus Kapitel 2 und 3 könnt ihr gemeinsam ausprobieren oder euch erzählen, was ihr dabei herausgefunden habt. Macht das, was euch anspricht.

Möchtest du etwas Neues ausprobieren?

Mehr verstehen ist das eine, handeln etwas anderes. Sicher sind euch bis hierher schon einige Ideen gekommen, die ihr in die Tat umsetzen könnt. Vielleicht habt ihr bereits ein paar neue Erfahrungen gesammelt. Hier haben wir noch weitere Tipps, die im Sexleben eines Paars einiges bewirken können.

Entrümpeln

»Mir ist es schon zu viel, wenn er mich anfasst. Eigentlich mag ich Berührungen, aber ich kann inzwischen gar nicht mehr genießen, wenn er mich umarmt, weil ich schon weiß, dass er nahtlos zum Sex übergeht. Deshalb gehe ich dem mittlerweile aus dem Weg. Was mir aber fehlt, ist Zärtlichkeit zwischendurch. Ohne Erwartungen. Aber nicht nur so ein leerer Kuss im Vorbeigehen. Zu merken, dass er mich wirklich wahrnimmt und gerne mit mir zusammen ist. Das ist es, wie bei mir Lust nach mehr entsteht.« – Bianca, 49.

Bei den meisten Paaren schleichen sich mit der Zeit Gewohnheiten ein, die keinen von beiden mehr glücklich machen. Das fängt schon im Alltag an: der flüchtige Kuss zur Begrüßung, das abwesende Streicheln, das belanglose Gespräch am Frühstückstisch, das Pflichttelefonat zwischendurch, die Umarmung, die nichts bedeutet. Prüft, was in eurem Miteinander vor allem aus Routine geschieht, was sich mittlerweile leer und unecht anfühlt, und gönnt euch eine Abspeckkur. Verzichtet auf Gespräche und Berührungen, die euch nichts bedeuten.

Dafür lasst euch aufeinander ein, wenn euch der Sinn danach steht. Baut mehr bewusste Berührungen in den Alltag ein. Viele längere Beziehungen sind verarmt, was körperliche Nähe betrifft. Nur wenn einer Sex will, wird sich angefasst, allerdings ist dann die Richtung schon klar und lässt wenig Raum für anderes. Stellt eine echte Verbindung her, wenn ihr euch berührt, lächelt euch an, seid ganz bei der Sache. Macht das einen Unterschied?

Auch der Sex ist bei Paaren, die schon länger zusammen sind, oft sehr routiniert und schon deshalb nicht mehr so prickelnd. Wenn ihr euch mit Kapitel 2 beschäftigt habt, habt ihr vielleicht schon Ideen, was euch stattdessen so vorschwebt. Das sind gute Voraussetzungen, um ein Experiment zu wagen: Nehmt ein paar Wochen Urlaub von eurem bisherigen Sex. Plant stattdessen, welche Highlights ihr in der nächsten Zeit miteinander erleben wollt. Sicher hat jeder von euch seine eigenen Vorstellungen. Was davon könnt ihr gemeinsam umsetzen? Es ist möglich, dass ihr euch während dieses »Urlaubs« ganz neu kennenlernt. Dass sich der Sex wieder aufregender anfühlt. Wer weiß, vielleicht entscheidet ihr sogar, den neuen Sex zu eurem »festen Wohnsitz« zu machen, weil euch der alte gar nicht fehlt. Oder ihr merkt, dass einige Dinge, die ihr schon früher gemacht habt, doch ganz gut sind und den neuen Sex verschönern können. Bedürfnisse können sich mit der Zeit verändern. Bleibt aufmerksam für das, was ihr jetzt wollt. Es kann anders sein als das, was gestern war.

Sex aus den richtigen Gründen

Wenn ihr Sex habt, habt ihn, weil ihr euch nah sein, zusammen wohlfühlen und tolle Momente miteinander teilen wollt. Wenn ihr aus Pflichtgefühl, als Tauschgeschäft, damit das Quengeln aufhört, weil einer von euch seinen Stress abbauen muss oder zur Beschwichtigung nach einem Streit miteinander schlaft, bringt das vielleicht einem von euch etwas, wahrscheinlich aber nicht dem anderen. Und das Risiko steigt, dass euch über kurz oder lang die Freude am Sex vergeht.

Alles kann, nichts muss. Paare, die ihr Sexleben nach dieser Devise gestalten, haben oft mehr Spaß daran. Denn sie haben verstanden, dass keiner für das sexuelle Glück des anderen verantwortlich ist, ebenso wenig wie kein Mensch einen Anspruch darauf hat, dass der andere die eigenen Wünsche erfüllt. In einer Atmosphäre ohne Druck kann sich Sex am allerbesten entfalten.

Den Alltag austricksen

Wer Sex will, muss spontan sein. Das zumindest denken viele, weil es uns so romantisch vorkommt oder es ständig in Pornos so ist. Wer länger in einer Beziehung ist, weiß allerdings meist zu gut, dass viel Zeit vergehen kann, bis beide gleichzeitig Lust auf Sex haben. Wer pragmatisch denkt, ist deshalb klar im Vorteil. Paare, die sich bewusst zum Sex verabreden, haben ihn nämlich deutlich häufiger. Gestaltet man die gemeinsame Zeit außerdem so, dass der Sex beiden gefällt, kommt die Lust oft beim Tun. Frauen, die den Sex so angehen, erleben obendrein häufiger Orgasmen als andere. Eine Menge guter Argumente, dem oder der Liebsten gleich mal einen Terminvorschlag zu machen.

Um vor dem Sexdate mit dem Partner vom Alltag abzuschalten, kann es sinnvoll sei, sich vorher noch ein paar Momente für sich zu gönnen. Sport treiben, duschen, etwas lesen, Musik hören, was auch immer dir dabei hilft, runterzukommen und deinen Kopf freizukriegen. Das kann es dir erleichtern, dich mit allen Sinnen auf den Sex einzulassen und dich deinem Partner zu öffnen.

Neugier und Spielfreude

Wer seine Sexualität weiterentwickeln will, braucht Neugier und Freude am Experimentieren. Wer Humor mitbringt und die Dinge spielerisch angeht, kann außerdem Druck vermeiden. Lachen beim Sex ist übrigens ausdrücklich erlaubt. Vor allem wenn dabei mal etwas schiefgeht.

Und das kann vor allem dann vorkommen, wenn ihr etwas Neues ausprobiert.

SPIELTRIEB

Ihr seid auf der Suche nach Anregungen und lernt gerne dazu, indem ihr miteinander aktiv werdet? Diese Spiele und Bücher stellen einige Ideen vor:

- *Doch! Doch! Doch!* von Ann-Marlene Henning: Ein unterhaltsames und kurzweiliges Kartenspiel, das Paare dazu anregt, auf lockere Weise über sich und ihre Sexualität ins Gespräch zu kommen und sich ganz neu zu berühren und zu spüren. Das hilft, beim Sex kreativer, einfühlsamer und sinnlicher zu werden.
- *Sexkiste der Liebe* von Kristina Pfister und Claude Jaermann: Karten mit tiefsinnigen und geistreichen Fragen bieten Paaren Stoff für viele Stunden Gespräch über Liebe und Sexualität und inspirieren dazu, bewusster, entspannter und empfindsamer miteinander umzugehen.
- *Guter Sex trotz Liebe* von Ulrich Clement: Paare, deren Sex eingeschlafen oder langweilig geworden ist, finden hier nicht nur jede Menge Wissen dazu, wie man den Sex auf Dauer interessant hält, sondern auch Spiele wie »Erotische Liebesdienste«, »Das Als-ob-Würfelspiel«, »Erotische Gutscheine« oder »Erotische Briefe schreiben«.

Und was, wenn sich nichts bewegt?

Manchmal ist es so, dass nur einer in der Beziehung Lust auf eine bestimmte Veränderung hat, der andere aber nicht. Wer sich nicht bewegen will, lässt sich nur schwer dafür begeistern, es trotzdem zu tun. Ein Nein kann viele Gründe haben.

Wenn du derjenige bist, der sich die Veränderung wünscht, können dir die folgenden Gedanken vielleicht helfen, dir über deine Situation klar zu werden:

- Hast du deine Wünsche auf eine Weise formuliert, die der andere gut annehmen kann? Oder hast du ihn mit deiner Begeisterung überrollt, zu viel erwartet, zu sehr gefordert, dich beschwert, sodass er nun einen Widerstand spürt?
- Kannst du dich in deinen Partner hineinversetzen und versuchen zu verstehen, weshalb er nicht möchte? Indem du ihm Verständnis zeigst, könnt ihr vielleicht gemeinsam herausfinden, was seine Bedenken sind.
- Überreden und drängen bewirken das Gegenteil. Lass deinem Partner die Freiheit, selbst zu entscheiden.
- Gleichzeitig musst du dich nicht von deinem Bedürfnis verabschieden. Manchmal bewegt sich mit der Zeit doch etwas. Vielleicht hast du eine Idee, wie du Teile von deinem Wunsch in deiner Solosexualität ausleben kannst – zumindest für den Moment? Vielleicht ist eine Öffnung eurer Beziehung eine Option?

Wenn du derjenige bist, der die Veränderung nicht möchte, kannst du dich fragen, warum:

- Fühlst du dich unter Druck gesetzt? Wie wäre es, wenn dein Partner seinem Wunsch anders Ausdruck verleihen würde als bisher, würde das etwas verändern?

- Empfindest du die Ideen deines Partners als Kritik an dir oder an dem, wie du bisher Sex mit ihm oder ihr gehabt hast? Fühlst du dich dadurch gekränkt oder verletzt? Partnern, die sich eine Veränderung wünschen, geht es meistens darum, sich selbst etwas Gutes zu tun, und nicht darum, dem anderen wehzutun.
- Was gefällt mir nicht an dem Vorschlag meines Partners?
  Das ist kein »richtiger Sex«: Was ist das denn überhaupt? Selbst die Sexualwissenschaft kann das nicht sagen. Letztlich ist alles Sex, was Menschen miteinander tun, die sich erotisch und körperlich nah sein wollen, mit und ohne Verkehr, Lust, Erregung oder Orgasmus. Was Sexualität für einen persönlich bedeutet, kann jeder selbst festlegen. Vielleicht kannst du deine bisherige Vorstellung von Sex erweitern und interessante neue Entdeckungen machen?
  Das ist unmännlich/nichts für eine Frau: Typisch männlichen oder typisch weiblichen Sex gibt es nicht. Unter allen Geschlechtern gibt es Menschen, die es zärtlicher oder kraftvoller, langsamer oder schneller, leiser oder lauter mögen. Ebenso wenig gibt es Spielarten, die nur für Frauen oder Männer bestimmt sind. Manchmal hat man solche Gedanken im Kopf, sie sind aber ein Mythos. Es geht beim Sex vor allem darum, was sich für dich gut anfühlt.
  Das gibt mir nichts: Worum geht es dir beim Sex? Welche Bedürfnisse willst du dir damit erfüllen? Vielleicht hilft dir Kapitel 2 ab Seite 34, das zu klären. Je konkreter du deine Wünsche formulieren kannst, umso besser kannst du mit deinem Partner überlegen, ob und wenn ja, dann wie man sie in eurer Sexualität berücksichtigen kann, damit ihr gemeinsam genießen könnt.
  Das ist für mich nicht erregend, und ich kann so keinen Orgasmus bekommen: Nicht alles beim Sex erregt sofort und führt schnell zum Orgasmus. Aber vielleicht hat dein Körper Erregung auf eine Weise kennengelernt, die zu einer neuen Art Sex nicht passt. Umlernen ist möglich und kann dir einiges an Lustgewinn ermöglichen. Schau ab Seite 111 und 297 nach weiteren Informationen zu diesem Thema.

Ich finde unseren Sex gut, wie er ist, und will nichts anderes: Das ist verständlich. Allerdings scheint es nur einem von euch beiden so zu gehen. Und euer Sex kann auch für dich nur schön bleiben, wenn er euch beiden gefällt. Du kannst dich fragen, was dir wichtiger ist – der Mensch mit dem du zusammen bist, oder deine Vorstellung von Sexualität? Beziehungen funktionieren langfristig nur, wenn es beiden Partnern gelingt, gut genug aufeinander einzugehen.

Mir geht es nicht gut damit: Niemand soll beim Sex etwas tun, das bei ihm unangenehme Gefühle auslöst. Hör auf dein Gefühl und bleib dabei. Nur du weißt, was richtig für dich ist. Vielleicht ist es für deinen Partner hilfreich, wenn du ihm die Situation erklärst. Und noch einmal: Nur weil es heute so ist, muss es nicht immer so sein. Manchmal ändert sich das Empfinden mit der Zeit. Dazu musst du allerdings frei von Druck sein. Also versuch nicht, über deine Grenzen zu gehen, und lass dich zu nichts überreden, das sich nicht stimmig anfühlt.

Trotz aller Bemühungen steckt ihr fest? Nichts geht voran, der Frust steigt immer weiter? Eine Sexualberatung oder -therapie kann womöglich helfen. Dass Paare mit ihrer Sexualität ein Problem bekommen, ist sehr häufig. Entsprechend groß ist das Angebot an Beratungs- und Therapiemöglichkeiten. Kapitel 6 zeigt euch, wo ihr jemanden finden könnt, der euch hilft.

Wer gut kommuniziert, stärkt das Glück der Beziehung

Verknallt zu sein ist ein Rausch, die vielleicht schönste Wahnvorstellung, die einem Menschen dank der Biochemie unseres Körpers widerfahren kann. Er oder sie ist immer und ständig in deinem Kopf und alles andere geradezu unwichtig. Rational denken fällt schwer, und überhaupt einen klaren Gedanken zu fassen, der nichts mit der Person zu tun hat, für die wir schwärmen, fühlt sich so anstrengend an, dass wir es meist lassen. Und wenn der oder die andere unsere Besessenheit teilt, gehört uns die Welt.

Wäre dieses Hochgefühl ein Dauerzustand, wäre das vermutlich nicht so gesund. Aber es geht ja vorüber, flaut nach ein paar Wochen und Monaten wieder ab, so sehr wir uns vielleicht auch wünschen, dass es bleibt. Entweder verschwindet das Gefühl dann ganz, oder es entsteht etwas, was viele Liebe nennen: sich verbunden fühlen, tiefes Vertrauen teilen, ein warmes und intensives Erleben, das nur nicht mehr ganz so verrückt ist.

Wer in einer Beziehung lebt oder schon einige hinter sich hat, dürfte dies auf die ein oder andere Art kennen. Das High des Verknalltseins, dieses voneinander berauscht sein, kann hin und wieder ein Comeback feiern. Besonders dann, wenn wir gemeinsam mit dem Partner oder der Partnerin etwas erleben, was intensiv berührt und bewegt – sei es beim Sex oder woanders.

Zu Beginn einer Beziehung kennen wir uns noch nicht so gut, zeigen uns von der besten Seite, nehmen Rücksicht und bemühen uns. Wir möchten dem anderen gefallen und der andere uns. Ecken und Kanten, Dinge, die uns nicht ganz so recht sind am Partner oder der Partnerin, blenden wir da gerne erstmal aus. Mit der Zeit gewöhnen wir uns aneinander, es wird selbstverständlicher, dass der andere da ist. Wir werden uns vertrauter und erkennen die Macken des Partners, sehen Eigenschaften, die uns nicht so gut gefallen, und irgendwann gibt es den ersten Streit. Schlimm ist das nicht, problematisch wird es erst, wenn Konflikte schwelen oder immer wieder aufbrechen. Denn überwiegt irgendwann die Unzufriedenheit, kann das einer Beziehung schließlich schaden. Wie sich das verhindern lässt, dazu später mehr.

Lange miteinander glücklich zu sein, ist eine Kunst und keine Selbstverständlichkeit. Manchmal wachsen Menschen an ihren Beziehungen. Für einige mag es stimmen, wenn sie sagen: Glück und eine gute Partnerschaft kommen mit der Erfahrung. Doch es gibt nicht wenige Menschen, die in jeder ihrer Beziehungen wieder und wieder vor ähnlichen oder denselben Problemen stehen. Wer kennt nicht den Spruch: »Ich gerate immer an den Falschen«. Vielleicht sind wir nicht ganz ehrlich miteinander, vertrauen uns nicht genug, einer von beiden will eigentlich etwas anderes, oder es fällt schwer, so miteinander zu diskutieren und zu streiten, dass wir uns danach noch in die Augen schauen können. Es kann viele Gründe geben. Das oft wiederholte »Gegensätze ziehen sich an« gilt vielleicht am Anfang einer Beziehung, wenn ohnehin alles neu und aufregend ist und wir selbst uns noch mehr zutrauen.

Der Kern von Beziehungsglück

Je ähnlicher wir uns in unseren grundsätzlichen Wesenszügen sind, je mehr gleiche Werte und Vorstellungen wir teilen, desto besser gelingt eine Beziehung. Ganz egal, ob sie nur einige Wochen, mehrere Monate oder sogar Jahre bis Jahrzehnte andauert. Das bedeutet zum Beispiel auch: Wer den anderen gut kennt und weiß, wie er oder sie tickt, der nimmt manches nicht so persönlich und kann anderes besser einschätzen. Sich aber so gut zu kennen, setzt voraus, dass es eine gemeinsame Basis gibt. Nicht nur, um Probleme anzugehen, zu besprechen und Konflikte miteinander zu lösen. Relevant ist auch: Wie viel Zuneigung ist im Alltag da, wie sehr schätzen wir den Partner für das, was ihn oder sie ausmacht? Was lieben wir an dem anderen, was gibt uns Halt und Kraft, und was würden wir vermissen, wenn es nicht mehr da wäre? Machen uns die kleinen Ticks und Macken des anderen wahnsinnig, oder akzeptieren wir es, wenn er oder sie immer etwas spät dran ist, ständig die Socken überall rumliegen lässt, wieder nicht die Haare aus dem Abfluss geholt hat oder ständig hinter uns herräumt?

Hin und wieder erfährt man etwas über Paare, die schon Jahrzehnte zusammen sind. Sie werden gerne gefragt, wie sie es so lange miteinander ausgehalten haben, was das Geheimnis einer glücklichen Beziehung ist. Sie berichten dabei oft von typischen Ritualen: niemals ohne einen Kuss oder ein »Ich liebe dich« schlafen oder auseinandergehen. Und sie alle sagen Ähnliches, wenn sie gefragt werden, was ihre Partnerschaft im Kern ausmacht. Manches davon ist individuell, vieles sind aber universelle Gefühle, die Menschen mit Beziehungsglück verbinden: Paare berichten oft von einem tiefen Vertrauen in den jeweils anderen, dass es essenziell sei, vergeben zu können. Gegenseitiger Respekt spielt eine große Rolle, Spaß zusammen zu haben, gemeinsam lachen zu können, Kompromisse für die Probleme im Alltag zu finden. Wer mit jemandem zusammenlebt, möchte sich verstanden fühlen, wahrgenommen, geachtet und geliebt werden, das Gefühl haben, dem anderen wirklich wichtig zu sein. Werden die Bedürfnisse beider Partner in der Beziehung erfüllt, teilen wir das Leben gerne miteinander. Das Wichtigste dabei ist, miteinander zu reden, also Kommunikation in jeglicher Hinsicht.

Wieso sich Paare trennen

Was unterscheidet Paare, die lange zusammenbleiben, von denen, die sich trennen? Was macht Beziehungen stabil und was gefährdet sie? Damit beschäftigte sich über Jahre hinweg der US-amerikanische Psychologe John Gottman. Er und sein Team beobachteten Hunderte von Paaren, wie sie miteinander umgehen, wie sie streiten und Konflikte austragen. Dazu lud er sie in eine Art Ehelabor ein – ein paar Tage in einem Apartment, das mit Videokameras ausgestattet war. Die Paare verbrachten hier Zeit zusammen, verhielten sich bald so wie sonst auch und vergaßen, dass Wissenschaftlerinnen und Forscher alles dokumentierten. Das Ergebnis: Gottman wurde bekannt dafür, dass er meint, durch gute Beobachtung innerhalb von wenigen Minuten voraussagen zu können, wie lange eine Beziehung hält.

Der Psychologe spricht von eindeutigen Signalen, die letztlich den Untergang einer Beziehung besiegeln können. Er nennt sie »die vier apokalyptischen Reiter«: Kritik, Rechtfertigung, Verachtung und Geringschätzung sowie Abwehr im Umgang miteinander. Sie sind es, die die Liebe und das Zusammenleben erschüttern. Die unheilvollen Reiter tauchen meist gemeinsam auf und verstärken sich gegenseitig. Am Anfang steht die Kritik. Damit ist nicht gemeint, dass wir nicht unterschiedlicher Meinung sein dürften oder nicht über das sprechen sollten, was wir denken. Ganz im Gegenteil. Wenn Kritik aber allein aus Schuldzuweisungen besteht oder den anderen schlicht verurteilt, wird es gefährlich: »Du hast schon wieder vergessen, die Sachen für mich einzukaufen. Ich bin dir offensichtlich völlig egal. Hauptsache, du kannst machen, was du willst.« Wer anderen Versagen vorwirft und ständig mit Du-Sätzen kommt wie »Du machst nie, was ich dir sage!« oder »Du bist schuld, dass ich jetzt blöd dastehe!«, ist klar genervt, greift an und unterstellt dem Partner oder der Partnerin Ignoranz. Am Ende bleibt für den Angegriffenen hängen: Ich bin als Person nicht in Ordnung.

Wer sich gegen solche Attacken wehrt, kann schnell in die Rechtfertigung verfallen, den zweiten apokalyptischen Reiter: »Ich habe viel zu tun und kann mich schließlich nicht um alles kümmern.« Als Angegriffene wollen wir uns verteidigen und die Schuld von uns weisen, doch nicht selten verleugnen wir dabei den eigenen Anteil am Problem. In dem Beispiel oben wurde die Erledigung, um die der Partner gebeten hatte, etwa vergessen oder ignoriert. Wer also denkt oder versucht, so zu tun, als wehre er sich gegen einen völlig ungerechtfertigten Vorwurf, könnte den Konflikt noch zusätzlich anheizen. Denn was beim Gegenüber ankommt, ob unbewusst oder absichtlich, ist dies: Was mir wichtig ist, ist letztlich nicht von Belang.

Eskaliert die Situation weiter, kann der dritte Reiter dazukommen: Verachtung und Geringschätzung. Dies vergiftet auf Dauer die Partnerschaft. Denn hierbei geht es ganz klar um Abneigung: »Ernsthaft? Zu viel zu tun? Du hast sie doch nicht mehr alle! Sicher hast du wieder mit deinen Büro-Buddies gekickert – was für ein hartes Leben du doch hast!« Mit solchen Worten, mit sarkastischen und abschätzigen Kommentaren, fühlt sich der andere schlimmstenfalls nicht nur beschimpft, sondern auch herabgesetzt und abgelehnt.

Verstärkt wird dies nur noch, wenn eine oder beide in die Abwehr gehen. Ist der vierte apokalyptische Reiter in einer Beziehung angekommen, wird dichtgemacht. All die Kritik und Rechtfertigung, die beleidigenden und verachtenden Kommentare sind einfach zu viel. Wir hören nicht mehr zu und mauern. Oder ziehen uns völlig zurück, lassen den anderen stehen. Letztlich ist es der Versuch, sich vor all den negativen Gefühlen wie Wut oder Enttäuschung zu schützen. In solchen Momenten verlieren wir den Kontakt zueinander. Wer die Tür hinter sich zuknallt, verlässt die Beziehung – zumindest für den Moment. Und der- oder diejenige, die zurückbleibt, reagiert frustriert. Die Botschaft ist klar: Mein Anliegen ist nicht wichtig, und ich bin es nicht einmal wert, dass der andere sich mit mir auseinandersetzt.

Was die vier apokalyptischen Reiter zeigen: Wer so miteinander umgeht, demonstriert Macht, dem anderen gegenüber und sich selbst. Wer sich verletzt fühlt, will nicht ohnmächtig und wehrlos sein und feuert stattdessen zurück. Das Gefühl, dass der andere einen nicht ernst nimmt, das eigene Bedürfnis ignoriert, man ihm oder ihr egal ist, lässt sich kaum aushalten. Deshalb gehen wir in den Kampf, um uns weniger hilflos zu fühlen. Ein Teufelskreis. Vermutlich ist jeder den apokalyptischen Reitern schon einmal auf die ein oder andere Art begegnet. Unter Bekannten, Freunden, in der Familie oder eben in der Beziehung. Du kannst dir vermutlich vorstellen, dass das Beziehungsglück langsam, aber sicher schwindet, wenn sie öfter auftauchen. Negative und verletzende Erfahrungen brennen sich leicht in uns ein, oft viel intensiver als positive. Der Beziehungsforscher Gottman spricht dabei vom 5:1-Prinzip. So brauche es mindestens fünf gute Erfahrungen, liebevolle Gesten, Lob, Wertschätzung und Zuneigung, um eine einzelne schlechte Erfahrung aufzuwiegen. Wer also ständig aneinandergerät, hat es schwer, davon wieder loszukommen.

Ein Streit klärt die Fronten, aber nur wenn wir Regeln einhalten

Auf Dauer sind solche Auseinandersetzungen also kaum zu ertragen, denn es wird immer schwieriger, in Diskussionen mit dem Partner oder der Partnerin einen kühlen Kopf zu bewahren und einzulenken, ehe es eskaliert. Letztlich schaltet der Körper auch biologisch in den Verteidigungsmodus, schüttet Stresshormone aus, macht sich bei aufkeimendem Streit bereit, anzugreifen, wegzulaufen oder zu erstarren. Eben das Schutzprogramm, welches uns Menschen seit Urzeiten in den Genen steckt und immer dann greift, wenn wir uns bedroht fühlen. Letztlich hindert es uns aber daran, klar zu denken. Es ist schlicht nicht mehr möglich, sich in den Partner hineinzuversetzen oder gemeinsam eine Lösung zu finden. So reicht manchmal nur ein falsches Wort und wir gehen schon wieder an die Decke. Das bedeutet psychisch und physisch Dauerstress, wir reagieren oft bloß noch reflexartig – falls wir überhaupt reagieren. Wenn einer oder beide sich ständig in einer solchen Ohnmacht wiederfinden, entfremden Paare sich nach und nach, gehen auf Distanz, leben nebeneinander her oder trennen sich.

Werden die Konflikte in der Beziehung schließlich als schwerwiegend empfunden, und erscheint es sinnlos, darüber zu sprechen, versuchen wir, alleine damit klarzukommen. In dieser Phase fühlen sich beide einsam und suchen nach Auswegen ohne den Partner, vielleicht nach einer Affäre. Das Ende ist in einer solchen Situation mitunter unausweichlich. Eine Paartherapie hilft nur, wenn beide bereit sind, gemeinsam zu versuchen, die Partnerschaft noch zu retten.

Vielleicht fragst du dich jetzt, wie sich das verhindern lässt. Wie schafft man es, dass Konflikte nicht eskalieren? Du kannst versuchen, deine Kritik sachlich, ruhig und einfühlsam zu äußern, ohne den anderen anzugreifen. Zum Beispiel so: »Ich verstehe, dass du gerade viel Stress hast und nicht immer alles erledigen kannst. Aber ich habe mich darauf verlassen, dass du die Sachen einkaufst. Jetzt weiß ich nicht, wie ich das noch schaffen soll. Kannst du mir bitte nächstes Mal rechtzeitig Bescheid sagen?« In dieser Form ist das Problem klar. Du musst nicht runterschlucken, was dich bedrückt, trittst aber deinem Partner nicht zu nahe. Eine Lösung zu finden, die beide entlastet, fällt so oft leichter.

Wenn du dich eingehender damit beschäftigen möchtest, wie du respektvoll und einfühlsam mit deiner Partnerin oder deinem Partner kommunizieren kannst, findest du zum Beispiel Anregungen in *Ich höre was, das du nicht sagst*, dem Buch von Susann Pásztor und Klaus-Dieter Gens. Sicher wird es uns trotz bester Vorsätze nicht immer gelingen, jeden Konflikt so zu besprechen, dass er nicht im Streit endet. Wer sich aber bewusst wird, worauf es ankommt, kann schneller auf die Stopptaste drücken, ehe es eskaliert, und dem Gespräch eine positive Wendung geben.

Genauso wichtig wie Schaden vermeiden: die Liebe stärken

Eine glückliche Beziehung lebt nicht allein davon, dass man Konflikte löst, ohne sich gegenseitig an den Hals zu gehen. Es ist zwar wichtig, daran zu arbeiten, sich nicht zu schaden. Doch was mindestens so viel zählt, sind schöne gemeinsame Erfahrungen, die die Liebe stärken. Aufmerksamkeit füreinander und gegenseitige Wertschätzung. Ein Partner, der einen aufbaut, wenn es Ärger im Job gab, der uns zum Lachen bringt, wenn wir verzweifeln, eine Partnerin, die uns verteidigt und zu uns steht, wenn wir es gerade schwer haben, die uns das Gefühl gibt, uns die Last des Alltags von den Schultern zu nehmen. Wie stark und stabil eine Beziehung ist, zeigt sich laut Gottman auch daran, wie Paare sich miteinander verhalten, wenn sie nicht streiten. Das Herz einer Partnerschaft sei Freundschaft, und sie gelte es zu schützen und zu festigen.

Wer erkennt, was einen verbindet, und dies miteinander teilt, kann seine Liebe festigen und weiterentwickeln. Im Alltag mag uns vielleicht nicht immer bewusst sein, was der oder die andere einem bedeutet.

Menschen in langfristigen Beziehungen neigen außerdem dazu, die liebenswerten Seiten des anderen immer mehr als selbstverständlich zu betrachten, während das, was uns stört, eine größere Bedeutung bekommt. Was haben wir gemeinsam schon erlebt, was schweißt uns zusammen? Welche Erfahrungen teilen wir, die uns verbinden? Was hätte ich ohne meinen Partner, meine Partnerin nicht verwirklichen können? Wo hat sie oder er mir geholfen, mich gestärkt und unterstützt? Was mag ich am anderen, was begeistert mich, wofür bin ich ihm oder ihr vielleicht sogar dankbar? Gerade Paare, die in einer Phase sind, in der sie viel streiten, können sehr berührende Momente erleben, wenn sie solche Erfahrungen wieder erlebbar machen. Mit dem Partner darüber zu sprechen, was die Stärken der gemeinsamen Beziehung sind, kann Wege eröffnen, die wieder zueinander führen. Manchmal allerdings können solche Fragen einem aber auch aufzeigen, dass von der ursprünglichen Verbundenheit nicht mehr viel übrig ist. Das mag traurig sein, letztlich gibt es aber auch Klarheit und eine Antwort auf die Frage, wie gut einem die Beziehung noch tut. Und ob es Sinn macht, für sie zu kämpfen.

Du bist neugierig geworden und möchtest wissen, wie du diese Ideen, die auf den Erkenntnissen von John Gottman beruhen, in deiner Beziehung umsetzen kannst? Dann ist das Online-Coaching Paarbalance vielleicht interessant für dich (www.paarbalance.de). Wissenschaftlich fundiert begleitet es dich auf dem Weg zu einer dauerhaft glücklichen Beziehung. Am Anfang steht ein kostenloser Test, der dir Aufschluss darüber gibt, wo die Stärken deiner Beziehung liegen und wo es möglicherweise hakt. Auf dieser Grundlage wird ein Coaching auf deine persönlichen Bedürfnisse zugeschnitten. Paarbalance ist kostenpflichtig. Wer aktuell kein Einkommen hat, kann jedoch um einen Sozialrabatt bitten.

Fremdgegangen – wie gehe ich mit Untreue um?

»Ich weiß nicht, ob ich das Risiko eingehen will, außerhalb der Beziehung Sex zu haben. Doch gleichzeitig merke ich, dass ich unglücklich bin, wenn es so weitergeht wie bisher.« – Laura, 24.

»Ich wollte mich endlich mal wieder begehrt fühlen, Komplimente bekommen, geküsst und berührt werden – und zwar mit Leidenschaft.« – Christina, 42.

»Der Gedanke, mit jemand anderem zu schlafen, ist aufregend, er erregt mich. Das heißt nicht, dass ich meinen Partner nicht liebe – im Gegenteil, unsere Beziehung ist innig, ich schätze sie. Deshalb ist meine Angst groß, dass ihn ein Seitensprung eifersüchtig machen oder ich ein schlechtes Gewissen entwickeln würde und wir so das Gute zerstören, das wir haben.« – Paul, 30.

Untreue ist einer der häufigsten Trennungsgründe. Vielleicht denkst du gerade: Zu Recht, einen geliebten Menschen zu betrügen, geht gar nicht! Oder aber: Seitensprünge sind moralisch überbewertet und sicher nicht das Schlimmste, was einer Beziehung passieren kann. Und ja, beide Perspektiven haben ihre Berechtigung. Es gibt keine allgemeinverbindliche Definition dafür, was ein Seitensprung ist. Für manche heißt fremdzuküssen auch fremdzugehen. Für andere ist die Grenze überschritten, wenn die Partnerin Sex mit einem anderen hat. Und wieder andere könnten von wilder Lust getriebenen Sex verzeihen, während eine ausschließlich auf emotionaler Nähe basierende anhaltende Affäre das Aus bedeutet. Fest steht: Ein Seitensprung ist – wenn auch kurzzeitig – der Austritt aus der Zweisamkeit. Aus dem offiziellen Einvernehmen, füreinander da zu sein, und damit ein Bruch in der bisherigen Beziehung.

Von fremden Sexpartnerinnen zu fantasieren und sich beispielsweise vorzustellen, in der Bar, im Restaurant oder Club von jemandem dermaßen hin und weg zu sein, dass man gar nicht anders kann, als mitzumachen – das ist keine Seltenheit. Fantasien gehören zu unserer Sexualität. Sie erregen uns. Vielleicht nur dich, vielleicht dich und deinen Partner, wenn ihr sie miteinander teilt. Und auch Sex außerhalb der Beziehung ist häufig. Jedes Jahr haben Millionen von uns mit Menschen Sex, die nicht ihre feste Partnerin oder ihr Lebenspartner sind. Jeder fünfte Mann und jede siebte Frau in Deutschland hat nach eigenen Angaben schon mal mit jemand anderem als dem festen Partner geschlafen. In der aktuellen Partnerschaft sind es jeder dreizehnte Mann und jede siebzehnte Frau. Häufig geht es um eine bestimmte Person, in anderen Fällen waren die Befragten mit vielen wechselnden Partnern unterwegs, und wieder andere hatten Sex mit einer Prostituierten oder einem Sexworker.

Nicht immer muss es sich dabei um Betrug handeln, manche Paare entscheiden sich für eine offene Beziehung oder erlauben sich bewusst Freiheiten, wie du im nächsten Kapitel (»Nicht-monogame Beziehungen«) lesen kannst. Doch oft genug geschieht der Sex im Verborgenen.

Manche gehen fremd, weil sie sich einsam fühlen. Andere wollen Rache

Die Motive für einen Seitensprung sind sehr unterschiedlich. Ganz vorne mit dabei sind emotionale Gründe: Ich bin unzufrieden in meiner Beziehung, ich bin von meinem Partner enttäuscht, die Liebe ist mir verloren gegangen, ich bin mir nicht sicher, ob die Partnerin noch die richtige Person für mich ist, und vielleicht wollte ich die Beziehung längst beenden. Andere fühlen sich allein, nicht mehr wahrgenommen oder haben sich emotional von der Partnerin distanziert – sich nah sein zu wollen und nicht zu können, tut einfach zu weh. Das kann auch vorkommen, wenn ein Paar Eltern wird, denn Kinder verändern eine Beziehung. Man fühlt sich womöglich gebunden an einen Menschen, der einem früher nah war, nun aber fremd ist. Wut, Verbitterung oder

Rache können ebenfalls zum Betrug anstiften. Deine Partnerin hat dich zutiefst beleidigt, also möchtest du es ihr heimzahlen. Dein Partner weist dich immer wieder zurück, also möchtest du ihm beweisen, dass andere dich durchaus attraktiv und begehrenswert finden. Oder aber du hast erfahren, dass er eine Affäre hatte, und möchtest Betrug mit Betrug vergelten.

Fremdgehen kann aber auch sexuell motiviert sein, das ist bei Männern häufiger der Fall als bei Frauen. Sich auf einen Partner zu beschränken, ist eine weitreichende Entscheidung. Vielleicht bereust du sie, weil dir im Bett etwas fehlt. Weil es da draußen halt noch so viel mehr potenzielle Sexpartnerinnen gibt, die Dinge tun würden, die deine Partnerin nicht tut und zu denen du sie nicht drängen möchtest. Vielleicht hast du auch das Gefühl, zu wenig Sex zu haben – etwa weil dein Partner das Interesse verloren hat, nackt mit dir zu sein, in dich einzudringen und sich gemeinsam zu erregen, bis ihr kommt. Vielleicht wolltest du dich auch nie verbindlich festlegen, bist kein Typ für nur einen anderen Menschen. Oder du möchtest mal was für dein Selbstwertgefühl tun. Oder aber – äußerst situativ – du bist betrunken, kannst nicht klar denken, bist aber gerade sehr angetan von der Frau an der Bar. Du. Musst. Sie. Küssen. Es gibt viele Fälle, in denen Menschen fremdgehen, ohne dass etwas in der Beziehung falschgelaufen wäre.

Wer fremdgeht, will vielleicht Veränderung

»Wenn ich den Lebensgeschichten zuhöre, die sich um Affären drehen, scheint es mir klar, dass die Emotionen und Bedeutungen, die jemanden in eine Affäre treiben, sich meist um Sehnsucht drehen«, beschreibt es die US-amerikanische Paartherapeutin Michele Scheinkman. »Das kann die Sehnsucht nach einer bestimmten Art emotionaler Verbindung, nach Gewissheit, Selbstfindung, etwas Neuem sein oder nach Freiheit. Sie kann auch den Wunsch beinhalten, verlorene Teile des Selbst zurückzuerobern, oder den Versuch, die Vitalität angesichts von Verlust oder Tragödie zurückzubringen. Eine Affäre kann auch Teil eines Individualisierungsprozesses sein oder eine Möglichkeit, Enttäuschungen, Leere oder Zwang entgegenzuwirken«, sagt sie weiter.

Kurz: Wer fremdgeht, sehnt sich oft nach Veränderung, nach etwas, das er verloren hat oder nie hatte. Oder es geht um die eigenen Bedürfnisse, die sich nicht ausleben lassen, vielleicht nicht einmal ansprechen. Man will ausbrechen aus einem Leben, das einem nicht so richtig passt. Kann ein Seitensprung, kann eine Affäre also glücklich machen, weil sie die Leere füllt, die die Partnerin nicht zu füllen vermag?

Für manche Menschen ist das so. Es handelt sich dabei um den Versuch, zwei gegensätzliche Bedürfnisse unter einen Hut zu kriegen: Ich führe eine Beziehung, um Stabilität und emotionale Sicherheit zu haben, vielleicht weil ich eine Familie gründen will. Das bedeutet aber, dass mit der Zeit die erotische Spannung nachlässt. Paare, die lange Zeit zusammen sind, haben weniger Sex als zu Beginn der Beziehung, spüren meistens weniger Leidenschaft mit der Zeit, weil die Vorstellung einer anhaltenden Romantik in Langzeitbeziehungen ein Widerspruch in sich ist. So sagt es zumindest Ulrich Clement in seinem Buch *Wenn Liebe fremdgeht*: »Liebe will Nähe – Erotik braucht Abstand.«

Viele Menschen überfrachten ihre Partnerschaft mit Erwartungen: Die Liebste muss die Seelenverwandte sein, der Geliebte zugleich der beste Freund, die Chemie muss stimmen, geistig sollte man sowieso auf einer Höhe sein, dieselben Bücher mögen und denselben Humor haben. Beide sehen gut aus, sind bestenfalls beruflich erfolgreich und finanzkräftig, er kümmert sich aber auch um die Wäsche, während sie den Müll rausbringt, und sowieso sind beide selbstlose, entspannte, liebevolle, geduldige Eltern. Merkst du was? Das ist nicht realistisch, nicht mal in Ansätzen. Da sind Enttäuschungen vorprogrammiert.

Um sich mit den Tatsachen zu arrangieren, folgt entweder ein klärendes Gespräch, ein Seitensprung oder die Trennung. Ein neuer Partner bedeutet aber oft alte Probleme. Statt immer wieder zu Außenstehenden zu fliehen oder den Partner auszutauschen, kann es helfen, in der Realität anzukommen. Und das würde bedeuten, das »Alles-odernichts-Modell« einer Partnerschaft – wie Clement es nennt – durch eine neue Definition von Beziehung zu ersetzen. Also: Verabschiede dich von überzogenen Erwartungen, akzeptiere, dass du einen Teil deiner vielen Bedürfnisse selbst erfüllen musst, oder verteile sie auf mehrere Personen. Clement schließt hierbei die Sexualität übrigens nicht aus, es liegt an dir – und deinem geliebten Menschen – zu entscheiden, ob das für dich ebenfalls eine Möglichkeit sein kann.

Ich habe betrogen – und nun?

> »Es war mein Seitensprung, mein Moment, deshalb wollte ich es für mich behalten. Unsere Beziehung war nie gefährdet, es ging schließlich nur um Sex.« – Thorsten, 37.

> »Obwohl die Affäre nur wenige Wochen dauerte, verstrickte ich mich in einem Netz aus Lügen. Es wurde immer komplizierter, aber ich wollte das Geheimnis für mich behalten – ich wollte niemanden verletzen, nichts zerstören. Dann kam es raus.« – Birgit, 51.

Wie sich jemand fühlt, der fremdgeht, hängt von der Situation ab, in der er oder sie sich befindet. Sehnsucht und Drang mögen einen aus der Beziehung getrieben haben, aber manch einer hat dennoch ein schlechtes Gewissen gegenüber der festen Partnerin. Selbst wenn er gerade noch frisch verliebt ist in die Affäre. Weil sie die Glücksgefühle und die sexuelle Freiheit genießen wollen, gehen einige der Konfrontation mit der Partnerin aus dem Weg. Andere merken sehr wohl, dass der Partner leidet, weil er etwas ahnt oder gar weiß, und versuchen, das Leid zu lindern, indem sie zuhören und für ihn da sind – sie ändern aber nichts an der Situation, weil das Ende der Affäre für sie nicht zur Debatte steht.

Anders ist es, wenn der Seitensprung vorbei ist. Manch einer merkt dann, was er an seinem Partner hat und was er ihm trotz allem bedeutet – man hatte sich doch eigentlich etwas Schönes aufgebaut –, fühlt Reue und entwickelt die Bereitschaft, sich wieder mit der Beziehung auseinanderzusetzen. Andere kommen kleinlaut zurück, versuchen herunterzuspielen, was passiert ist, um vor sich selbst und der Partnerin nicht das Gesicht zu verlieren. Wieder andere schämen sich für ihr Handeln und bereuen den Verrat. »Ist ja auch richtig so! Da gibt's kein Mitleid!«, denken manche vielleicht. Solche Gefühle sind normal, auf die Dauer aber nicht besonders hilfreich, wenn du wieder zu deinem Partner finden und mit dir selbst ins Reine gelangen möchtest. Sich selbst oder anderen die Schuld zu geben, verstellt nämlich den Blick auf die wahren Gründe für einen Seitensprung. Stattdessen sind die Rollen klar verteilt: Der »Schuldige« muss seinen Fehler eingestehen, sich verändern oder sogar Wiedergutmachung leisten, während das »Opfer« Recht und Moral auf seiner Seite wähnt und keine Notwendigkeit dafür sieht, sich in die Situation des Fremdgängers hineinzuversetzen oder kritisch den eigenen Anteil an dem Geschehen zu ergründen.

Ist der Seitensprung nicht sowieso bereits aufgeflogen, steht der untreue Partner zudem vor der Entscheidung, ob er dem Betrogenen davon erzählen soll oder nicht. Es gibt Paartherapeuten, die es für vertretbar halten, für immer zu schweigen. Vor allem wenn es dem untreuen Partner in erster Linie darum geht, sein Gewissen zu entlasten und vom Betrogenen Absolution zu erfahren. Dafür Wunden aufzureißen, die anschließend nur schwer verheilen, und die Beziehung in eine Krise zu stürzen, sei nicht in jedem Fall gerechtfertigt – erst recht nicht, wenn die Affäre bereits vorüber sei, sagen sie.

Diese Meinung teilt nicht jeder. Die Betrogene habe ein Recht darauf zu erfahren, dass etwas geschehen ist, dass gegen eine Vereinbarung und ihr erklärtes Bedürfnis verstößt wenn dem so ist, lautet das Gegenargument. Das sei nicht nur eine Frage des Respekts, sondern für sie die einzige Möglichkeit zu erfassen, wie es um ihre Beziehung wirklich steht. Nur dann könne sie entscheiden, ob sie gemeinsam weitermachen möchte und wenn ja, wie. Wenn bei dem Seitensprung auf Safer Sex verzichtet wurde – was tatsächlich meistens der Fall ist –, werde dem Betrogenen auch noch die Möglichkeit genommen, für seine Gesundheit zu sorgen, zum Beispiel indem er beim Sex mit dem untreuen Partner verhütet oder sich testen lässt.

SEITENSPRÜNGE UND SAFER SEX

- Jede/r achte Deutsche hatte in der Vergangenheit mindestens einmal ungeschützten Geschlechtsverkehr außerhalb der festen Partnerschaft, jede/r dreizehnte mehrmals.
- Von diesen Personen nutzten nur sieben Prozent zumindest manchmal Kondome mit dem festen Partner, drei Prozent häufig, zwei Prozent immer. Sprich: Die allermeisten schützen die feste Partnerin nicht vor einer möglichen Ansteckung.
- Nur jede/r Vierte, der Sex außerhalb der Partnerschaft hatte, ließ sich hinterher auf sexuell übertragbare Erkrankungen untersuchen.

Haversath, 2017

Manche Menschen, die fremdgegangen sind, möchten ihren Partner aber nicht anlügen. Sie wollen sich selbst und dem anderen in die Augen schauen können und ihre Integrität wahren. Auch wenn das, was sie in ihrem Bemühen um Ehrlichkeit mitteilen, bei dem anderen in der Regel keine Begeisterung auslöst, kann es doch mitunter ein wichtiger erster Schritt sein, um beschädigtes Vertrauen wieder zu reparieren. Ungleich schwerer wiegen die Verletzungen oft, wenn eine verheimlichte Affäre plötzlich auffliegt.

Keine leichte Entscheidung also. Wer sich hin- und hergerissen fühlt und sich Rat wünscht, kann einen Termin bei einer Paar- oder Sexualberatungsstelle oder einem entsprechenden Therapeuten vereinbaren (s. Kap. 6, S. 352). Dort erhält man Unterstützung bei der Entscheidungsfindung und der Vorbereitung eines solchen Gesprächs.

SO KANNST DU DAS GESPRÄCH ANGEHEN

Am besten überlegst du dir vorab, wo und wie du das Gespräch führen möchtest – von Kurznachrichten und Telefonaten solltest du absehen. Wähle einen Ort, an dem ihr ungestört seid, euch niemand sehen oder zuhören kann. Nimm dir Zeit, stell sicher, dass du nicht direkt im Anschluss zur Arbeit oder einen Freund treffen musst. Und auch, wenn du es gut meinst: Versöhnungsgeschenke, ob Blumen, ein Essen oder eine außergewöhnliche Flasche Wein, sind nicht wirklich zu empfehlen. Dick aufzutragen kommt oft nicht so gut an. Zeig lieber mit deiner Präsenz und Aufmerksamkeit, dass dir das Gespräch wichtig ist.

- Um das Gespräch zu eröffnen, kannst du zum Beispiel ruhig ankündigen: »Ich muss mit dir über etwas reden.«
- Wenn du die Aufmerksamkeit deines Partners hast, komm direkt und ehrlich zum Punkt. Etwa:
  - »Ich hatte Sex mit einer anderen.«
  - »Es war nur einmal und es ist vorbei.«
  - »Ich kann mir vorstellen, dass es dir wehtut, das zu hören. Das tut mir sehr leid.«
  - »Ich hoffe, dass wir das gemeinsam überwinden können, und werde tun, was ich kann, damit wir das schaffen.«
- In den ersten Momenten des Gesprächs ist es meist besser, keine ausführlichen Erklärungen anzubringen, sondern sich auf die wichtigsten Dinge zu beschränken. Für deinen Partner ist das vermutlich alles neu, er bekommt erschütternde Neuigkeiten. Jedes Wort kann viel auslösen.

Er oder sie sollte die Möglichkeit haben, sich erst einmal zu orientieren und nicht nur zu hören, sondern auch zu verstehen und zu verarbeiten.

- Egal, wie behutsam und überlegt das Gespräch beginnt, mach dich auf heftige, emotionale Reaktionen gefasst. Dein Gegenüber reagiert vielleicht
  - traurig, weint, ist verzweifelt
  - wütend, schreit, macht Vorwürfe
  - ungläubig, tut so, als sei nichts geschehen
  - stumm und zieht sich dann zurück
  - mit dem Wunsch, Sex zu haben
  - ruhig, geradezu gelassen – um dann nach einiger Zeit oder sogar Tagen doch heftig zu werden.

- Ausschweifende Entschuldigungen hört nicht jede Betrogene gerne. Versuch auch nicht, deiner Partnerin die Schuld für deinen Seitensprung zuzuschieben. Selbst wenn es Gründe gab, die dich in deinen Augen dazu veranlasst haben, die Entscheidung dazu hast du ganz alleine getroffen. Stattdessen gilt es, die volle Verantwortung für dein Handeln zu übernehmen.

- Wahrscheinlich ist nicht davon auszugehen, dass du am Ende des Gesprächs bekommst, was du dir – insgeheim – erwünscht hast. Auch solltest du nichts einfordern oder ankündigen wie:
  - »Verzeih mir, alles ist wieder gut.«
  - »Ich liebe dich trotzdem, du mich doch auch!«
  - »Das schaffen wir schon.«

- Besser ist es zumeist, dem anderen Zeit zu lassen, alles in seinem Tempo zu verarbeiten. Und zu signalisieren, dass man bereit ist für weitere Gespräche.

- Du kannst auch ein Gespräch bei einer Paarberatung oder -therapeutin vorzuschlagen. Vielleicht hilft euch das, einen guten Umgang mit dem Thema zu finden.

Ich wurde betrogen – und nun?

»Mein Expartner hat mich sexuell und emotional betrogen. Nun fällt es mir sehr schwer, Vertrauen zu anderen Menschen zu fassen. Ich habe ein grundsätzliches Misstrauen zu potenziell zukünftigen Partnern, und das macht mich traurig, da diese ja keine Schuld an meiner Erfahrung tragen.« – Anna, 22.

»Was mich so wütend machte, war der Verrat. Sie hat gelogen, immer und immer wieder. Ich habe ihr vertraut, und sie hat das ausgenutzt. Wie konnte ich es nicht sehen? Wie konnte sie das tun?« – Philipp, 34.

Wer erfahren hat, dass er betrogen wurde, steht zunächst oft unter Schock. Die vermeintlich gelebte Wahrheit erweist sich als Lüge. Die Gefühle wirbeln durcheinander: Enttäuschung, Wut, tiefe Verletzung. Ist das der Dank für all die Jahre? Was hat die andere, was ich nicht habe? Ist er besser im Bett? Was fällt ihr eigentlich ein? Manch einer fühlt sich vor Freunden, der Familie und Nachbarn bloßgestellt und gedemütigt. Andere haben den Eindruck, ihr Partner habe sie verraten, ihm sei nicht mehr zu trauen. Wieder andere verspüren von einem Moment auf den anderen unfassbare Einsamkeit. Denn der Partner ist zwar noch nicht fort, emotional jedoch hat er einen längst verlassen – so scheint es, so kann es sein.

Schließlich kommt die Trauer um das, was man gemeinsam hatte. Nie wieder wird es so sein wie zuvor – falls da überhaupt noch etwas sein wird. Große Fragen stehen im Raum: War es »nur Sex« oder ist es mehr? Was sind die Folgen für unsere Beziehung? Für mein Leben? Oder auch: Was ist schiefgelaufen? Gar: Was habe ich falsch gemacht? Manch einer quält sich mit Selbstvorwürfen. Und: Will ich überhaupt, dass es weitergeht? Geht das jetzt noch?

Entsprechend hoch schlagen nicht selten die Wellen zwischen beiden Partnern. Zwischendurch mag es Phasen geben, in denen sie aufeinander zugehen und miteinander reden können. Doch dann verlieren sie sich womöglich wieder in Auseinandersetzungen, machen sich gegenseitig Vorwürfe. Der untreue Partner wird als egoistisch und beziehungsunfähig bezeichnet. Manchmal nimmt er selbst diese Rolle an, weil er sich wirklich schlecht fühlt. Manchmal tut er das aber bloß vordergründig, damit die Lage sich beruhigt. Wenige Betrogene fahren mit den Vorwürfen fort, wenn ihr Partner ihnen einsichtig erscheint. Den Fehler beim anderen zu sehen, hilft ihnen wiederum, den eigenen angegriffenen Selbstwert zu stabilisieren. Das Gleiche gilt, wenn sie den Affärenpartner zum Sündenbock machen. Manche Paare verbünden sich sogar gegen sie oder ihn: »Mit so einer Schlampe hast du geschlafen?« – »Ich weiß auch nicht, was mich bei der geritten hat!«

Durchhalten bietet die Chance, gemeinsam Neues zu erleben

> »Ich habe meine Gefühle und Gedanken selten geteilt, aber nun, da meine Frau von dem Seitensprung weiß und noch immer bei mir ist, fällt es mir leichter, mit ihr zu sprechen. Als ich anfing, ihr von meinen sexuellen Vorlieben zu erzählen, teilte auch sie ihre Wünsche mit mir. Auf diese Weise haben wir viel Neues ausprobiert. Manches davon werden wir nicht wiederholen, anderes schon.« – Udo, 56.

Es ist nicht einfach. Es ist schmerzhaft. Und es gibt keine Garantie dafür, dass alles wieder so wird wie früher – oder sogar besser. Doch es kann sich lohnen, nach einem Seitensprung durchzuhalten. Denn er eröffnet mitunter eine Chance für etwas Neues. Und manchmal wird eine Beziehung hinterher besser, als sie es vorher war. Vorausgesetzt allerdings, dass beide Partner bereit sind, etwas an sich und an ihrem Miteinander – oft auch an ihrer Sexualität – zu verändern.

Sich in die Vogelperspektive zu begeben, die Situation mit etwas Abstand zu den eigenen aufgewühlten Gefühlen zu betrachten und zu versuchen, sich in den anderen besser einzufühlen, kann ein guter erster Schritt sein. Zugegebenermaßen ist das nicht ganz so leicht, wenn die Nerven gerade blank liegen. Rückfälle in heftige Gefühlslagen gehören deshalb meist dazu.

»Lass uns ganz von vorne beginnen«, ist ein Wunsch, der von dem einen oder dem anderen geäußert wird. Diese Sehnsucht ist verständlich, doch in den meisten Fällen leider unrealistisch. Denn ein Seitensprung verändert die Beziehung oft unwiderruflich. Nicht nur die Unschuld und das Unbedarfte gehen mit dem Betrug verloren, sondern auch das Sicherheitsgefühl. Und nicht jeder, der betrogen wurde, erholt sich davon. Manche möchten lernen, sich wieder zu öffnen. Das bedeutet aber auch, sich verletzlich zu machen. Ist das Vertrauen dahin, fällt das besonders schwer. Manchmal bleibt für immer ein Funke Misstrauen.

Wer betrogen hat, hat wiederum mit der Affärenpartnerin Bedürfnisse ausgelebt, die in seiner festen Beziehung zuvor wenig Platz hatten. Darauf zukünftig wieder zu verzichten, womöglich für immer, erscheint manchem als ein hoher Preis. Nicht jeder ist bereit, ihn zu zahlen. Und wenn doch, kann es sein, dass die unterdrückten Bedürfnisse ihn jederzeit wieder einholen. Verändert sich in der Beziehung nichts, ist der nächste Seitensprung womöglich nur eine Frage der Zeit.

Will ich eine Beziehung mit diesem Menschen trotz allem, was geschehen ist? Was ist diese Partnerschaft noch wert? Und was spricht dafür, sich weiter für sie einzusetzen? Es gibt gute und weniger gute Gründe, nach einem Seitensprung an einer Beziehung festzuhalten. Die besten Chancen, nach einem solchen Ereignis wieder zueinander zu finden, haben vor allem Paare, die sich wirklich mögen und miteinander verbunden fühlen. Die sich einig sind, dass sie zusammen etwas aufgebaut haben, das es wert ist, erhalten zu werden. Und die sich eine gemeinsame Zukunft miteinander wünschen – auch wenn ihnen jetzt noch nicht klar ist, wie sie das hinbekommen können. Wer hingegen vor allem deshalb beim anderen bleibt, weil er nicht alleine sein möchte, ihm nicht wehtun will, sich schuldig fühlt oder es bequemer ist, landet nicht selten im Beziehungssumpf. Partnerschaften, die aus Not und Abhängigkeit aufrechterhalten werden, fühlen sich selten gut an.

Erste Hilfe nach dem Seitensprung

WAS KANN DER UNTREUE PARTNER TUN?

- Du kannst deiner Partnerin erst einmal Zeit geben, sich zu sortieren, und nicht zu viel erwarten: Selbst wenn du dir schon im Klaren darüber bist, was du willst, dein Partner ist möglicherweise noch nicht so weit.
- Du kannst zeigen, dass du für deinen Partner da bist, und dich bewusst um ihn bemühen. Was braucht er? Zuwendung oder Abstand? Gespräche oder Raum für sich, um in Ruhe zu überlegen? Selbst wenn gerade keine großen Schritte möglich sind – der andere wird merken, ob du die Konsequenzen deines Verhaltens mit ihm zusammen trägst oder stattdessen versuchst, es dir leicht zu machen.
- Nimm dir Zeit für Gespräche. Hör zu. Geh auf Fragen deiner Partnerin ein. Wer betrogen wurde, hat meist viele Fragen. Deine Antworten helfen ihr, das Geschehene einzuordnen. Wenn du das Gefühl hast, dass die Fragen deiner Partnerin zu weit gehen, nicht konstruktiv sind, sondern quälend oder zerstörerisch für einen oder beide von euch, ist es oft besser, nicht darauf einzugehen.

- Respektiere die Reaktionen deines Partners, seine Gefühle, auch wenn er womöglich aufgelöst ist oder sich im Kreis dreht. Falls er dich aber immer wieder verletzt, herabsetzt oder gegenüber euren Kindern, Freunden, Nachbarn oder Bekannten über dich schimpft, kannst du ihm sagen, dass du das nicht möchtest, und ihn bitten, damit aufzuhören.
- Wenn deine Partnerin dafür aufgeschlossen ist zu erfahren, weshalb es zu dem Seitensprung gekommen ist, erklär ihr deine Sicht der Dinge. Welche Bedürfnisse wolltest du in der Affäre erfüllen? Was hast du gesucht? Was hat dir vorher in deinem Leben und in deiner Beziehung gefehlt? Bleib bei dir und sprich über deine Bedürfnisse, statt deiner Partnerin die Verantwortung für den Seitensprung zuzuschieben. Aufrechnen und Gegenvorwürfe bringen nichts.
- Du kannst dir die Frage stellen, was du möglicherweise dazu beigetragen hast, dass es so weit gekommen ist. Hast du dich in deiner Beziehung zu stark angepasst? Dich zu sehr zurückgenommen? Hast du zu wenig auf deine Bedürfnisse hingewiesen? Kannst du das zukünftig anders machen?
- Falls der Grund für den Seitensprung nicht in deiner Beziehung liegt, sondern du einfach ein Bedürfnis nach Abwechslung und Sex mit anderen Menschen hast, ist es vielleicht eine Option für dich, mit deiner Partnerin über eine offene Beziehung nachzudenken. Zwar ist nicht jede Partnerin von so einer Idee begeistert, manche aber reagiert erstaunlich gelassen, wenn sie sieht, dass sie in die Überlegung einbezogen wird und mitbestimmen kann, was geschieht.
- Falls das Vertrauen deiner Partnerin in dich stark beschädigt ist, kannst du ihr vielleicht helfen, indem du für eine Weile transparent mit all deinen Aktivitäten umgehst. Ihr sagst, was du vorhast, wenn du außer Haus bist, dich nicht zum Nachrichten tippen oder Telefonieren zurückziehst.

WAS KANN DER BETROGENE PARTNER TUN?

- Nimm dir die Zeit, die du benötigst, um in Ruhe über alles nachzudenken.
- Sag klar, was du brauchst – Raum für dich? Erstmal Abstand? Oder eher die Gegenwart deines Partners? Ein Gespräch?
- Versuch nicht, in Selbstzweifel zu verfallen. Ein Seitensprung sagt nichts über deinen Wert aus, sondern über ein Bedürfnis deines Partners. Vermutlich hat er versucht, sich etwas Gutes zu tun, und es war nicht sein Ziel, dir wehzutun.
- Auch wenn du sehr traurig oder wütend bist – verzichte auf Vorwürfe oder Angriffe.
- Stattdessen kannst du versuchen, deinem Partner zuzuhören und dich mit seiner Situation auseinanderzusetzen. Was hat ihn zu dem Seitensprung bewegt? Welche Bedürfnisse wollte er mit der Affäre erfüllen?
- Stell deinem Partner Fragen, wenn dich etwas beschäftigt. Prüfe aber kritisch, wie viel du wissen willst. Detaillierte Fragen, was genau dein Partner beim Sex mit der anderen gemacht hat, tun meistens nicht gut. Sie können dir Bilder in den Kopf setzen, die dir anschließend zu schaffen machen.
- Gar nicht leicht: Wenn dein Partner um die Affäre trauert, gib ihm Raum. Wenn er die andere Person sehr mochte, ist das normal. Das ist seine Sache. Du musst ihn weder trösten noch dich deshalb schlecht fühlen.
- Falls ihr über Veränderungen in eurer Beziehung nachdenkt: Prüfe, was für dich stimmig ist, und probiere gegebenenfalls aus, wie sich etwas anfühlt. Dinge zu tun, die für dich eigentlich nicht okay sind, führt nicht zu einer glücklichen Beziehung.

Wenn es einem Paar gelingt, die richtigen Schlüsse zu ziehen, steht manche Beziehung nach einem gemeinsam verwundenen Seitensprung sogar stärker da als vorher. Wenn ihr alleine nicht weiterkommt, könnt ihr euch Unterstützung bei einer Paartherapeutin oder einer Paarberatungsstelle suchen. Eine Auswahl an Anlaufstellen haben wir für dich in Kapitel 6 ab Seite 351 zusammengetragen.

Nicht-monogame Beziehungen

»Ich liebe meinen Partner, aber ich würde es schon okay finden, auch mal mit jemand anderem zu schlafen. Doch woher weiß ich, dass das auch in echt was für mich ist? Für uns? Gehören dazu Orgien, Darkrooms und Swinger-Partys oder geht es auch weniger wild? « – Katherina, 28.

»Es gibt da diesen wiederkehrenden Gedanken: Könnte es für uns beide gesund sein, die Beziehung zu öffnen? Gleichzeitig frage ich mich: Würde allein der Vorschlag meinen Partner verletzen? Riskiere ich damit womöglich die Beziehung, weil er denkt, ich will ihn nicht mehr?« – Sebastian, 37.

Liebe muss nicht nur zu zweit sein. Beziehungen lassen sich öffnen. Mittlerweile leben Menschen freier als je zuvor. Es gibt auch andere Möglichkeiten als die exklusive Dauerpartnerschaft, beispielsweise Partnertausch, Swingen, Wifesharing oder Cuckolding. Manchen gelingt es gar, beständig mehrere Partner und Partnerinnen gleichzeitig zu haben. Wer sich erlaubt, die vor allem in westlichen Ländern geltende Norm infrage zu stellen, trifft auf zwei Lager. Eines, dass die Monogamie vehement vertritt, und eines, dass sie eher als gesellschaftlichen Zwang empfindet.

Monogamie beschreibt für viele die exklusive Beziehung mit einem Partner oder einer Partnerin. Wissenschaftler unterscheiden noch genauer zwischen sexueller und sozialer Monogamie. Das erste meint, dass man nur mit einem Menschen Sex hat. Das zweite, dass man mit einer ausgewählten Person den Alltag teilt, zusammenwohnt, vielleicht zieht man sogar Kinder groß. Sexuelle und soziale Monogamie lassen sich gleichzeitig leben. Doch nicht jeder möchte das.

Allerdings ist bis heute in vielen Köpfen fest verankert, dass die Beziehung zu zweit die einzig gesunde, stabile und eben auch moralisch reine Form der Partnerschaft sei. Wer nicht monogam lebt, dem wird schnell unterstellt, nicht nur emotional gestört, sondern auch beziehungsunfähig zu sein. Demgegenüber steht die Überzeugung, es sei die Natur des Menschen, sich nicht auf einen Partner oder eine Partnerin zu beschränken. Schließlich leben nahe Primaten wie Schimpansen und Bonobos ja auch polygam.

Mit der Sexuellen Revolution in den sechziger Jahren ist die Anhängerschaft der letzteren Auffassung bis heute stark gewachsen. Damals wurde die Pille entwickelt, Abtreibungsgesetze und das Scheidungsrecht wurden liberaler. Es gab erste sexualwissenschaftliche Untersuchungen in der Bevölkerung wie den Kinsey-Report, Autoren veröffentlichten Sexratgeber, und das Frauenbild wandelte sich. All das hat dazu geführt, dass die Öffentlichkeit Sexualität mehr und mehr diskutiert und offen gelebt hat. Bis heute sind wir mittendrin im Wandel. Das Thema offener Intimbeziehungen »ist also Zeitgeschichte und das gilt noch mehr für die ›Polyamory-Bewegung‹, die unter diesem Namen erst in den 1990er Jahren entstanden ist«, schreibt dazu der Geschichtswissenschaftler und Philosoph Christian Rüther.

Was meinen Polygamie, Polygynie, Polyandrie und die von Rüther erwähnte Polyamory überhaupt? Wer polygam lebt, hat mehrere sexuelle Kontakte nebeneinander. Im rechtlichen Sinne wird dies gleichgesetzt mit mehreren Ehen. Das ist in Deutschland verboten. Unterschieden wird hierbei die Polygynie – ein Mann, mehrere Frauen – und die Polyandrie – eine Frau, mehrere Männer. Zudem gibt es noch – manchen erinnert das vielleicht noch an studentische Kommunen der achtziger Jahre – die Polygynandrie, bei der mehrere Männer und Frauen eine Beziehung eingehen.

Life isn't binary

»Das Leben ist nicht binär«, sagen Meg-John Barker und Alex Iantaffi und definieren in ihrem gleichnamigen Buch Liebe und Sexualität als zwei Spektren.

Wo siehst du dich?

Spektrum emotionaler Nähe

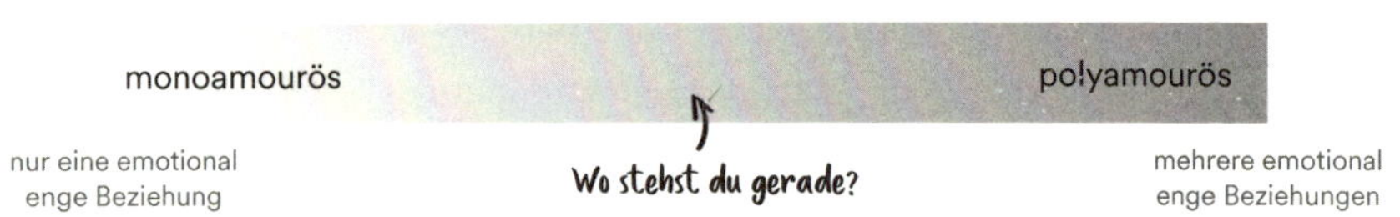

Spektrum körperlichen Kontakts

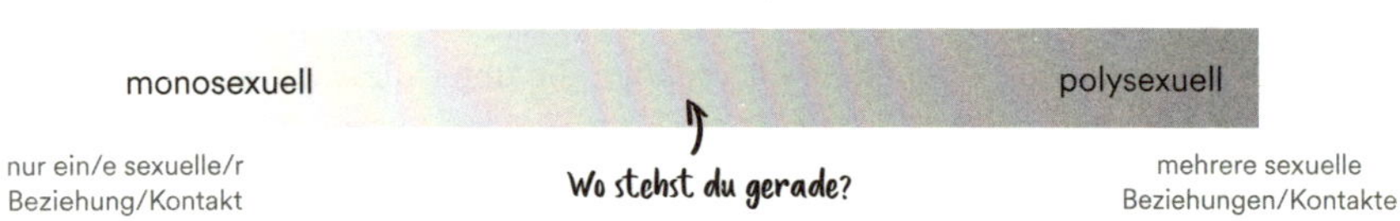

Etwas anders ist die Polyamorie. Hier geht es weniger um Sex als um die emotionale Gebundenheit an mehrere Partner. Sex ist möglich, aber kein Muss. Laut Rüther meint Polyamory die »Bereitschaft/Fähigkeit/Entscheidung/Philosophie, mehr zu lieben, mehrere (Menschen) zu lieben, das heißt mehr als eine sexuell-erotische Beziehung in einer bestimmten Zeit zu führen«. Ehrlichkeit und Transparenz seien charakteristisch hierfür, ebenso die Gleichberechtigung aller Beteiligten.

Swingen, Mansharing, Cuckolding

»Jahrelang haben meine Frau und ich monogam gelebt. Wir sind verheiratet, haben zwei Kinder. Vor zwei Jahren aber haben wir nach redlicher Überlegung gemeinsam beschlossen, unsere Beziehung zu öffnen. Wir haben andere Paare zu erotischen Dates getroffen, haben uns auf Partys erlaubt, andere zu küssen und anzufassen, und sogar einen Dreier probiert. Wir haben oft Freude daran, lernen uns selbst neu kennen. Aber ich merke auch: Seine Partnerin zu teilen, ist nicht immer angenehm.« – Roland, 42.

»Meine Freundin sprach irgendwann an, dass sie die Beziehung gerne öffnen würde. Ich fand das ziemlich spannend und war gleich neugierig. Nachdem wir eine Weile online gesucht haben, haben wir ein Paar gefunden, das wir wirklich mochten. Jetzt treffen wir uns immer mal wieder. Manchmal schläft sie mit dem anderen Mann und ich mit seiner Frau, manchmal haben wir zu viert Sex. Uns tut das gut. Und wir haben uns mit den beiden inzwischen schon richtig angefreundet.« – Patrick, 33.

Geschätzt etwa jedes zwanzigste Paar trifft mittlerweile Vereinbarungen, um ihre Beziehung auch für andere Menschen und Erfahrungen zu öffnen. Jeder oder jede Fünfte wiederum hat sich laut Umfragen in den USA schon einmal in einer Art offener Beziehung wiedergefunden. Sexuell nicht-monogam zu leben ist mitunter herausfordernd, aber möglich. Wie das genau aussieht, ist oft sehr unterschiedlich. Manche wünschen sich einen dauerhaften Partner, der zwar eigene Exkurse zulässt, aber selbst treu ist. Vielleicht sollen sich auch beide ausleben dürfen. Vielleicht ist Sex erlaubt, aber keine Liebe.

Welche Variante passend ist, richtet sich nach den Bedürfnissen aller Beteiligten. Manche Paare vereinbaren zum Beispiel, dass Sex mit anderen in Ordnung ist, sie aber nicht wissen wollen, was der oder die andere dabei genau macht und mit wem. Auch kann Teil der Bedingungen sein, dass das persönliche Umfeld nichts von der offenen Beziehung mitbekommt. Oder etwa, dass der oder die Dritte im gemeinsamen Zuhause nichts zu suchen hat. Das eigene Bett soll ein sicherer Ort sein.

Andere möchten lieber Bescheid wissen. Sie fühlen sich wohler, wenn sie die eine oder mehrere Person(en) kennen, mit denen die Partnerin oder der Partner Sex hat oder intim ist. Für manche kann es sogar erregend sein, sich vorzustellen, was der andere erlebt hat. Vielleicht möchten sie selbst auch einmal Teil des Ganzen sein.

Der Dreier ist gewissermaßen der Klassiker unter den offenen Beziehungen. Zwei beschließen, mit einer dritten Person Sex zu haben. Ähnlich kontrolliert läuft der Partnertausch ab: Man trifft sich gezielt mit anderen Paaren, um die Partner zu wechseln. Das alles findet in einem Rahmen statt, der vergleichsweise sicherer und überschaubarer ist als das, was heutzutage als Wifesharing oder Mansharing bezeichnet wird. Dabei hat ein Partner einen oder mehrere Sexpartner, und der andere schaut dabei zu oder macht mit. Häufig sind sich Paare hier einig, dass es allein um körperliche Verbindungen gehen soll. Gefühle sollen dabei außen vor sein.

Anders ist es beim Cuckolding oder Cuckqueaning. Hierbei hat der eine einen Lustgewinn daran, dass der andere eine tiefe emotionale Bindung mit einer dritten Person eingeht. Das hat oft eine devote oder masochistische Note. Die Lust entsteht, weil es quälend ist, den anderen in solch einer engen Beziehung zu sehen. Deshalb hilft der devote Partner dem anderen beispielsweise, sich vor dem Treffen hübsch zu machen, sich ansprechend zu kleiden, er oder sie macht möglicherweise sogar das eigene Schlafzimmer zurecht und bereitet Snacks sowie Getränke zu, die er oder sie während des Sex ans Bett bringt.

Beim Swingen wiederum ziehen Partnerinnen und Partner gemeinsam los, um mit anderen Sex zu haben. Seit den neunziger Jahren hat sich aus der Szene eine eigene Subkultur entwickelt. Als Treffpunkte haben sich in den vergangenen Jahren vor allem Swingerclubs und -partys etabliert. Wie Polyamory auch ist Swingen offen und ehrlich, verantwortlich und sexpositiv. Weitere Intimitäten sollen aber nicht Teil davon sein, dauerhafte Partnerschaften wie bei der Polyamory sind nicht das Ziel. »Swingen ist eher eine Freizeitbeschäftigung wie Bridgespielen«, schreibt Christian Rüther, »während Polyamory mehr ein alternatives Lebenskonzept und damit auch Teil der eigenen Identität sein kann«.

Eine offene Beziehung lässt sich also vielseitig gestalten. Feste Regeln gibt es nicht, es zählt allein, was sich für die jeweiligen Partner und Partnerinnen richtig anfühlt. Wer sich darauf einlässt, sollte in der Lage sein, teilen zu können. Und bereit, sich bezüglich Aufmerksamkeit, Nähe und Sex auch mal zurückzunehmen. Das ist nicht für jede oder jeden etwas und nicht unbedingt die einfachste Form von Beziehung. Wichtig ist auch, allen Beteiligten ein Mitspracherecht zu geben – immer wieder aufs Neue, selbst wenn das mühsam sein kann. Und nicht zuletzt sollte man wissen, was man möchte, und dafür einstehen. Jedem muss es gutgehen können, auch wenn die anderen zwischendurch nicht verfügbar sind. Ist nur ein Partner damit einverstanden, funktioniert es meist nicht. Sex außerhalb der Beziehung wird dann schnell belastend, führt zu Krisen oder zu Trennungen.

Ob monogam oder offen: Welche Beziehung für dich die richtige ist oder ob es überhaupt eine Partnerschaft sein soll, liegt ganz bei dir. Und das Bedürfnis kann sich immer wieder einmal verändern. Tatsächlich ist es so, dass junge Menschen sich oft ausprobieren wollen, während unter älteren der Wunsch nach tiefer Intimität mit einer Person wachsen kann. Auch deshalb haben junge Menschen durchschnittlich kürzere Beziehungen und wechseln häufiger die Partner als ältere, die dies womöglich nicht mehr als so aufregend empfinden. Falls du dich fragst, ob eine offene Beziehung etwas für dich sein könnte, haben wir einige Anregungen, über die du nachdenken kannst.

Ist das etwas für mich?

Sich selbst vorab einige Fragen zu beantworten, schafft Klarheit über die eigenen Bedürfnisse:

- Wie viel Sicherheit brauche ich, um mich in einer Beziehung geschützt zu fühlen?
- Was will ich, was nicht? Was bin ich bereit auszuprobieren, wo ist mein Limit?
- Wo kann ich einen Kompromiss eingehen, weil er sich noch gut anfühlt? Was kann ich keinesfalls akzeptieren?
- Wie viel Zeit und Energie habe ich für meine Beziehungen?
- Was wünsche ich mir eigentlich genau von dem geliebten Menschen, mit dem ich momentan mein Leben teile?

Nicht jeder, der sich in einer offenen Partnerschaft ausprobiert, wird letztlich damit glücklich. Doch umgekehrt gilt dies auch für die exklusive Variante zu zweit. Menschen, die einvernehmlich nicht-monogam leben, sind übrigens im Vergleich mit monogam lebenden Personen ähnlich zufrieden mit ihrer Beziehung und ihrer Sexualität, ihre Beziehungen sind außerdem ähnlich stabil.

WÄRST DU NEUGIERIG, DAS MAL AUSZUPROBIEREN?

Kein Seitensprung, kein Betrug, nur die Bitte, sich außerhalb der Beziehung ausleben zu dürfen: Wie lässt sich darüber sprechen?

- Behutsam in das Gespräch mit dem Partner einzusteigen, zahlt sich oft aus. Allein der Versuch kann nämlich einiges an Irritation, Verlustängsten und Misstrauen auslösen.
- Wer sowieso immer mal wieder mit der Partnerin oder dem Partner über Beziehungsthemen und Sex spricht, kann vorfühlen, was das Gegenüber so ganz grundsätzlich von offenen Beziehungen hält. Zwischen »Das lehne ich ab« und »Das möchte ich unbedingt mal ausprobieren« ist alles möglich. Manche finden die Vorstellung reizvoll, wissen aber nicht, ob sie es wirklich tun könnten. Andere stellen fest, dass sie eine offene Beziehung abwegig fanden, nun aber gar nicht mehr rundheraus ablehnen.
- Zeigt der Partner sich aufgeschlossen, kann man sich einen Schritt weiter vorwagen und unverbindlich fragen, ob er neugierig wäre, es mal auszuprobieren. Oder ob sie mal darüber nachdenken mag.
- Sich im Gespräch authentisch und ehrlich zu zeigen, kann von Vorteil sein. Das Risiko, dass dem Gegenüber der Vorschlag nicht gefällt und ihn oder sie aufwühlt, mindert es allerdings nicht. Sich in den anderen hineinzudenken und einzufühlen, kann helfen, zu ordnen, was gerade geschieht. Wie passen meine Bedürfnisse zu denen des anderen? Was könnte wen wie stark verletzen? Wer könnte wovor Angst haben? Alle Reaktionen des Partners – seine Ängste, Sorgen oder Ärger – anzunehmen, unabhängig davon, ob sie dem eigenen Wunsch entsprechen oder nicht, zeugt von Verantwortungsgefühl, vermittelt Respekt und kann es erleichtern, die Nähe zwischen einander aufrechtzuerhalten.
- In den seltensten Fällen ist es mit einem Gespräch getan. Denn während sich der eine bereits vollkommen klar über seine Wünsche und

Bedürfnisse sein mag, sieht sich der andere vielleicht erstmals mit dem Konzept konfrontiert und muss sich zunächst einmal hineindenken. Es kann helfen, immer wieder zu prüfen, ob sich beide mit dem, worauf man sich geeinigt hat, auch wirklich gut fühlen. Denn was ausgesprochen machbar klingt, muss es in Wirklichkeit nicht automatisch sein. Jede Entscheidung geht mit einer Ungewissheit einher. Entsprechend ist es gut, alles erstmal als vorläufig zu betrachten. Eine offene Partnerschaft zu wagen, ist weniger die endgültige Wahl eines neuen Beziehungsmodells als vielmehr ein Experiment.

Gelegenheit macht Sex

»Es ist nicht immer mein Plan, jemanden aufzureißen, wenn ich ausgehe. Aber es ist nie ausgeschlossen, und das bedenke ich mit. Ich habe immer Kondome dabei, und falls am nächsten Tag ein früher Termin ansteht, verschiebe ich den vorsichtshalber auf den Mittag.« – Carolin, 23.

»Wenn ich Lust auf Sex habe, dann hole ich ihn mir halt. Wenn es für beide Seiten klar ist, dass es ein One-Night-Stand ist, dann ist das völlig in Ordnung. Mein Tipp: Nehmt es mit Humor und sagt, was ihr wollt und was nicht.« – Jakob, 31.

Für zwischendurch, weil man gerade Lust hat, oder einfach spontan, weil es passt: Das ist »Sex with no strings attached«, wie es im Englischen so schön heißt. Also Sex ohne größere Verpflichtungen – auch Casual Sex oder Gelegenheitssex genannt. Wer diesen Sex hat, versteht sich nicht als Paar, ist nicht ineinander verliebt und plant auch keine gemeinsame Zukunft. Das mag abenteuerlich klingen und ist nicht für jeden etwas. Doch solche sexuellen Bekanntschaften gehören für viele dazu. Das nötige Gegenüber findet sich dabei längst nicht mehr nur in Kneipen, Bars, Clubs oder auf Firmenfeiern, sondern immer häufiger im Netz auf Seiten wie C-Date, Poppen oder Joy Club sowie über Dating-Apps wie Tinder oder Grindr (mehr zu Swipen, Liken, Matchen findest du im nächsten Kapitel). Wenn Gelegenheit Sex macht, kann das befreiend und aufregend sein. Dabei gibt es ganz unterschiedliche Formen, sich zu begegnen. Es gibt Hook-ups oder One-Night-Stands, bei denen es häufig bei nur einer Nacht oder ein paar Stunden zu zweit bleibt. Und es gibt längerfristige Verabredungen, *friends with benefits* – Freunde mit gewissen Vorzügen – etwa oder Booty-Call-Bekanntschaften. Bei Letzteren treffen sich Menschen hin und wieder einfach nur zum Sex, ohne befreundet zu sein.

Für manche ist Casual Sex vor allem während einer bestimmten Lebensphase wichtig. Etwa wenn du gerade wieder Single bist. Aber auch für alle, die sich gerade keine feste Beziehung wünschen oder sich ausprobieren wollen, kann er sich lohnen – vorausgesetzt, du bist sicher unterwegs mit Kondom und Lecktuch und weißt, was du möchtest. Sich selbstbestimmt und auf Augenhöhe zum Sex zu verabreden, sollte heute nichts mehr sein, für das sich Menschen schämen müssen. Casual Sex ist eine Art der Beziehung für Menschen, die sich in einer exklusiven Partnerschaft zu eingeengt fühlen oder keine wollen, weil sie nicht nur mit einem einzigen Menschen Sex haben möchten.

Doch der unverbindliche Sex hat auch ein paar Fallstricke und tut nicht jedem gut, wie norwegische Studien zeigten. Jede dritte Frau und jeder fünfte Mann, die hierfür befragt wurden, bereuten ihre letzte Casual-Sex-Erfahrung. Und zwar vor allem dann, wenn ihr Verlangen danach gering gewesen war, der Sex ihnen nicht gefallen hatte, sie sich um ihren Ruf sorgten oder unverbindlichen Sex eigentlich ablehnten. Nicht wenige Frauen und Männer fühlen sich aber unter Zugzwang oder zum Casual Sex gedrängt. Weil sie locker und unkompliziert erscheinen wollen – alles außer spießig –, fällt es vielen schwer zu sagen, wie weit sie genau gehen wollen: Wenn ich Ja zum Knutschen sage, muss ich mich wohl auch ausziehen lassen. Und wenn ich Oralsex mitmache, kann ich beim Geschlechtsverkehr schlecht Nein sagen. Oder: Es geht hier ja um Spaß, nun abzubrechen, würde den anderen nur frustrieren.

Solche Gedanken sind keine Seltenheit. Sex, der die eigenen Bedürfnisse und Grenzen ignoriert, tut allerdings nicht besonders gut. Kein Wunder, dass Gelegenheitssex längst nicht für alle schön ist und manche ihn sogar abstoßend finden. Einige schildern sogar, dass sie sich dabei machtlos gefühlt haben und zu wenig Einfluss auf das nehmen konnten, was stattfand. In einer Untersuchung gab jede dreizehnte Person an, dass der letzte Hook-up-Sex ungewollt war oder ohne ihre Einwilligung stattfand, etwa weil Alkohol oder andere Drogen im Spiel waren. Wer so etwas erlebt, ist eher enttäuscht und fühlt sich beschämt, benutzt oder schuldig. Frauen scheint es öfter so zu gehen als Männern, möglicherweise auch, weil sie dabei stärker emotional involviert sind und sich häufiger eine feste Beziehung wünschen, zu der es dann aber nicht kommt. Auch Leistungsdruck ist für viele etwas, das die Freude am Gelegenheitssex trüben kann. Mache ich das richtig? Was hat der andere für einen Eindruck von mir? Kommt er auf seine Kosten? Wer um solche Fragen kreist, hat oft weniger davon.

Jetzt denkst du vielleicht, du würdest doch merken, wenn sich jemand beim Sex mit dir unbehaglich fühlt. Doch mit einiger Wahrscheinlichkeit irrst du. Tatsächlich wird wohl in drei von vier Fällen überschätzt, wie gut es dem Gegenüber mit dem unverbindlichen Sex geht.

Wie weit will ich gehen?

»Einen festen Freund hatte ich noch nie, dafür einige Sexpartner. Fast immer One-Night-Stands. Ich entwickelte sehr schnell Gefühle für die Männer, die meisten wollten aber nur meinen Körper. Den gebe ich ihnen, weil ich dann wenigstens ein bisschen Zuneigung bekomme.« – Natalia, 22.

Gelegenheitssex ist nicht für jeden etwas. Möchte ich das wirklich? Fühle ich mich damit freier, oder mache ich es nur, weil der andere es will? Weil ich Angst habe, dass ich sonst keinen Partner finde? Oder weil es heute eben dazugehört? Was mache ich, wenn sich der prickelnde Sex von Gefühlen wie Liebe, Eifersucht oder dem Wunsch

TIPPS FÜR DEN GELEGENHEITSSEX

- Hab ihn nur dann, wenn du wirklich Lust darauf hast, und nicht, weil es dazugehört, du den anderen nicht enttäuschen möchtest oder du dich unter Druck gesetzt fühlst.
- Sag deinem Date, was du dir erwartest. Nur Sex? Oder doch mehr?
- Nimm dein Gegenüber ernst, wenn es sagt, es möchte »nur Spaß«. Du wirst ihn oder sie vermutlich nicht überzeugen können, sich trotzdem an dich zu binden.
- Wenn du den Eindruck hast, dass der andere sich eine Beziehung wünscht, du aber nicht mehr als Sex willst, geh offen damit um. Sonst sind Enttäuschungen vorprogrammiert.
- Sag Ja zu dem, was du möchtest, und Nein zu dem, was du nicht möchtest.
- Interessier dich dafür, wie es deinem Gegenüber beim Sex mit dir geht, und nimm ihre oder seine Bedürfnisse ernst.
- Hab stets Kondome und Lecktücher dabei. Und nutze sie richtig.
- Trink nicht zu viel Alkohol oder verzichte am besten ganz auf Drogen.
- Lass dich vom Urteil anderer nicht verunsichern. Du allein bestimmst, wie du deine Sexualität leben möchtest.

nach einer Partnerschaft nicht mehr so einfach trennen lässt? Wer sich darüber im Klaren und dabei ehrlich mit sich ist, der kann selbstbewusst entscheiden, ob er sich darauf einlassen möchte. Und besser damit umgehen, falls etwas nicht läuft wie geplant. Zum Beispiel weil das Date plötzlich doch mehr will und man selbst nicht oder umgekehrt. Offen zu sagen, was man möchte und was nicht, beugt Missverständnissen vor.

Swipen, liken, matchen

»Meine Trennung ist jetzt schon eine ganze Weile her und ich wünsche mir wieder eine Partnerin. Aber nachdem ich die Stadt gewechselt habe, weiß ich gar nicht, wo ich jemanden kennenlernen soll. Meine früheren Partnerinnen habe ich über Bekannte getroffen. Hier habe ich nach Feierabend nur das Fitnessstudio, das Kino oder die Kneipe. Und von meinen Kolleginnen in der Arbeit möchte ich nun wirklich niemanden ansprechen. Das gibt nur Schwierigkeiten. Überall wird mir gesagt, dass ich es mal im Netz versuchen soll. Aber ich habe auch schon viel Kritisches darüber gehört.« – Niels, 40.

Flirten, Freunde suchen, unverbindliche Kontakte knüpfen, Sexdates vereinbaren, sich ausleben, den eigenen Marktwert testen, Neugier befriedigen, den Partner fürs Leben finden – oder zumindest für die nächsten Monate: Nie war das einfacher als heute, aber auch selten stressiger. Vielleicht kennst du das aus eigener Erfahrung. Alle Spielarten zwischen Sex und Liebe sind längst nur noch einen Wisch oder Klick entfernt. Über Partnerbörsen, Dating-Apps, Plattformen und Netzwerke tauschen sich Millionen Menschen weltweit aus. Das Angebot ist riesig und wächst stetig weiter. Allein in Deutschland loggen sich wohl mehr als zehn Millionen Menschen regelmäßig bei Online-Dating-Diensten ein. Fast jede und jeder Dritte ab 16 Jahren gibt an, sie oder er habe schon einmal Online-Dating-Dienste genutzt, Frauen fast ebenso häufig wie Männer.

Grob gesagt gibt es drei Arten von Diensten, und manchmal sind die Grenzen zwischen ihnen fließend:

- Partnerbörsen wie Parship, eDarling oder ElitePartner bringen Menschen zusammen, die sich eine Beziehung wünschen. Mit Persönlichkeitsanalysen und manchmal teuren Gebühren für Profilfunktionen und -beratung setzen sie auf Algorithmen, die Menschen mit ähnlichen Interessen zusammenwürfeln.
- Dating-Apps wie Lovoo, Bumble oder Badoo lassen sich auf dem Smartphone nutzen. Hier werden Menschen einander nach Suchfiltern wie Geschlecht, Entfernung und Interessen angezeigt. Gefällt dem Benutzer ein Profil mit Bild und Kurzbeschreibung, etwa bei Tinder, kann er nach rechts wischen oder ein Like verteilen – swipt er stattdessen nach links, fällt die Person durchs Raster. Finden zwei sich gegenseitig gut, sind sie ein Match und können chatten. Dating-Apps sind meist gratis, haben dafür aber oft kostenpflichtige Inhalte. Wer sich hier anmeldet, sucht vielleicht einen Flirt, ein Sex-Date oder eine neue Liebe, vielleicht aber auch nur einen freundschaftlichen Kontakt.
- Schließlich gibt es Dienste, die erotische Kontakte und unverbindlichen Sex vermitteln. Dazu zählen unter anderem Fremdgehportale wie C-Date, Seitensprung und Firstaffair, Apps für Männer, die mit Männern Sex haben, wie Grindr, oder Seiten wie JOYclub.

»Wenn du alleinerziehend und berufstätig bist, hast du ja kaum eine Chance, jemanden kennenzulernen. Da bleibt einfach keine Zeit zum Ausgehen. Im Internet hat es dann doch geklappt. Zwar hat es eine Weile gedauert, und ein paar Reinfälle waren auch dabei. Aber dafür passt es zwischen meinem neuen Partner und mir echt gut. Und meine Tochter mag er auch.« – Eva, 35.

Online-Dating hat es leichter gemacht, miteinander in Kontakt zu kommen. Was in den Sechzigern vielleicht die wilde WG oder das Tanzcafé war, in den Achtzigern und Neunzigern vor allem der Club, die Dorfdisko, der Verein oder die queere Kneipe, findet heute immer öfter online statt. Dating hat sich verlagert, man muss nirgendwo mehr hingehen, um jemanden zu treffen. Stattdessen sitzen wir auf dem Sofa, liegen sonntags im Bett oder sind auf dem Weg zur Arbeit, während wir noch schnell checken, ob der Flirt von gestern gerade online ist.

Auch jemanden zu finden, der uns ähnlich ist, ist mittlerweile einfacher: Für jede Vorliebe, Eigenschaft, sexuelle Neigung, Orientierung und Identität gibt es eine Plattform. Ganz gleich, ob ich schwul oder lesbisch bin (Gay Romeo, Lesarion oder Wapa), trans (transdr), asexuell (Gleichklang) oder alleinerziehend (MomsDadsKids), eine Behinderung habe (Handicap Love, elFlirt), Fetisch oder BDSM mag (whiplr), Bartträger (bristlr) oder einfach nur auf der Suche nach Leuten bin, die so ticken wie ich selbst. Längst gibt es Netzwerke für Menschen, denen es wichtig ist, dass jemand, den sie kennenlernen, kein Fleisch isst, sich umweltbewusst verhält, Akademiker oder Vorstandsvorsitzende ist.

Doch was macht das mit uns? Regelmäßig wird über die angeblich schlechten Seiten von Online-Dating berichtet. Wer im Netz wie in Katalogen nach dem nächsten Date oder Partner blättert, nimmt der nicht irgendwann Schaden und wird beziehungsunfähig? Wechseln wir öfter die Partnerin oder den Partner als früher, weil das bessere Date immer hinter dem nächsten Like, Match oder Swipe steckt? Die derzeitige Antwort aus der Forschung ist: Wahrscheinlich nicht. Denn längst nicht jeder Online-Kontakt wird zu Real-Life-Sex oder mehr. Nicht alle werden im Netz fündig, und vielen genügt es auch, sich durch die Profile zu klicken. Es muss nicht immer weitergehen, manches Mal ist schon die Illusion, dass man könnte, wenn man nur wollte, anregend genug. Oder man ist sowieso aus ganz anderen Gründen auf Dating-Plattformen unterwegs. Um das Ego zu boosten etwa oder um Zeit totzuschlagen. Selbstwertsteigerung und Prokrastination – das Aufschieben von wichtigeren Tätigkeiten und Aufgaben – zählen zu den häufigsten Gründen, warum junge Leute sich mit Tinder beschäftigen.

Auch wenn der Vorsprung allmählich schwindet, lernen die meisten Leute ihre erotischen oder romantischen Dates bis heute vor allem offline kennen – zumindest auf heterosexuelle Personen trifft das zu. Eine größere Bedeutung hat Online-Dating für homo- und bisexuelle Menschen. Sie treffen häufiger jemanden, den sie online kennengelernt haben, auch face-to-face. Was die Vermutung einiger Wissenschaftler bestätigt, dass allen voran Menschen mit selteneren Eigenschaften und Neigungen von der Partnersuche im Netz profitieren.

Die große Liebe und ultimativer Frust

> »Ich würde jedem raten, nicht zu lange mit einem ersten Treffen zu warten. Wenn du erstmal vier, sechs Wochen schreibst, baust du dir Luftschlösser auf, die der Realität nicht standhalten können. Mein letztes Date war der totale Reinfall. Wir haben es ganz langsam angehen lassen, uns lange, romantische Mails geschickt. Ich war richtiggehend verliebt. Das erste Treffen war dann die totale Ernüchterung. Sie sah nur entfernt so aus wie auf dem Foto. Mir gefiel ihre Stimme nicht, ihre ganze Art. Sie war einfach überhaupt nicht mein Typ.« – Bruno, 29.

Online-Dating funktioniert fundamental anders als Offline-Dating: Man begegnet sich häufiger, direkter, bekommt aber gleichzeitig auch sehr viel mehr Körbe. Dafür erreicht man Menschen, die man anders nie getroffen hätte. Statt einer Person auf der Straße, im Geschäft oder in der Bar zu begegnen, sie erstmal zu beobachten, wie sie einen anlächelt, auftritt und spricht, bekommt man ein Profil vor die Nase gesetzt. Und das zeigt eine Person so, wie sie sich selbst sieht oder gerne wahrgenommen werden möchte – von ihrer vermeintlich besten Seite, reduziert auf Fotos und wenige Worte. Statt mit »dreidimensionalen Menschen« haben wir es mit »zweidimensionalen Informationsdarstellungen« zu tun, wie der Psychologe und Wissenschaftler Eli Finkel es ausdrückt. Wichtige Aspekte sozialer Interaktion sind dadurch nicht zugänglich.

Auch die ersten Textnachrichten, die wir dann austauschen, enthüllen nur wenig. All das lässt viel Raum für Wunschvorstellungen. Schon vor dem ersten Treffen bauen viele deshalb hohe Erwartungen auf, die im realen Leben allzu oft enttäuscht werden. Ziemlich ernüchternd, wenn sich herausstellt, dass die Person hinter dem Profil und den Mails doch ganz anders ist, als wir es uns ausgemalt hatten. Möglicherweise bedeutet eine größere Auswahl aber einfach automatisch, dass man Frust in Kauf nehmen muss. Denn richtig ist auch: Inzwischen nimmt ein großer Teil aller Beziehungen online ihren Anfang. Zwei von fünf heterosexuellen Beziehungen waren es 2017 in den USA – unter homosexuellen Menschen sogar zwei von drei.

»Mein Mann und ich sehen das entspannt. Wenn einer von uns mal mit jemand anderem etwas haben möchte, kann er das tun. Dank Online-Dating-App findet man auch meistens schnell jemanden in der Nähe, ohne dass man erst durch die Bars ziehen muss.« – Gianni, 38.

»Inzwischen habe ich es wieder aufgegeben, im Netz nach jemandem fürs Bett zu suchen. Bei sieben Seiten war ich zwischenzeitlich angemeldet, alle kostenpflichtig. Die meisten Frauen antworteten überhaupt nicht, und wenn eine mal schrieb, verlor sie schnell wieder das Interesse. Wollte mich wirklich mal eine treffen, stellte sich meistens heraus, dass sie Geld dafür erwartete.« – Markus, 45.

Weit mehr als nach festen Partnerschaften wird im Netz allerdings nach Sex gesucht. Die meistbesuchten Dating-Seiten in Deutschland sind Adult-Dating-Seiten, wo man Sexkontakte knüpfen kann. Und längst nicht nur Singles, sondern auch viele gebundene Menschen sind online auf der Suche nach einem Partner. Eine Befragung von 2016 ermittelte, dass jeder vierte Mann und jede siebte Frau, die Online-Dating nutzten, in einer festen Beziehung lebten, auf Tinder waren es 2015 mehr als zwei von fünf Nutzern. Es lässt sich vermuten, dass viele von ihnen nach unverbindlichem Sex oder einer Affäre Ausschau halten. Doch die Suche danach ist längst nicht immer erfolgreich, trotz vieler Werbeversprechen. Vor allem heterosexuelle Männer haben es schwer, denn ihre Konkurrenz ist groß: Auf eine weibliche Nutzerin einer Adult-Dating-Seite kommen im Schnitt drei männliche, bei Seitensprung-Agenturen ist nur jeder neunte Nutzer eine Frau. Viele Männer kassieren deshalb einen Korb nach dem anderen oder erhalten einfach gar keine Antwort, wenn sie eine Frau anschreiben.

Besonders frustrierend: Einige Dating-Seiten locken mit Fake-Profilen zahlungskräftige Nutzer an. Ein Foto von einer gutaussehenden Frau, ein paar einladende Worte dazu, und im Hintergrund sitzt ein Mitarbeiter der Dating-Plattform, der auf Zuschriften ein-, zweimal antwortet und dann abtaucht. Eine Marktanalyse zu Online-Dating in Deutschland berichtet von Seiten mit mehr als 90 Prozent Fake-Profilen, für die Männer 2017 einhundert Millionen Euro ausgegeben haben.

Ein weiteres Problem sind Karteileichen – Profile, die nicht mehr genutzt, aber auch nicht gelöscht werden und weiter auf der Seite bleiben. Ihre Zahl ist seit Anfang des Jahrtausends kontinuierlich angestiegen. 2017 steckte nur hinter jeder sechzehnten Mitgliedschaft ein aktiver Nutzer, der Rest der Profile lief ins Leere.

Und auch sonst kann ewiges Gedate einen irgendwann mürbe machen. Wer länger bei Dating-Diensten angemeldet ist, fühlt sich mitunter im Dating- oder Flirtstress. Viele chatten mit mehreren Matches gleichzeitig und ertappen sich dabei, dass Dates zur Routine werden: Sich immer wieder neu auf fremde Menschen einzulassen, in der Hoffnung, es könnte mehr daraus werden, kann mit der Zeit ziemlich anstrengen. Ständig erzählt man die immer gleichen Dinge über sich, spult womöglich dieselben Fragen ab: Was machst du, welche Serien schaust du, was war dein letztes Konzert? Magst du Sport, Kochen, Haustiere?

Meist kommt es aber gar nicht erst so weit. Vor allem wer auf Dating-Apps unterwegs ist, in denen sich Nutzerinnen und Nutzer innerhalb kürzester Zeit durch Dutzende Profile wischen können, bewertet sekundenschnell, was er zu sehen bekommt: zu blond, zu dick, zu dünn, zu große Nase, zu kurze Haare, zu alt, zu spießig, zu abgedreht, zu uncool. Im Akkord werden Menschen anhand weniger Fotos und nach vorher festgelegten Kriterien gescannt und geprüft. Wer ist Date-Material, wer fliegt raus? Im Bus, auf dem Weg zur Arbeit, nach dem Sport und bevor sie schlafen gehen, blättern viele nochmal den Katalog durch, wie auf Shoppingtour im Dating-Portal. Je größer die Auswahl, umso weniger können sich viele entscheiden. Und verlieren gleichzeitig das Gespür dafür, dass hinter jedem Profil ein Mensch steckt, der nicht nur das Gleiche tut, sondern ebenso verletzlich ist wie wir selbst.

Manchmal führt das sogar dazu, dass wir uns selbst plötzlich anders wahrnehmen. Tatsächlich hat eine Studie gezeigt, dass junge Tinder-Nutzerinnen und -nutzer mit ihrem Aussehen weniger zufrieden sind als Menschen, die die App nicht auf ihrem Handy haben. Wer die App nutzt, richtet sich stärker nach Idealvorstellungen von Schönheit, vergleicht Körper und Gesichter mehr mit anderen und neigt eher dazu, sich deshalb unter Druck zu setzen. Besonders junge Männer auf Tinder haben ein eher schlechtes Bild von sich selbst und ihrem Wert als Mensch. Möglicherweise hängt dies damit zusammen, dass sie besonders viele Abfuhren kassieren.

Viele Menschen verbringen außerdem Stunden online, immer auf der Suche nach jemand Besserem. Denn so einfach der erste Kontakt hergestellt ist, so selbstverständlich kann man Menschen wieder abblitzen lassen. Sich nach dem ersten Date nicht mehr melden? Klassiker. Oder in letzter Minute absagen, einfach wortlos abhauen, nicht mehr antworten, einfach nicht mehr reagieren. Wer online datet, kennt das womöglich: Ghosting. Entweder man wurde weggeklickt oder hat selbst einen Kontakt einfach gelöscht. Während die einen also die Liebe ihres Lebens finden, erleben die anderen den ultimativen Frust. Das gilt allerdings digital wie analog, wie den meisten bewusst sein dürfte. Wer datet, muss immer mit dem Risiko umgehen, enttäuscht zu werden.

Besser erstmal nicht so viel über sich verraten

> »Ich habe ihn über Tinder kennengelernt. Wir haben uns in der Bar getroffen, wo er arbeitet. Ich weiß noch, dass ich an der Theke saß und mich mit seinem Kumpel unterhalten habe. Dann habe ich einen Filmriss. Erst in meinem Bett bin ich wieder zu mir gekommen – nackt, allein. Ich weiß nicht, was passiert ist, aber dass es zum Sex gekommen ist, ist klar. Mein Portemonnaie lag auf dem Boden, durchwühlt. Bei der Polizei haben sie festgestellt, dass ich K.O.-Tropfen im Blut hatte.« – Miriam, 25.

Manchmal trifft man im Netz auf Menschen, die zu weit gehen. Eine blöde Anmache oder ein sexistischer Spruch. Auch Drohungen, Belästigung und sexuelle Übergriffe kommen vor. Wer online datet, hat vielleicht schon einmal erlebt, dass einem ein anzügliches Foto von jemandem geschickt wird, den man eben erst bei Tinder gematched hat. Was für viele vielleicht noch in die Kategorie niveauloses Anbaggern fällt, steckt aber nicht jeder so leicht weg. Es kommt auch vor, dass ein Date einen auffordert, doch selbst mal ein paar Nacktbilder oder Videos zu schicken. Manch einer verlangt direkt Sex oder reagiert auf eine Abfuhr mit übelsten Beschimpfungen, terrorisiert mit Nachrichten oder sogar Anrufen. Wer so angegriffen wird, ist meist nicht nur angewidert, sondern fühlt sich bedroht.

Beschimpfungen und Nachrichtenterror sind unzumutbar und deshalb strafbar. Es ist jedoch nicht das Äußerste, was passieren kann. Online-Dating kann mit sehr viel mehr Gefahren verbunden sein, wie ein Bericht der britischen National Crime Agency zeigt. Demnach stieg von 2009 bis 2014 die Zahl der angezeigten schweren Sexualstraftaten, bei denen Täter und Opfer vorher über Online-Dating Kontakt hatten, um das Sechsfache an. Vermutlich ist die Dunkelziffer deutlich höher, da bei Weitem nicht alle Betroffenen nach einer Vergewaltigung zur Polizei gehen. 85 Prozent der Opfer waren weiblich, und vor dem gewaltsamen Übergriff hatte es in mehr als der Hälfte aller Fälle Nachrichten mit sexuellen Anspielungen gegeben.

Wenn du jemanden online kennenlernst, meinst du vielleicht, den oder die andere schon einigermaßen gut einschätzen zu können, ehe es zum ersten Treffen kommt. Denn im Chat können schnell Vertrauen und Intimität entstehen. Mancher Täter nutzt das geschickt für sich aus. Wer sich beim ersten Face-to-face-Date vor einem möglichen Übergriff schützen möchte, sollte sich deshalb vorher genau überlegen, was er will und wo Schluss ist (s. Kasten).

MACH DIR EINEN DATE-PLAN

- Sag deinem Date, was du vorhast, und lass keinen Raum für falsche Erwartungen. Zum Beispiel: »Wir können uns auf einen Kaffee treffen.« Vor allem wenn du online schon geflirtet oder dich auf Sextalk eingelassen hast, ist es wichtig, klarzustellen, wenn das erste Date für dich nicht zum Sex führen soll. Sonst kommt es leicht zu Missverständnissen.
- Triff dich mit deinem Date in der Öffentlichkeit: »Kennst du das Café Liebling am Helmholtzplatz?« Vermeide einsame Gegenden und geh nicht mit deinem Date in seine oder deine Wohnung. Die meisten Übergriffe passieren dort oder an unbelebten Orten.
- Halte das Date zeitlich begrenzt: »Ich habe eine Stunde Zeit.« So hältst du dir einen Weg offen, wenn es nicht gut laufen sollte, und musst nicht erst nach langen Erklärungen suchen, wenn du das Treffen abbrechen willst.
- Sag einer Freundin oder einem Freund, wo du bist, und macht aus, dass er oder sie dich zwischendurch anruft, um zu checken, ob alles in Ordnung ist. Ihr könnt auch ein Codewort vereinbaren, das signalisiert, wenn du Hilfe brauchst.
- Fahr allein zum Treffen und wieder zurück. Lass dich erstmal nicht von deinem Date begleiten. Wenn ihr euch besser kennt und du dich davon überzeugen konntest, dass er oder sie okay ist, kannst du immer noch zeigen, wo du wohnst, oder ihr könnt zu zweit durch die Straßen bummeln.
- Achte auf dein Getränk, besonders wenn du zwischendurch den Tisch oder die Bar verlässt. Es kann passieren, dass dein Date dir K.O.-Tropfen reinmischt und dann übergriffig wird.
- Wenn du ein ungutes Gefühl hast, brich das Date ab und gehe.

Gefährlicher als andere Dates sind Verabredungen, die online ihren Anfang nehmen, jedoch vermutlich nicht. Auch ohne App oder Partnerbörse kannst du an Menschen geraten, die übergriffig werden. Oft ist es aber so, dass wir im Netz vorsichtiger unterwegs sein könnten, als wir es sind. Wenn du ein Profil anlegst, empfiehlt es sich, sparsam mit persönlichen Details zu sein. Meist reichen dein Vor- oder Spitzname und das Alter (etwa bei Tinder). Die Fotos, die du hochlädst, sollten nicht zeigen, wo und wie du wohnst. Hilfreich kann es zudem sein, zu überlegen, ob es schlimm wäre, wenn das eigene Dating-Profil samt Bild plötzlich frei im Netz stehen würde. Alles, was wir online über uns preisgeben, kann von anderen verwendet werden, um uns zu schaden.

Heute ist es außerdem nicht so schwierig, etwas über einen anderen Menschen herauszufinden. Das kannst du nutzen. Google dein Date, bevor du es triffst. Schau dir seinen oder ihren Facebook- und Instagram-Account an, um dir ein Bild von der Person zu machen. Das hilft dir vielleicht bei der Einschätzung, ob der andere vertrauenswürdig ist oder nicht.

Sexting

> »Mein Freund und ich haben uns eine gewisse Zeit erotische Nachrichten geschickt. Ganz genau haben wir darin beschrieben, was wir miteinander machen und was das in uns auslöst. Irgendwann haben wir dann noch kurze Filme per Snapchat geschickt, hier eine Brust, da eine nach unten zwischen die Beine wandernde Hand. Das war krass erregend und hat die Lust aufeinander noch gesteigert.« – Yasmin, 32.

Na, Lust auf mehr? Nicht nur wer datet, kennt solche eindeutig zweideutigen Nachrichten oder Bilder, die man miteinander teilt. Ob es dir gefällt, wenn jemand zum Beispiel Pfirsich- und Auberginen-Emojis textet, hängt vermutlich davon ab, wer das tut. Die Freundin, der Partner oder das Date von letzter Nacht? Manche finden Emojis, die an Vulva, Hintern und Penis erinnern, zu plump. Doch sie sind nur eine Art von Sexting: Man kann sich auch aufregende Nachrichten, Sprachmemos, erotische Fotos oder Videos schicken.

> »Weil ich mich gerade in einer Fernbeziehung befinde, habe ich mich mit Skypesex auseinandergesetzt. Es hat mich erstmal sehr viel Mut gekostet, meine Freundin darauf anzusprechen, überraschenderweise stimmte sie aber zu. Der Versuch aber scheiterte: Wir schafften es nicht, uns auszuziehen. Irgendwie war das alles unangenehm.« – Sebastian, 29.

Nicht nur wer eine Fernbeziehung hat, kann sich so näher sein. Und nicht nur feste Partner überraschen sich zwischendurch gerne mal mit einem erotischen Foto oder verabreden sich zum heißen Videochat. Sexting gehört für viele zum Daten dazu. Ein Selfie lässt sich heute schneller machen und versenden als eine Nachricht mit der Frage »Wie geht's?«. Wer sextet, möchte meist jemanden für sich begeistern oder testen, was ankommt. Manche ziehen Dirty Talk und fantasievolle Sexnachrichten sogar einem direkten Treffen vor.

Sexting kann Spaß machen, allerdings nur, wenn du dich dabei wohl fühlst. Vielleicht fragst du dich auch, wie sicher das ist. Wie sorge ich dafür, dass Fotos von mir wirklich nur bei dem Menschen landen, für den sie bestimmt sind? Was, wenn er oder sie diese Bilder herumzeigt oder weiterleitet – vielleicht bloß aus Versehen? Und was, wenn wir uns trennen und der andere noch intime Chatverläufe hat? Das alles kann tatsächlich zu Problemen führen. Sexting ist mittlerweile ziemlich beliebt, und nicht selten schreiben und teilen Menschen Dinge miteinander, die sie später bereuen.

»Es war witzig, solange wir zusammen waren. Nach der Trennung war er aber so verletzt, dass er Dutzende Bilder von mir über WhatsApp verschickt hat. Alle, wirklich alle in unserem Freundeskreis haben sie gekriegt. Ich traue mich seitdem kaum noch vor die Tür.« – Annika, 24.

Gelegentlich werden eindeutige Nachrichten und Fotos benutzt, um sich über jemanden lustig zu machen, sie oder ihn bloßzustellen, zu demütigen oder gar zu erpressen. Aus Rache oder Eifersucht kann der Ex kurzerhand das Sexvideo oder die Nacktbilder posten und im Netz hochladen. Das passiert häufiger, als viele denken. Auch beim Sexting ist es deshalb wichtig, sich zu schützen.

TIPPS FÜRS SEXTING

- Teile nur dann erotische Fotos, wenn ihr euch beide dabei gut und sicher fühlt und es auch wirklich wollt.
- Lass dich nicht unter Druck setzen, etwas zu schicken – auch nicht, wenn ihr total aufeinander steht oder verliebt seid. Und erst recht nicht, wenn jemand versucht, dich zu überreden, nicht lockerlässt oder sogar mit Konsequenzen droht.
- Fotos können auch erotisch sein, wenn sie nicht alles zeigen. Du kannst deshalb auch darauf verzichten, dich komplett nackt zu fotografieren. Intime Bereiche lassen sich mit Bikini, Unterwäsche oder Händen bedecken.
- Möchtest du doch mehr zeigen, achte darauf, dass dein Gesicht nicht auf dem Foto zu sehen ist. Oder etwas anderes, woran man dich erkennen kann. Ein Tattoo etwa, ein Piercing, deine Haare, ein Kleidungsstück, das man von dir kennt, dein Auto, deine Wohnung. Du kannst die Bilder auch verfremden. Alles mit Wiedererkennungswert lässt sich wegretuschieren oder mit einem Sticker oder Emoji abdecken.
- Ihr könnt euch darauf einigen, Bilder sofort wieder zu löschen, oder dies gemeinsam tun. Legt auch fest, was mit den Fotos passieren soll, falls ihr euch trennt oder irgendwann keinen Kontakt mehr haben solltet. Selbst wenn das momentan ausgeschlossen scheint.
- Sag klar, wenn du nicht möchtest, dass Fotos und Nachrichten noch anderen gezeigt werden (dem Kumpel oder der besten Freundin zum Beispiel).
- Kursieren Fotos von dir im Netz, bei WhatsApp oder auf Social Media, die jemand ohne dein Einverständnis geteilt hat, geh zur Polizei. Auch wer die Fotos erhält und weiterleitet, macht sich strafbar.

- Denk zudem daran: Was du ins Netz hochlädst oder mit Messenger-Apps teilst, verschwindet nicht sofort – selbst dann nicht, wenn du es löschst oder der Empfänger es tut. Die Daten liegen oft wochenlang auf den Servern der Betreiber. Vor allem wenn die Bilder schon weitergereicht worden sind, kann es schwer werden, sie überall wieder entfernen zu lassen.

5
Irgendwas läuft schief – Probleme mit dem Sex

Nur wer ständig Lust hat, totale Erregung spürt und erdbebenartig kommt, ist normal und hat guten Sex? Von wegen: Sex kann auch anders toll sein – darum ging es bereits in Kapitel 2 und 3. Doch was, wenn es trotz aller Versuche nicht klappt? Rund die Hälfte aller Frauen und mehr als 40 Prozent der Männer haben Probleme mit dem Sex, jede und jeder Zehnte von ihnen leidet darunter. Sie sind gestresst, frustriert oder verzweifelt, weil sie keine Lust auf Sex verspüren, ihn nicht als erregend erleben können oder weil der Penis nicht steht. Andere kommen zu früh, zu spät oder gar nicht, haben Schmerzen beim Sex, fürchten und ekeln sich davor oder sind süchtig danach.

So schwindet nach und nach die Freude am Sex. Wer merkt, dass er oder sie keinen Sex haben oder ihn nicht genießen kann, zweifelt oft an sich, schämt sich oder fürchtet, immer wieder zu versagen. Wer Single ist, hat womöglich Angst, niemals einen Partner zu finden. Wer in einer Beziehung lebt, entwickelt ein schlechtes Gewissen gegenüber dem Partner oder macht sich Sorgen, dass dieser enttäuscht sein könnte. Tatsächlich knirscht es in so mancher Beziehung, sobald es beim Sex zu Problemen kommt. Was ist nur los mit dir? Liegt es an mir? Findest du mich nicht sexy genug? Vielleicht gibt es immer wieder Auseinandersetzungen über den Sex. Oder einer von beiden zieht sich zurück. In anderen Fällen kommt es zu Seitensprüngen. Und manchmal ist das, wovor sich viele Betroffene am meisten fürchten, unvermeidbar: die Trennung. Es ist möglich, die Partnerin zu verlieren, weil guter und erfüllender Sex für viele zu einer Beziehung dazugehört. Bleibt er aus, stellen nicht wenige irgendwann die Grundsatzfrage. Entsprechend groß ist oft der Druck.

Warum es zu Problemen beim Sex kommt, ist nicht immer sofort zu erkennen. Es kann viele Ursachen geben: seelische, körperliche oder solche, die etwas mit unserem sozialen Umfeld zu tun haben. Erfahrungen, die wir mit anderen Menschen gemacht haben – gute wie schlechte – hinterlassen ihre Spuren und wirken sich auf unsere Sexualität aus.

Was zusammenspielt, wenn es zu einem sexuellen Problem kommt

- Persönliche Bedürfnisse
- Persönliche Eigenschaften
- Geschlechtserleben
- Sexuelle Orientierung
  - Hetero-/homo-/bisexuell
  - Pro-/grey-/demi-/asexuell
- Aktuelle psychische Verfassung
- Psychische Erkrankungen

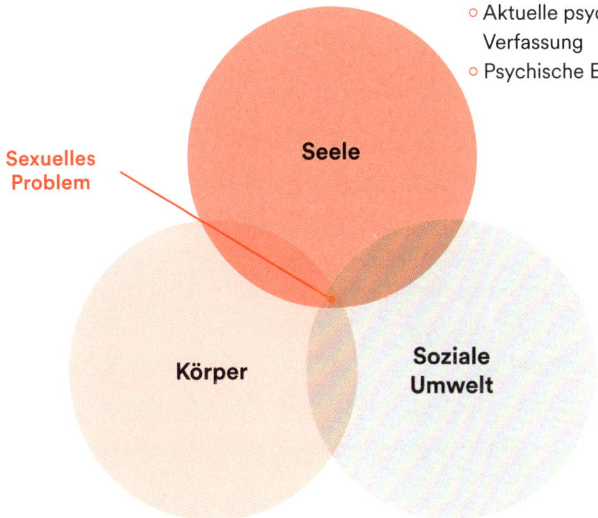

- Körperliches Geschlecht
- Alter
- Hormone
- Körperliche Erkrankungen
- Medikamente

- Beziehung zum Partner
- Gesellschaft und Medien
- Frühere Erfahrungen mit Sexualität
- Frühere Erfahrungen in anderen Beziehungen (z. B. mit Eltern, Geschwistern, Peers, Ex-Partnern)

Manches kannst du selbst klären und aus der Welt schaffen. Bei anderem können Profis helfen – eine Sexualmedizinerin, ein Sexualtherapeut, eine Psychotherapeutin oder ein Physiotherapeut etwa. Auf den nächsten Seiten möchten wir dir helfen herauszufinden, was es für dich braucht. In Kapitel 6 findest du dann ein Verzeichnis von Unterstützungsangeboten.

Es klappt einfach nicht

Keine Lust auf Sex zu haben ist das Normalste der Welt. Auch, dass der Penis mal nicht sofort steht oder die Vagina zu trocken ist. Kommt dies aber häufiger vor und wird es zu einer echten Belastung, dann sprechen Ärztinnen und Therapeuten von einer sexuellen Funktionsstörung. Was sie meinen: Der gewohnte Ablauf unserer sexuellen Reaktionen ist aus dem Takt geraten, also alles, was mit Verlangen, Erregung und dem Orgasmus zusammenhängt.

WAS MEINEN ÄRZTE UND THERAPEUTINNEN MIT »SEXUELLEN FUNKTIONSSTÖRUNGEN«?

Fehlendes oder geringes sexuelles Verlangen
25 bis 45 Prozent aller Frauen und 15 bis 25 Prozent aller Männer sagen von sich, dass sie ein vermindertes Interesse an Sex haben. Da Sex nicht jedem gleich wichtig ist, ist das für sich genommen nicht weiter tragisch. Erst wenn die Lustlosigkeit zusetzt, etwa weil jemand den Sex vermisst oder es deshalb zu Streit und Konflikten mit einem Partner kommt, kann sie zum Problem werden.

Erregungsstörungen bei Frauen
Ist der Sex für eine Frau trotz Stimulation nicht erregend, sodass Vulva und Vagina nicht richtig feucht werden und lustvolle Empfindungen ausbleiben, wird von einer Erregungsstörung gesprochen. Etwa jede neunte Frau hat damit zu tun. Schwierigkeiten, feucht zu werden, hat sogar jede vierte bis fünfte.

Erektionsstörungen bei Männern
Wenn der Penis nicht steif genug wird oder die Erektion nicht lange genug anhält, setzt das viele Männer unter Druck. Fünf bis zehn Prozent aller Männer bis zum 50. Lebensjahr sind von Erektionsstörungen betroffen, ab dem 70. Lebensjahr sogar 40 bis 50 Prozent.

Vorzeitige Ejakulation
Mindestens ebenso frustrierend ist es für viele Männer, wenn sie schneller kommen, als ihnen lieb ist. Besonders groß ist die Enttäuschung, wenn es schon passiert, bevor der Penis überhaupt eingeführt werden konnte, oder nur wenige Augenblicke danach. Und wenn eine leichte Berührung und ein, zwei Handgriffe von der Partnerin oder dem Partner bereits genügen, um den Orgasmus auszulösen. Jeder siebte bis zwanzigste Mann kann laut Schätzungen seine Ejakulation nicht gut genug kontrollieren und kommt innerhalb von drei Minuten nach dem Eindringen.

Verzögerter oder fehlender Orgasmus
Jede dreizehnte heterosexuelle Frau kommt beim Sex nie, jede zehnte nur selten; bei lesbischen Frauen ist es jeweils nur jede dreiunddreißigste. Dagegen haben Männer es leichter: Nur jeder hundertste heterosexuelle Mann kommt nie, genauso wenige selten; unter schwulen Männern jeder fünfzigste nie, jeder dreiunddreißigste selten.

Es gibt viele verschiedene Gründe, die eine Rolle spielen können, wenn es beim Sex nicht klappt. Zehn der häufigsten schauen wir uns nun etwas genauer an. Dazu gibt es kurze Tipps, die dir vielleicht helfen können, das Problem zu lösen. Wer es noch ausführlicher mag: In den vorherigen Kapiteln findest du ebenfalls viele Infos, die dich weiterbringen können. Wir haben dir markiert, an welchen Stellen du die passenden Themen findest.

Grund Nummer 1: Total gestresst statt völlig entspannt

»Beim ersten Mal mit meinem neuen Freund ist es passiert – ich habe keinen hochgekriegt. Früher hat es immer funktioniert. Das war mir so peinlich, ich wäre am liebsten im Boden versunken. Seitdem geht es einfach jedes Mal schief. Ich fühle mich inzwischen wie ein völliger Versager. Dabei ist er wirklich super und total verständnisvoll. Aber mittlerweile bin ich schon angespannt, wenn er mich nur anfasst. Das schlägt dann sofort wieder auf die Potenz.« – Till, 24.

»Ich komme beim Sex überhaupt nicht aus meinem Kopf raus. Ein Gedanke jagt den anderen. Mach ich das richtig? Wie sehe ich dabei aus? Merkt er, dass ich noch nicht feucht bin? Heute MUSS es klappen. Oh nein, ich spüre noch immer nichts, dabei leckt er mich schon seit zehn Minuten. Da, ein kurzes erregendes Gefühl ... jetzt ist es wieder weg – Mist! Das wird nie klappen. Ich könnte heulen.« – Dani, 39.

Wer beim Sex nicht die Leistung bringt, die er sich vorstellt, nicht die perfekte Liebhaberin oder der tollste Liebhaber ist (zumindest in den eigenen Augen), fühlt sich schnell ungenügend. Und je häufiger die Gedanken darum kreisen, dass man es wohl »nicht bringt«, desto geplagter ist man und desto größer ist die Angst, erneut zu versagen. Der Stress wird zum Dauerbegleiter und schlägt sich auf die Erregung nieder.

Stressteufelskreis

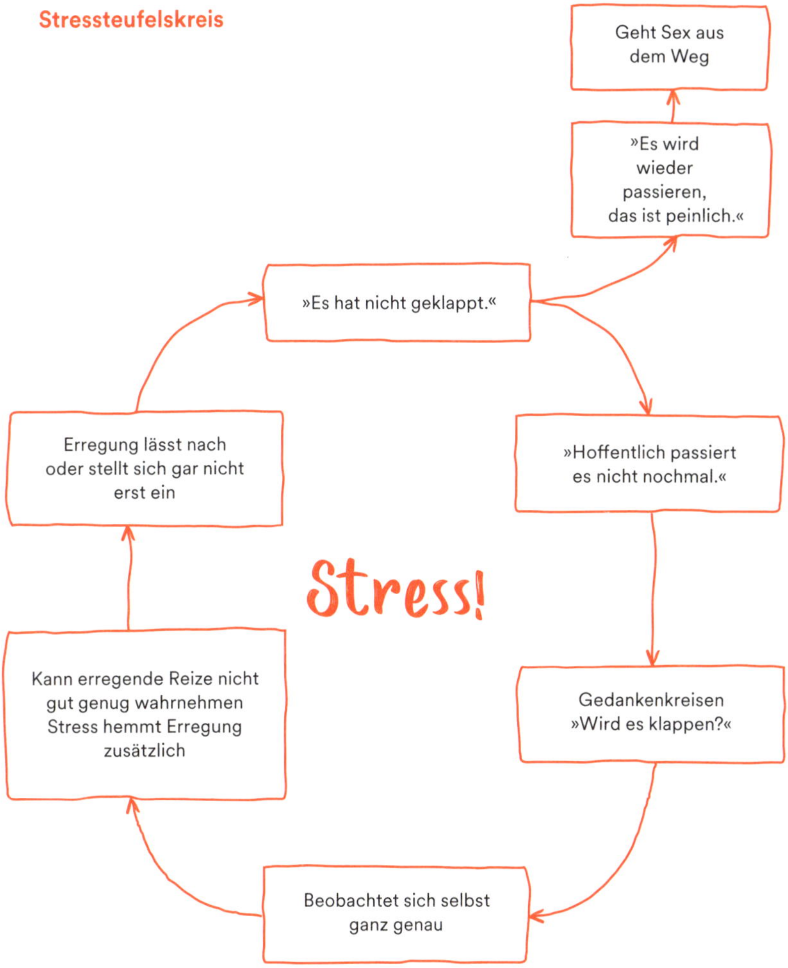
Geht Sex aus dem Weg
»Es wird wieder passieren, das ist peinlich.«
»Es hat nicht geklappt.«
»Hoffentlich passiert es nicht nochmal.«
Gedankenkreisen »Wird es klappen?«
Beobachtet sich selbst ganz genau
Kann erregende Reize nicht gut genug wahrnehmen Stress hemmt Erregung zusätzlich
Erregung lässt nach oder stellt sich gar nicht erst ein
Stress!

Wer in so einem Kreislauf steckt, findet nicht so leicht wieder heraus. Statt entspannt und schön ist der Sex dann vor allem anstrengend und frustrierend. Keine gute Ausgangssituation für reizvolle oder gar orgiastische Erfahrungen. Und die Lust ist so früher oder später auch dahin.

Stress ist einer der zuverlässigsten Lustkiller überhaupt. Denn er hemmt unsere Erregung gleich mehrfach. Wer ständig angespannt ist, hat eine große Menge Stresshormone im Körper. Zusätzlich überspielen Stresssignale die Erregungssignale der zuständigen Nervenbahnen. Zusätzlich verspannt oft die Beckenbodenmuskulatur – manchmal so stark, dass die Durchblutung blockiert wird. Es wird schwerer, Erregung zu spüren, zu steigern oder auch zu steuern. Die Vagina bleibt trocken, der Penis schlaff.

Erregung und Orgasmus sind auch Kopfsache. Damit wir Sex richtig auskosten können, müssen wir uns der erregenden Reize bewusst sein, auf die wir dabei treffen. Ein einziger Gedanke kann alles durcheinanderbringen: »Hoffentlich klappt es diesmal, sonst blamiere ich mich« zum Beispiel oder »Oh nein, ich glaube, es funktioniert schon wieder nicht«. Dasselbe gilt, wenn jemand sich für seinen Körper schämt und darüber grübelt, wie sich wohl der Hintern macht oder der Bauch anfühlt, ob der Penis nun ausreichend groß oder die Vulva schön genug ist. Und nicht zuletzt können nervige Situationen im Job, die immer noch zu erledigende Steuererklärung oder die Einkaufsliste im Kopf herumschwirren oder die letzte blöde Auseinandersetzung mit dem Partner oder der Partnerin.

Was kann ich tun?

Erstens: Schau dir genauer an, was stört. Wenn du etwa mit Versagensängsten zu kämpfen hast, was steckt dahinter? Ist es die Sorge …

… nicht gut genug oder nicht richtig zu sein? Als Liebhaber, als Frau, als Partner? Um bei dir selbst anzukommen, ist die Meinung anderer nicht entscheidend. Sich davon frei zu machen, fällt nicht immer leicht. Erst recht wenn dir in der Vergangenheit vermittelt wurde, dass du nicht gut

genug bist – von einem Partner oder einer Partnerin, in der Schule, im Studium, im Beruf oder bereits von deinen Eltern. Es mag sich zwar nicht so anfühlen, in Wirklichkeit sagen diese nagenden Gefühle aber kaum etwas über dich als Person aus. Stattdessen verraten sie viel darüber, wie andere sich in der Vergangenheit dir gegenüber verhalten haben. Dein echter Wert bleibt von Kritik und Herabsetzung unberührt, selbst wenn es sich nicht so anfühlen mag. Deshalb: Vergleich dich nicht zu sehr mit anderen, das macht nur unglücklich.

…, dass dein Partner enttäuscht oder frustriert sein könnte, weil du es nicht bringst? Vielleicht sogar sauer wird? Natürlich kann es sein, dass dein Partner sich etwas anderes erhofft hat. Wenn ihm aber etwas an dir liegt, wird er das verkraften und eher gemeinsam mit dir nach einer Lösung für das Problem suchen. Je besser ihr euch darüber austauscht, was gerade nicht klappt und womit das vielleicht zu tun haben könnte, desto leichter sollte euch das fallen.

…, dass dein Partner dich betrügen oder verlassen könnte, wenn du ihn im Bett nicht zufriedenstellst? Ja, das kann vorkommen. Meist spielen in einem solchen Fall aber weitere Gründe hinein: Das Problem wurde totgeschwiegen, und die Partnerin hatte das Gefühl, ihre Bedürfnisse zählten nicht. Oder beide haben sich in Auseinandersetzungen über den Sex verstrickt, die nicht hilfreich waren. Vielleicht gab es noch ganz andere Schwierigkeiten, und der Sex war nur das, woran es sich am Ende entzündet hat. Sind die Partner sonst mit ihrer Beziehung zufrieden, entscheiden sich nicht so viele für eine Trennung. Auch Seitensprünge sind dann seltener.

Zweitens: Lad dir eine Achtsamkeits-App herunter oder mach einen Kurs in deiner Nähe. Achtsamkeit kann dir helfen, deinen Stress abzubauen und Abstand zu den störenden Gefühlen und Gedanken zu bekommen. Dadurch kannst du beim Sex bewusster und im Moment sein. Meist klappt das nicht auf Anhieb. Wenn du aber regelmäßig übst, wirst du höchstwahrscheinlich eine Veränderung feststellen. Meditation, Yoga, Qi Gong, Feldenkrais, Atemübungen oder Entspannungsmethoden wie Progressive Muskelentspannung oder Autogenes Training können einen ähnlichen Effekt haben.

Grund Nummer 2: Ziemlich orientierungslos

»Mein erster Freund hat mir beigebracht, wie Sex geht. Wie man einen Penis stimuliert, mit der Hand und dem Mund. Welche Positionen es gibt. Anschließend wusste ich, wie man einen Mann befriedigt. Irgendwann meinte er, es sei komisch, dass ich nie erregt bin und keine Orgasmen habe. Das ist leider bis heute so, auch mit meinem jetzigen Partner. Ich bin noch nie gekommen. So richtig Lust auf Sex habe ich auch nicht. Ich lese immer wieder, man solle sich selbst befriedigen. Ich habe das nie gemacht. Vielleicht ist das der Grund, warum es bei mir nicht klappt.« – Helen, 42.

Sex ist nicht für jeden automatisch erregend und lustvoll, das gilt besonders für Frauen. Sie müssen oft erst einmal für sich herausfinden, was das Richtige für sie ist. Helen hat nie ausprobiert, wie sie sich selbst stimulieren kann. Beim Sex mit ihrem ersten Partner, der erfahrener war als sie und deshalb in ihren Augen der Experte von beiden, spielten ihre Bedürfnisse keine große Rolle. Das hat Helens Verständnis von Sex geprägt. So ist Sex eben, dachte sie sich. Wer aber keine Orientierung hat, was es für sie oder ihn braucht, damit der Sex schön ist, irrt nicht selten umher. Vielleicht entdeckt man irgendwann zufällig, wie es klappt, aber eben nicht immer. Ist der Sex auch sonst nicht erfüllend, besteht deshalb meist kein besonderes Verlangen danach.

Was kann ich tun?

Jeder kann eine Vorstellung davon entwickeln, was Sexualität für sie oder ihn ganz persönlich bedeuten und auch wie sie aussehen soll. Deine Bedürfnisse und Wünsche sind wie ein innerer Kompass und zeigen auf, was das Richtige für dich ist. Wenn du herausfinden möchtest, was du brauchst, um dich mit deiner Sexualität wohler zu fühlen als bisher, kannst du dich mit Kapitel 2 beschäftigen und die Übungen machen, die du darin findest. Damit kommst du dir selbst näher und kannst besser erkennen, worum es dir beim Sex geht.

Den eigenen Körper bei der Selbstbefriedigung ausführlich zu erkunden, kann außerdem ebenso helfen wie mit dem Partner oder der Partnerin Neues auszuprobieren. Und zwar vor allem dann, wenn beide klar sagen, was sich gut anfühlt und was nicht. Bestenfalls erkundigen sie sich zwischendurch auch mal beim anderen, ob ihm oder ihr gefällt, was sie tun. Wenn beide Partner auf diese Weise aufeinander eingehen und darauf achten, dass jeder von ihnen etwas vom Sex hat, können sie lernen, wie es nicht nur für sie selbst schön(er) sein kann, sondern auch für den anderen. Kapitel 3 bietet dir hierfür einige Anregungen.

Grund Nummer 3: Die Stimulation passt nicht

»Wenn ich mich selbst befriedige, klappt es problemlos, aber nicht beim Sex mit meiner Freundin. Ich spüre dabei nicht viel, und mein Penis fällt bald in sich zusammen.« – Max, 34.

»Es funktioniert einfach nicht, weder beim Sex noch bei der Selbstbefriedigung. Egal was ich versuche, nichts erregt mich. Monatelang habe ich geübt. Manchmal bis die Klitoris wund war. Wenn ich es nicht schaffe zu kommen, werde ich nie einen Partner finden, der bei mir bleibt.« – Frida, 26.

Manch einer oder eine gewöhnt sich bei der Selbstbefriedigung eine Stimulation an, die schnell und zielstrebig einen Orgasmus auslöst. Dazu werden die Muskeln in Becken, Po und anderen Körperregionen oft sehr stark angespannt. Beim Sex zu zweit braucht es aber ein flexibles, bewegliches Becken, damit es funktioniert und erregend ist. Wenn die Muskelspannung dabei zu hoch ist, können Frauen nicht feucht werden, während Männer Probleme haben, steif zu bleiben. Andere kommen zu früh, oder es fällt ihnen schwer, überhaupt einen Orgasmus zu haben. Fast reflexartig versuchen manche Frauen und Männer dann, die Muskeln noch weiter anzuspannen. Der Sex wird so schnell anstrengend und verkrampft, gleichzeitig verstärkt sich das Problem.

Einige stimulieren sich so, wie sie denken, dass es richtig ist, merken dabei aber nicht, dass sie zu fest reiben, zu viel Druck ausüben, sich nicht ausreichend Zeit nehmen. Manchmal wissen sie auch nicht, dass Berührungen an anderen Körperstellen als dem Penis und der Vagina für sie besonders lustvoll sein können und dass darin für sie womöglich der Schlüssel zu mehr Erregung liegt.

Was kann ich tun?

Übungen wie die Beckenschaukel oder spezielle Beckenbodenübungen können dabei helfen, mehr Beweglichkeit in den Sex zu bringen. Das sorgt für eine bessere Durchblutung im Genitalbereich. Mehr Blut gelangt in den Penis, die Erektion wird kräftiger, bei Frauen werden Vagina und Vulva feuchter. Es wird mehr gespürt, der Sex fühlt sich intensiver an, und es kommt leichter zum Orgasmus. Durch die geschärfte Wahrnehmung und den Wechsel von An- und Entspannung in der Muskulatur lässt sich die Erregung außerdem besser steuern, was vor allem Männern und Frauen hilft, die schneller kommen, als sie wollen.

Wie du mit der Beckenschaukel arbeiten kannst, wird zum Beispiel auf Lilli in Videos zum Mitmachen gezeigt (s. S. 135 und S. 146). Männer können außerdem in *Klappt's?*, dem Buch von Michael Sztenc, nachlesen, wie sie mit dem Becken arbeiten können. Auch Sexualtherapeuten und Beckenboden-Physiotherapeutinnen können oft weiterhelfen. Verzeichnisse mit Kontaktadressen findest du in Kapitel 6.

Wenn du herausfinden möchtest, wie du dich anders als bisher stimulieren kannst, alleine oder mit deinem Partner, lies Kapitel 3 ab Seite 111. In den dort empfohlenen Links, Büchern und Online-Tutorials findest du viele Anregungen zum Ausprobieren. Wenn du ein Mann bist und deinem Empfinden nach zu schnell kommst, können dir außerdem die folgenden Übungen weiterhelfen.

ÜBUNGEN FÜR MÄNNER, DIE NICHT SO SCHNELL KOMMEN WOLLEN

Es ist zu vermuten, dass Männer von Natur aus darauf angelegt sind, schnell zu kommen. Schließlich erhöht das die Chance, Nachwuchs zu zeugen. Sich fortzupflanzen ist für viele in der Sexualität nur heute nicht mehr das Wichtigste. Der Genuss steht im Vordergrund, und der ist für beide Partner oft größer, wenn der Mann seine Erregung kontrollieren und den Zeitpunkt des Orgasmus etwas herauszögern kann. Mit den folgenden Übungen kannst du diese Fähigkeit trainieren:

Die Stopp-Start-Methode
Stimuliere deinen Penis sanft und langsam, bis du das Gefühl hast, bald kommen zu müssen. Manche Männer beschreiben dies als den Moment, in dem sich innerlich »etwas füllt«. Wer spüren kann, dass er kurz vor dem »point of no return« ist, kann rechtzeitig gegensteuern: Hör mit dem Streicheln oder Massieren auf und entspann dich, bis das Gefühl abgeklungen ist. Dann beginne wieder mit der Stimulation. Das Ziel ist, das Ganze 15 Minuten lang zu wiederholen und dann zu kommen. Wahrscheinlich wirst du am Anfang auch hierbei schneller kommen als du willst. Das macht nichts. Wenn du regelmäßig übst, wirst du mit der Zeit immer länger durchhalten. Du kannst die Übung auch zusammen mit dei-

ner Partnerin oder deinem Partner machen. Er oder sie kann deinen Penis sanft streicheln und massieren. Du weist zwischendurch darauf hin, wenn du kurz davor bist zu kommen und stoppen möchtest.
Wenn du die Erektion nach einer Weile besser hinauszögern kannst, nimm beim Üben ein Gleitgel oder Massageöl hinzu. Die feuchte Stimulation ist für viele Männer besonders erregend, der Orgasmus kommt noch schneller als sonst. Leg die befeuchtete oder eingeölte Hand locker um deinen Penis. Bewege das Becken in die Hand hinein, nicht die Hand am Penis auf und ab. So kannst du den Bewegungsablauf beim Sex zu zweit nachempfinden. Wenn du hiermit eine Weile geübt hast, sollte es dir leichter fallen, auch beim Vaginal-, Oral- oder Analsex deine Erregung zu steuern.

Spiel mit dem »point of no return«
Statt eine Pause einzulegen, kannst du etwas weniger Erregendes tun, wenn du den Drang zu ejakulieren spürst. Du kannst die Position wechseln, dich weniger fest und langsamer streicheln oder massieren, Fantasien ausknipsen oder umschreiben, anders atmen, Po, Oberschenkel und Beckenboden an- oder entspannen, was immer dir hilft. Und unter veränderten Bedingungen weitermachen. Auch hier ist das Ziel, etwa 15 Minuten durchzuhalten, dann kannst du kommen. Beim Sex mit deiner Partnerin oder deinem Partner kannst du auf die gleiche Weise mit dem »point of no return« spielen.

Squeeze-Technik
Wenn du kurz davor bist zu kommen, legt deine Partnerin oder dein Partner den Daumen auf die Unterseite, Zeige- und Mittelfinger auf die Oberseite deiner Eichel, und zwar ober- und unterhalb des Eichelrandes. Dann drückt sie oder er für einige Sekunden relativ fest Daumen und Zeige-/Mittelfinger gegeneinander, bis der Drang zu ejakulieren abnimmt. Du gibst Bescheid, wie stark und wie lange der Druck sein soll, oder umfasst die Hand, um zu zeigen, wie du es brauchst. Nicht jeder findet diese Technik besonders angenehm, dafür ist sie für einige Männer sehr hilfreich.

Grund Nummer 4: Falsch gepolt durch Porno

> »Ich kann kaum noch kommen, wenn ich mit meiner Partnerin schlafe, obwohl sie sich sehr um mich bemüht. Oft sinken wir nach einer halben, dreiviertel Stunde, in der wir erfolglos alles Mögliche ausprobiert haben, erschöpft, aber unbefriedigt nebeneinander nieder. Nicht nur ich fühle mich dann wie der totale Versager, sondern auch sie. Wenn ich mir beim Sex dagegen eine Dreier- oder Gangbang-Szene aus einem Porno vorstelle, klappt es recht gut. Allerdings merkt meine Partnerin auch schnell, wenn ich nicht anwesend bin. Es irritiert sie und macht sie traurig. Das möchte ich nicht.« – Simon, 33.

Viele Pornos setzen auf stark überzeichnete Reize, die hoch erregend wirken. Großaufnahmen der Genitalien beim Sex, extreme Techniken, Akteure, die laut stöhnend einen Orgasmus nach dem anderen abfeuern – zumindest scheinbar. Wechselnde Einstellungen, schnelle Schnitte, und noch dazu sind Zuschauer mit wenigen Klicks schon im nächsten Porno und können sich an immer anderen Körpern scharfmachen. Kaum jemand schaut sich denselben Film immer wieder an, denn Neues kickt stärker als Bekanntes. »Supernormale Stimuli« heißt so etwas in der Biologie – veränderte Schlüsselreize, die weit intensiver wirken als der natürlicherweise vorkommende Reiz.

Wird das Gehirn ständig damit konfrontiert, weil jemand sehr viel und häufig Pornos schaut, kann sich der sexuelle Sollwert verändern, so beschreiben es einige Sexualtherapeuten und Wissenschaftler. Mit der Zeit springt manch einer nur noch auf supernormale Reize an, während Sex mit einem realen Partner nicht mehr viel auslöst. Erregung und Orgasmen sind dann ausschließlich mit Anstrengung oder gar nicht erreichbar, womöglich versagt der Penis seinen Dienst. Nicht selten geht außerdem die Lust auf Sex zu zweit verloren. Wer das kennt, schaut nicht selten während des Sex oder davor einen Porno an oder spielt im Kopf Pornofantasien durch, um auf Touren zu kommen. Doch so etwas macht es schwer, dem anderen beim Sex nah zu sein.

DER COOLIDGE-EFFEKT

Männliche und weibliche Nagetiere paaren sich bereitwilliger, wenn sie mit einem neuen Partner konfrontiert sind. Handelt es sich dagegen immer um den gleichen Partner, nimmt ihr Interesse mit der Zeit ab, und sie brauchen länger, um zu kommen. Zwar ist der Mensch kein Nagetier, doch wissen viele aus eigener Erfahrung, dass sie mehr Lust auf Sex haben, erregter sind und schneller zum Orgasmus kommen, wenn sie den Partner erst vor Kurzem kennengelernt haben. In gewisser Weise scheint das auch beim Pornogucken so zu sein, wie eine wissenschaftliche Untersuchung nahelegt: Männer kamen schneller, wenn man ihnen einen Sexfilm mit einer Frau zeigte, die ihnen noch unbekannt war. Manche vermuten deshalb, dass dieser sogenannte Coolidge-Effekt bei ständigem Pornokonsum mit dafür verantwortlich ist, dass es mit einem realen Partner im Bett nicht mehr klappt. Denn der ist ja – sofern es sich um eine längere Beziehung handelt – immer derselbe.

Benannt ist der Coolidge-Effekt übrigens nach dem dreißigsten Präsidenten der Vereinigten Staaten von Amerika, Calvin Coolidge. Nicht etwa, weil das Staatsoberhaupt ein erwiesenermaßen wildes Sexleben hatte. Sondern aufgrund der folgenden Anekdote, die den kalifornischen Psychologieprofessor Frank A. Beach vermutlich dazu inspiriert hat, das Verhalten der Ratten, mit denen er forschte, danach zu benennen: Der Legende nach besuchten Präsident Coolidge und seine Frau eine Farm und wurden getrennt herumgeführt.

Beim Hühnergehege angekommen, staunte die First Lady darüber, dass der Hahn sich sehr häufig paarte. Man erklärte ihr, dass dies dutzende Male am Tag der Fall sei. »Sagen Sie das dem Präsidenten, wenn er hier vorbeikommt«, soll Mrs. Coolidge daraufhin entgegnet haben. So geschah es. Doch nachdem ihm Bericht erstattet worden war, hakte der Präsidenten nach: »Jedes Mal dieselbe Henne?« – »Oh nein, Mr. President, jedes Mal eine andere.« Darauf Coolidge: »Sagen Sie das meiner Frau!«

Was kann ich tun?

Wenn du deine »Porno-Programmierung« loswerden willst, kannst du das Folgende versuchen: Lass die Pornos erst einmal sein. Und auch jegliche Fantasien mit Pornohandlungen. Wenn du das durchziehst, gibst du deinem Gehirn die Chance, umzuschalten und nach einer Weile wieder auf Reize anzuspringen, denen du in deiner realen Sexualität begegnest. Das kann allerdings auch mal einige Wochen dauern. Bis es so weit ist, werden sich die Selbstbefriedigung und der Sex vermutlich einigermaßen ungewohnt anfühlen und keine oder nur wenig Erregung auslösen. Halte durch. Nur wenn du dein Gehirn nicht zwischendurch wieder mit denselben Bildern fütterst, die erst zu deinem Problem geführt haben, kann das funktionieren.

Du kannst auch den Abschnitt »Pornos und Spüren« in Kapitel 3 ab Seite 148 lesen und mit der Übung »Raus aus dem Kopf, rein in den Körper« starten. (Wenn du eine Frau bist, kannst du die Übung für dich abwandeln und nicht nur Vulva und Vagina, sondern auch den übrigen Körper sanft streicheln und stimulieren. Anregungen dafür findest du in Kapitel 3 ab Seite 112 und ab S. 134.)

Du kannst nicht mit den Pornos aufhören? Oder nur ein paar Tage und dann *musst* du einfach wieder was anschauen? Dann bist du vermutlich abhängiger von Pornos, als dir lieb ist. Lies dazu ab Seite 343.

Wenn du alleine nicht so weiterkommst, wie du es dir vorstellst, hol dir Unterstützung bei einem Sexualtherapeuten oder einer Sexualberatungsstelle (siehe Kap. 6 ab S. 352).

Grund Nummer 5: Zu selbstlos

»Ich habe schon eine Idee, wie Sex sein müsste, damit er mir gefällt. Meistens verwerfe ich das aber schnell wieder, weil es nicht zu dem passt, was mein Partner will und was alle anderen über Sex sagen. Ich habe einfach das Gefühl, meine Sehnsüchte interessieren niemanden oder sind nichts wert. Vielleicht stimmt auch mit mir etwas nicht. Das, was ich will, ist wohl nicht normal.« – Theresa, 32.

Wer sich beim Sex zu stark danach richtet, was angeblich normal oder ideal ist und was der Partner erwartet – ausgesprochen oder vermutet –, hat nicht selten Probleme mit der Erregung und dem Orgasmus oder verliert die Lust am Sex. Kein Wunder, denn statt um die eigenen Bedürfnisse dreht sich alles darum, wie man es »richtig« macht und wie es dem anderen gefällt. Die Frage, was es für einen selbst braucht, damit der Sex sich gut und lustvoll anfühlt, stellt sich erst gar nicht oder wird nicht beachtet. Vielleicht weißt du es sogar, nimmst dich aber zurück, weil du denkst, dass dafür beim Sex mit deinem Partner kein Platz ist. Oder du bist unsicher, wie du es ihm oder ihr erklären und zeigen sollst.

Von einer zu geringen sexuellen Selbstbehauptungsfähigkeit sprechen Forscherinnen und Forscher, wenn jemand das Gefühl hat, ihm stehe nicht zu, beim Sex seine Bedürfnisse zu äußern. Und das ist nicht so selten: In einer Studie aus den USA war jede sechste Frau der Überzeugung, dass sie kein Recht darauf habe, den Sex mit ihrem Partner zu unterbrechen. Jede fünfte sagte nichts, wenn er zu grob mit ihr umging, und wiederum jede sechste schwieg, wenn sie sich beim Sex etwas anderes wünschte. Einigen Männern geht es ganz ähnlich. Am deutlichsten wird das, wenn überhaupt kein Bedürfnis nach Sex besteht. Hinter der Unlust steckt nicht selten ein verborgenes »Nein« zu Sex, der einem einfach nicht entspricht. Manche weist ihr fehlendes Verlangen nach Sex darauf hin, dass sie dabei etwas anderes brauchen als das, was sie ständig erleben. Und dass es ihnen guttun könnte, etwas zu verändern.

Was kann ich tun?

Hast du schon mal etwas von den Sexuellen Menschenrechten gehört? Die Internationale Vereinigung für Sexuelle Gesundheit hat sie als verbindlich für alle Menschen erklärt. Unter anderem ist darin nachzulesen, dass jeder Mensch das Recht hat, seiner eigenen Sexualität Ausdruck zu verleihen. Konkret bedeutet das: Dein Bedürfnis ist genauso viel wert wie das jedes anderen, sei es dein Partner oder sonst jemand. Du hast sogar ein Recht darauf, es zu verwirklichen (solange du dabei nicht die Rechte anderer missachtest und ihre Grenzen verletzt). Nur weil andere in der Sexualität etwas wollen oder gut finden, mit dem du selbst nichts anfangen kannst, heißt das nicht, dass sie richtig liegen und du falsch. Du darfst also dein Bedürfnis nicht nur sehr ernst nehmen, sondern auch darum bitten, dass es dafür einen Platz in der Sexualität mit deinem Partner gibt. In Kapitel 4 bekommst du Tipps, wie du das angehen kannst.

Grund Nummer 6: Es hakt mit dem Partner oder der Partnerin

»Seit sie mir gesagt hat, dass sie sich ein Kind wünscht, kriege ich keine Erektion mehr. Sie ist meine absolute Traumfrau, ich will sie unter keinen Umständen verlieren – aber ein Kind? Das geht für mich gar nicht. Sie ist schon 38, sagt, dass ihre biologische Uhr ticke. Ich verstehe sie, kann aber nicht aus meiner Haut und will sie nicht mit der Wahrheit konfrontieren, weil sie mich dann verlässt. Ich glaube, mein Penis regelt das nun für mich.« – Johannes, 46.

Streit oder unausgesprochene Meinungsverschiedenheiten zwischen zwei Partnern können so einiges auslösen: Entweder man hat keine Lust auf Sex mit dem anderen oder kann sich dabei nicht entspannen und hingeben – mit allen nachteiligen Folgen für Erregung, Erektion und Orgasmus. Konflikte, die die Beziehung, den Haushalt, das Geld, die Kinder betreffen, können dahinterstecken. Manchmal drehen sie sich auch um den Sex selbst, und es kommt zu sexuellen Verstrickungen, etwa weil einer mehr Sex will als der andere (s. Kap. 4, S. 221). Wenig einfühlsame Partner labeln denjenigen, bei dem es nicht klappt, dann gerne mal als Schlappschwanz oder frigide oder zeigen sich enttäuscht und verärgert. Doch dadurch wird das Problem nur größer. Manchmal sind die Konflikte außerdem offensichtlich, dann wieder wirken sie verdeckt. Einer will sich zum Beispiel fest binden, die andere aber nicht, doch sie äußert sich nicht dazu. Oder einer zweifelt schon lange an der Beziehung, spricht es aber nicht aus. Oder eine wünscht sich ein Kind, der andere unter gar keinen Umständen, will aber die Beziehung nicht verlieren, wie Johannes. Auch so etwas kann die gemeinsame Sexualität ganz schön durcheinanderbringen.

Was kann ich tun?

Ganz ohne Meinungsverschiedenheiten lässt sich eine Beziehung nicht führen. Aber als Paar kann man einiges dafür tun, dass es nicht zu Kollateralschäden kommt, in der Sexualität oder anderswo:

- Wem es gelingt, einerseits ehrlich und klar zu kommunizieren, andererseits einfühlsam und mit Blick auf die Bedürfnisse beider, hat schon viel gewonnen (s. Kap. 4, S. 213 und S. 246). Heftigen, eskalierenden Streit solltet ihr vermeiden, wann immer es geht. Denn der macht meist mehr kaputt als dass er hilft. Denk an das 5:1-Prinzip (s. Kap. 4, S. 251): Es braucht mindestens fünf gute Erfahrungen, etwa liebevolle Gesten, Lob, Wertschätzung und Nähe, um eine einzelne schlechte Erfahrung aufzuwiegen. Häufen sich die Verletzungen und der Frust, entfremdet man sich immer mehr voneinander und verliert schließlich die Zuneigung.

- Wer sich immer wieder auf die Stärken des anderen besinnen kann und auf das, was man an ihm oder ihr mag, kann mit Konflikten besser umgehen. Das gerät in Beziehungen leicht aus den Augen, weil wir uns häufiger mit dem beschäftigen, was wir dem anderen als Schwäche auslegen.
- Stärkt eure Beziehung, indem ihr Dinge miteinander tut, die euch beiden Freude machen und bei denen ihr euch nah seid. Nicht nur Sex, sondern alles, was euch früher gefallen hat und vielleicht verloren gegangen ist oder was heute noch schön ist, wofür ihr euch aber keine Zeit nehmt.
- Und ganz wichtig: Rückt den Konflikt zwischendurch bewusst beiseite und konzentriert euch erstmal auf angenehme Dinge. Klingt paradox, ist aber vor allem bei Konflikten wichtig, die sich nicht so schnell klären lassen. Erlebt man sich nämlich nur noch angespannt und streitend, wird es immer schwieriger, überhaupt noch gute Erfahrungen miteinander zu machen. Pausen von den Meinungsverschiedenheiten mit der Vereinbarung, in der Zwischenzeit so aufmerksam, freundlich und liebevoll miteinander umzugehen wie möglich, unterbrechen nicht nur den Beziehungsstress, sondern machen auch die schönen Seiten der Beziehung wieder erlebbar – also das, wofür beide kämpfen.
- Dazu gilt es auch, den Streitreflex zu unterdrücken, der bei bestimmten Auslösern einsetzt. »Ich konnte nicht anders«, hört man oft. Richtig ist: Du bist es gewohnt, so zu reagieren, und hast noch

keine Übung darin, die Situation anders zu managen. Du könntest dem anderen zum Beispiel signalisieren, dass du einen Moment brauchst, um durchzuatmen. Und dir etwas Zeit nehmen, um wieder einen kühlen Kopf zu bekommen. Was dich beschäftigt, kannst du dir merken oder aufschreiben, um es später in Ruhe zu besprechen. Bis dahin hast du vielleicht sogar eine Idee, wie du dein Anliegen besser mit deiner oder deinem Liebsten besprechen kannst.

Die großen Lebensentscheidungen, wie die, vor der Johannes steht – ein Baby oder keines –, kann einem natürlich niemand abnehmen. Man kann sich aber professionell bei der Entscheidungsfindung unterstützen lassen, beispielsweise bei einer Partnerschaftsberatungsstelle wie Profamilia, einer Paartherapeutin oder einem Psychotherapeuten (s. Kap. 6). Auch Paare, die mal mit einem Profi sprechen wollen, können sich dorthin wenden.

Grund Nummer 7: Die Vergangenheit hat Spuren hinterlassen

»Ich bin immer wieder an Männer geraten, die mich kritisiert haben, denen ich nicht gut genug war, obwohl ich mich total angestrengt habe, es ihnen beim Sex rechtzumachen. Die ein ›Nein‹ nicht respektieren wollten und mich stattdessen zu allem Möglichen überredet haben. Oder die einfach ignoriert haben, wenn ich mal gesagt habe, dass ich etwas nicht möchte. Einer hat mich sogar geschlagen, um zu kriegen, was er wollte. Die Lust auf Sex habe ich inzwischen verloren. Ich weiß ehrlich gesagt nicht, was daran gut sein soll.« – Marlene, 46.

Wer schlechte Erfahrungen mit Expartnern gemacht hat oder Unschönes in der aktuellen Beziehung erlebt, kennt Sex als etwas, das sich nicht gut anfühlt oder sogar verletzend sein kann. Abschätzige und kritische Kommentare über den eigenen Körper (»Wenn du ein bisschen mehr Sport machen würdest, könntest du gut aussehen«) oder das, was man beim Sex tut (»Was du da machst, ist doch kein richtiger Blowjob«), Druck durch sexuelle Forderungen (»Ich brauch das eben. Sonst macht es keinen Sinn mit uns«), Überreden (»Gib dir doch mal einen Ruck. Alle machen das«) und Ignorieren des eigenen Willens (»Ich komm doch gleich. Ich kann jetzt nicht aufhören«) können Spuren hinterlassen, von denen sich nicht jeder gut erholt. Trotzdem noch Lust auf Sex zu haben oder ihn sogar zu genießen, fällt dann nicht immer leicht.

Noch heftiger sind die Folgen, wenn jemand Gewalt ausgesetzt war oder ist – sexuell, körperlich oder mit Worten, als Kind oder als erwachsene Person. Auch sehr beängstigende oder schmerzhafte Geburten, medizinische Eingriffe im Genital- oder Analbereich sowie jede andere überwältigende oder bedrohliche Erfahrung, die in einem nachwirkt, können Probleme beim Sex auslösen.

Was kann ich tun?

Wenn es dir ein Bedürfnis ist herauszufinden, ob beim Sex noch etwas anderes möglich ist als das, was du bisher kennengelernt hast, findest du viele Anregungen in den Kapiteln 2 bis 4 dieses Buchs. Denn dort geht es darum, wie du deine Sexualität selbstbestimmt gestalten kannst, sodass es dir damit auch wirklich gutgeht.

Das Wichtigste: Beim Sex sollte niemand etwas tun müssen, das er oder sie nicht will. Je genauer du über deine Bedürfnisse Bescheid weißt und je klarer du sagst, wenn du etwas nicht möchtest, desto besser. Nur wenn du beim Sex in deinem Wohlfühlbereich bleibst, kann er dir Freude machen. Auf Seite 50 kannst du klären, wo beim Sex deine Dos & Don'ts liegen, also was für dich beim Sex okay ist und was nicht. Achte darauf, dass dein Partner oder deine Partnerin deine Don'ts respektiert, wenn du sie äußerst. Und knick nicht ein, wenn er oder sie etwas von dir erwartet, das du nicht willst.

Ab Seite 328 haben wir außerdem einige Informationen zu sexuellen Übergriffen und Gewalt zusammengestellt. Falls du davon betroffen bist, helfen sie dir vielleicht, deine Situation besser einzuschätzen. Nach sehr belastenden und traumatischen Erfahrungen kann außerdem eine Psychotherapie hilfreich sein. Es gibt auch Therapeuten, die speziell für traumatisierte Menschen Hilfe anbieten (s. Kap. 6 ab S. 357).

Grund Nummer 8: Körperliche Schieflagen

Manche Veränderungen und Krankheiten im Körper wirken sich auch auf die Sexualität aus. Vor allem wenn es beim Sex schon einige Male nicht mehr geklappt hat, kann ein Gespräch mit dem Arzt hilfreich sein. Doch selbst wenn körperliche Ursachen festgestellt werden, kann es sein, dass zusätzlich noch andere Gründe eine Rolle spielen, zum Beispiel einer oder mehrere der Gründe 1 bis 7. Es lohnt sich deshalb immer, in verschiedene Richtungen zu forschen.

Alles nur die Hormone?

Östrogen und Testosteron stehen schnell im Verdacht, wenn es beim Sex nicht mehr klappt. Und manchmal hemmt eine veränderte Hormonlage tatsächlich die Sexualität. Nicht wenige Frauen beobachten beispielsweise, dass es mit Lust und Erregung weniger wird, wenn sie beginnen, die Pille zu nehmen. Anderen geht es in der Schwangerschaft oder in den Wechseljahren ähnlich. Aber auch Männer bemerken mitunter Veränderungen in der Sexualität, wenn sie die Lebensmitte überschritten haben.

Manchmal liegt das allerdings weniger an den Hormonen, sondern mehr an anderen Veränderungen, die diese Lebensphasen mit sich bringen. Etwa die Beziehung, die noch frisch war, als mit der Pille begonnen wurde, und die nun schon länger andauert. Nach einer Weile lässt das Verlangen nach Sex nach, die Erregung ist vielleicht weniger intensiv als am Anfang – so geht es vielen Paaren. Wer den Sex in einer langfristigen Beziehung lebendig halten will, muss etwas dafür tun. Schwangerschaften und das Älterwerden fordern nicht nur Körper und Seele auf vielfältige Weise, sondern oft auch bestehende Partnerschaften. Das bleibt für die Sexualität nicht immer folgenlos.

Testen lassen kann man seinen Hormonspiegel als Frau bei der Gynäkologin, als Mann beim Urologen. Sexualtherapeuten, -mediziner und -berater unterstützen zusätzlich, Lösungen für die Sexualität zu finden (s. Kap. 6).

Der Penis ist die Antenne des Herzens

Wer Schwierigkeiten mit der Erektion hat, sollte genau hinschauen: Tritt das Problem auch bei der Selbstbefriedigung auf? Sind deine Morgenlatte und Erektionen in der Nacht schlaffer geworden? Spätestens dann ist es Zeit für einen Besuch beim Urologen. Eine Erektionsstörung kann nämlich das erste Anzeichen für eine ernstzunehmende Herz-Kreislauf-Erkrankung sein. Deshalb sprechen Ärztinnen und Ärzte auch davon, dass der Penis die Antenne des Herzens sei. Er weist darauf hin, wenn kleine Gefäße im Kreislauf verstopfen. So weit, dass die Blutversorgung in manchen Organen nicht mehr sichergestellt ist. Wenn jetzt der Penis betroffen ist, wird bald womöglich das Herz nicht mehr gut genug durchblutet oder auch das Gehirn. Es gilt also, einem zukünftigen Herzinfarkt oder Schlaganfall vorzubeugen. Auch bei Frauen mit Erregungsstörungen scheint das gelegentlich der Fall zu sein. Etwa ab dem fünfzigsten Lebensjahr kommt es öfter zu Herz-Kreislauf-Erkrankungen, doch auch jüngere Menschen können manchmal betroffen sein, vor allem wenn sie einen hohen Blutdruck haben, übergewichtig sind, sich fettreich ernähren, rauchen oder Diabetiker sind.

Tabletten, die den Sex dämpfen

Manche Medikamente können einem die Freude am Sex verderben. Sprich deinen Arzt darauf an, wenn du etwas nimmst und plötzlich Probleme beim Sex auftreten. Er kann zusammen mit dir klären, ob es möglicherweise daran liegt, was er dir verschrieben hat, und dich beraten, was du tun kannst.

PILLEN, DIE DEN SEX ANKURBELN (SOLLEN)

Viele Männer greifen zu Viagra, Cialis oder Levitra, wenn es mit der Erektion nicht klappt. Doch nicht immer haben Erektionsprobleme etwas mit dem Körper zu tun, noch dazu haben diese Arzneimittel nicht selten Nebenwirkungen. Kopf- oder Bauchschmerzen, Übelkeit, Erbrechen, Schwindel und Sodbrennen können ebenso vorkommen wie eine verstopfte Nase, Hautrötungen, Hitzewallungen oder Sehstörungen. Die Pillen sind je nach Präparat 15 bis 60 Minuten vor dem Sex einzunehmen und wirken eventuell einige Stunden nach, was nicht jeder Mann als angenehm empfindet. Für Männer mit einer leichteren Erektionsstörung können deshalb Penisringe eine Alternative sein. Meist sind sie aus Silikon, lassen sich über den Penis rollen und liegen an der Peniswurzel an, also dort, wo der Penis mit dem Unterleib verbunden ist. Die Venen werden dadurch verengt, das Blut bleibt im Penis und der ist länger steif. Wichtig ist, den Penisring nicht zu klein zu kaufen und nicht länger als 30 Minuten zu tragen, weil sonst Schäden im Gewebe entstehen können. Lass dich von deiner Urologin beraten, was das Richtige für dich ist. Auch wie man einen Penisring verwendet, kann sie dir erklären.

Seit 2015 ist in den USA außerdem ein Medikament zugelassen, das Frauen helfen soll, die wenig Lust auf Sex haben. Flibanserin heißt es und wird unter dem Namen Addyi vertrieben. Es ist auch bekannt als »Viagra für die Frau«. Eine trügerische Bezeichnung, denn Viagra wirkt bei Erektionsstörungen auf die Blutzirkulation in den Geschlechtsorganen, Flibanserin hingegen ist ein Psychopharmakon. Frauen müssen die rosa Pillen über Wochen regelmäßig einnehmen, ehe sie vielleicht eine Verbesserung bemerken. Verschrieben wird Flibanserin in Deutschland bisher nicht. In den USA nur, wenn seelische und partnerschaftliche Gründe für die Lustlosigkeit ausgeschlossen sind, was längst nicht immer der Fall ist. Zu bedenken ist außerdem: Erschöpfung, Schwindel und Ohnmacht sind bekannte Nebenwirkungen des Medikaments für die weibliche Lust. Die Wirksamkeit scheint dagegen gering zu sein, so das zusammengefasste Ergebnis aus insgesamt drei Studien: Frauen, die Flibanserin einnahmen, zeigten nur wenig mehr Verlangen nach Sex und hatten ihn auch nicht bedeutend öfter als Probandinnen, die Placebos erhalten hatten – im Durchschnitt hatten sie nur 0,5- bis einmal häufiger im Monat befriedigenden Sex.

Grund Nummer 9: Die Seele ist belastet

Mindestens jeder zweite, der psychisch erkrankt ist, laut manchen Untersuchungen sogar bis zu 90 Prozent, hat nicht nur mit Depressionen, Ängsten oder Zwängen, Traumafolgen, Essstörungen oder Sucht zu kämpfen, sondern zusätzlich mit allen möglichen sexuellen Problemen. Auch Antidepressiva, Beruhigungs- und Schlafmittel oder andere Substanzen, die bei psychischen Erkrankungen verschrieben werden, können sich auf die Sexualität niederschlagen.

Was kann ich tun?

Sprich deine Ärztin oder deinen Psychotherapeuten an, wenn du Probleme mit dem Sex hast. Gemeinsam könnt ihr herausfinden, wo deine Schwierigkeiten liegen und welche Unterstützung es für dich braucht. Vielleicht könnt ihr das Thema in deiner Psychotherapie besprechen, möglicherweise ist eine Sexual- oder Paartherapie für dich der richtige Weg.

Wenn du den Eindruck hast, dass das Problem durch ein Medikament, das du einnimmst, verursacht wird, kannst du mit deinem Arzt besprechen, ob es möglich ist, die Dosis zu senken oder auf ein anderes Medikament zu wechseln. Bitte setz das Medikament nicht auf eigene Faust ab und experimentier nicht alleine mit der Dosis. Das kann dazu führen, dass sich deine psychischen Beschwerden verschlechtern.

Grund Nummer 10: Sex, Drugs und tote Hose

In geringen Mengen können Alkohol und andere Substanzen Sex manchmal beflügeln. Gut kontrollieren lässt sich das jedoch nicht immer. Wurde zu viel getrunken oder geschluckt, hängt der Penis schnell, der Orgasmus kommt nicht oder die Lust sinkt wieder dramatisch. Das gilt ganz besonders, wenn dauerhaft viel konsumiert wird und es dadurch zu Veränderungen im Gehirn oder an Nervenbahnen im Genitalbereich kommt.

Was kann ich tun?

Jeder sollte verantwortungsvoll mit Substanzen umgehen und die eigenen Grenzen beachten. Nicht nur wegen der Wirkung auf den Sex. Wer gelernt hat, den eigenen Körper und den anderen intensiv zu spüren, ist sowieso nicht auf Drogen angewiesen.

AUCH DAS GIBT ES: ZU VIEL ERREGUNG

Es zieht, kribbelt, pulsiert – intensiv, doch ungewollt. Tatsächlich gibt es Menschen, deren Nippel, Vagina oder Penis ständig erigiert sind, ohne dass sie ein Verlangen nach Sex spüren. Das kann Stunden dauern oder Tage, manchmal schmerzt es, und selbst Orgasmen setzen dem kein Ende. Ärzte sprechen von »persistierender genitaler Erregung« (PGAD), und weil sie Körper und Psyche zusetzt, ist PGAD eine ernstzunehmende Krankheit. Etwa jede einhundertste Frau kennt das, und deutlich mehr Frauen als Männer sind betroffen. Kleinste Reizungen können die Erregung auslösen, beispielsweise wenn die Kleidung etwas reibt, sich jemand wäscht oder sich ungünstig bewegt. Andere kommen sogar, wenn sie im Auto oder im Bus ein geringes Vibrieren spüren. Manchmal braucht es nicht einmal einen äußeren Reiz – es passiert ganz einfach.

Was zu der Krankheit führt, ist nicht vollständig geklärt. Zu den möglichen Gründen gehören außer Veränderungen an den Gefäßen und Nerven, die den Genitalbereich versorgen, auch Stress und Medikamente, die bei psychischen Erkrankungen verordnet werden. Ebenso unklar ist, wie sich PGAD am besten behandeln lässt. Manche Betroffene erfahren eine Linderung durch Beckenboden-Physiotherapie, Körper- oder Reizstromtherapie. Eine Psychotherapie kann außerdem helfen, Stress abzubauen und mit der Belastung durch die Erkrankung besser zurechtzukommen (s. Kap. 6).

Der Sex tut weh

Die meisten kennen das: Es wird kurz unangenehm, wenn die Bartstoppeln des Partners über den Kitzler reiben oder die Zähne die Peniseichel streifen. Manchmal ist ein Stoß etwas zu tief oder der Winkel stimmt nicht, wenn der Penis in Vagina oder Anus verschwindet. Das ist normal und meist schnell wieder vorbei. Einigen Menschen tut der Sex jedoch regelmäßig weh. So hat jede fünfte bis zehnte Frau im Lauf ihres Lebens über längere Zeit Schmerzen dabei. Vor allem jüngere Frauen betrifft das, aber auch bei Männern kommt es vor.

Schmerz ist ein Warnsignal. Wer merkt, dass es wehtut, sollte dies nicht ignorieren und einfach weitermachen, sondern die Beschwerden ernst nehmen und schauen, was los ist. Eine der häufigsten Ursachen: Die Bewegungen sind zu heftig, die Stöße zu hart, der Penis ist zu lang oder zu dick für die Vagina oder den Anus. Besser funktioniert es, wenn man den Partner darauf aufmerksam macht und es etwas sanfter angehen lässt. Mit ein paar Tricks können Größenunterschiede zwischen Partnern oft ausgeglichen werden (s. Kap. 3, S. 176). Wenn eine Frau Sex hat, obwohl sie nicht genügend erregt ist oder die Sexpraktik nicht gefällt, ist sie möglicherweise nicht feucht genug. Penis oder Finger reiben zu stark an Vagina oder Vulva, sodass es wehtut. Sich Zeit zu lassen, Dinge zu tun, die beiden gefallen, und ein Gleitgel zu verwenden, hilft meist schon.

Wenn Verspannungen im Beckenboden bestehen, kann das Schmerzen in Unterbauch, Vagina, Penis, Anus, Damm oder woanders im Genitalbereich auslösen. Manchmal werden Vagina und Anus so eng, dass sich nichts mehr einführen lässt. Stress ist ein häufiger Auslöser (s. Kap. 5, ab S. 302), auch belastende Erinnerungen an sexuelle Übergriffe oder unangenehme medizinische Untersuchungen und Geburten können dahinterstehen. Beckenboden-Physiotherapeuten und Körpertherapeutinnen können hier oft weiterhelfen, auch eine Sexual- oder Psychotherapie kann sinnvoll sein (s. Kap. 6, ab S. 351).

Körperliche Erkrankungen können ebenfalls verantwortlich sein, wenn es beim Sex wehtut. Deshalb solltest du dich bei Schmerzen, die nicht schnell wieder von alleine verschwinden oder die immer wiederkommen, in jedem Fall von einer Gynäkologin oder einem Urologen untersuchen lassen. Auch einige Gründe aus dem letzten Abschnitt (S. 302 bis 325) können eine Rolle spielen, wenn es zu Schmerzen kommt.

PRIAPISMUS – WENN DER PENIS STEHEN BLEIBT

Ganz plötzlich kann es Männer treffen: Noch Stunden nach dem Sex haben sie einen Ständer. Das ist nicht nur richtig schmerzhaft, es wird auch sehr schnell sehr gefährlich – solch eine Dauererektion ist ein medizinischer Notfall. Der Grund ist zumeist eine Durchblutungsstörung. Weil Gefäße blockiert sind, kann das Blut nicht mehr aus dem Schwellkörper im Penis abfließen, und das Gewebe wird zerstört. Je nachdem wie schwer die Schäden sind, ist anschließend mitunter keine Erektion mehr möglich. Ein weiterer Grund können zu viel Alkohol und Drogen sein, aber auch Medikamente wie Viagra, das Antidepressivum Trazodon und das ADHS-Medikament Methylphenidat sind als Auslöser bekannt. Dasselbe gilt für so abenteuerliche Ursachen wie den Biss der schwarzen Witwe, einer Spinne, die es in unseren Breiten nicht gibt, oder den Stich eines Skorpions. Manchmal löst auch eine Verletzung im Penis oder am Damm einen Priapismus aus, wenn dabei Blutgefäße im Penis geschädigt wurden.

Mit einem Priapismus sollte man rasch in die Notaufnahme, und zwar zu jeder Tages- und Nachtzeit. Nur wenn du schnell handelst, lässt sich sicherstellen, dass es nicht zu bleibenden Schäden wie einer dauerhaften Erektionsstörung kommt.

Sexuelle Belästigung, Gewalt und die Folgen

Machtmissbrauch, Sexismus, sexuelle Belästigung und Gewalt: All das erleben Menschen jeden Tag. Meist nicht an unbekannten Orten, sondern am Arbeitsplatz, auf dem Weg dorthin, beim Einkaufen oder zu Hause in ihren Partnerschaften und Familien. Schon seit 2006 berichten einige unter den Schlagworten »Me Too« – »ich auch« – über ihre Erlebnisse. Weltweit bekannt wurde Me Too als Hashtag aber erst im Oktober 2017: Damals kam heraus, dass zahlreiche Frauen dem einflussreichen Filmproduzenten Harvey Weinstein vorwarfen, sie sexuell missbraucht zu haben. Nach einem ersten Zeitungsbericht hatte die US-amerikanische Schauspielerin Alyssa Milano unter #MeToo Menschen aufgerufen, etwa auf Twitter, Instagram und Facebook ihre Erfahrungen mit sexuellen Übergriffen, Missbrauch und Diskriminierung zu teilen – und Millionen waren dem Aufruf gefolgt. Binnen weniger Tage hatte fast jeder Zweite auf Facebook mindestens einen Freund, der oder die das Hashtag benutzt hatte.

Was manche ahnten und was sich bereits in Umfragen abgezeichnet hatte, wurde damit weltweit zur Gewissheit: Sexuelle Belästigung und Übergriffe sind Alltag. Ganz gleich, wo man lebt, wie viel man verdient oder wie gut wir ausgebildet sind. Sie führen zu Schmerz und Trauma, können uns jahrelang quälen und nehmen großen Einfluss auf die Gesellschaft. Sexuelle Belästigung und Misshandlung betreffen vor allem Frauen, aber längst nicht nur. Männer und Kinder werden ebenfalls Opfer von verbalen Attacken, Grapschen und schweren Sexualstraftaten.

»Es war bei einer Klassenfahrt, ich war 14. Wir haben in einem Café Pause gemacht, zwischendurch bin ich zur Toilette gegangen. Als ich die Hände wasche, stürmt ein Mann herein, packt mich am Hals und drückt mich gegen die Wand. Dann reißt er

meine Bluse auf. Es war zwar schnell vorbei, weil jemand reinkam. Das hat ihn vertrieben. Aber das Bild drängt sich mir bis heute auf, und dann bekomme ich wieder keine Luft.«
– Susanne, 43.

Wie viele Frauen und Männer haben sexuelle Gewalt erlebt?

	Frauen	**Männer**
Sexuelle Belästigung (gesamt)[a]	81 %	43 %
○ mit Worten belästigt	77 %	34 %
○ ungewollt sexuell berührt	51 %	17 %
○ mittels Textnachricht, Telefon oder online	41 %	22 %
○ verfolgt	34 %	12 %
○ mit den entblößten Genitalien von jmd. konfrontiert	30 %	12 %
Sexueller Missbrauch mit Körperkontakt (bis zum 16. Lebensjahr)[b]	7,4 %	1,5 %
Mit körperlicher Gewalt zum Sex gezwungen (als Erwachsene)[c]	22 %	4 %
Von Intimpartner oder -partnerin vergewaltigt[d]	8 % (Täter zu 99 % männlich)	0,5 % (Täter zu 80 % männlich)

[a] Stop Street Harrassment, 2018; [b] Stadler et al., 2012; [c] Elliott et al., 2004; [d] Breiding et al., 2014

Die Zahlen rütteln auf: Die meisten Frauen werden irgendwann einmal sexuell belästigt, und auch viele Männer kennen solche Übergriffe. Etwa jede vierte Frau wird als Erwachsene außerdem mindestens einmal mit Gewalt zum Sex gezwungen – meist durch den Partner oder Expartner. Ebenso ergeht es jedem fünfundzwanzigsten erwachsenen Mann. In jeder Schulklasse sitzen überdies im Schnitt zwei Mädchen, die als Kind oder Jugendliche sexuellen Missbrauch mit Anfassen erlebt haben, unter Jungen ist jeder siebenundsechzigste betroffen. Meist sind das keine Einzelerfahrungen. Wer einmal Opfer wird, ist häufig wiederholt betroffen – manchmal so oft, dass es sich nicht mehr zählen lässt.

Hinterhergepfiffen, gedemütigt, begrapscht

»Ich weiß gar nicht, wie oft ich schon belästigt worden bin. Dass einem etwas Anzügliches hinterhergerufen wird, gehört ja leider fast zum Alltag. Das Krasseste war, als mich dieser Typ bis an die Haustür verfolgt hat. Gott sei Dank haben die Nachbarn meine Hilferufe gehört und ihn vertrieben. Und einmal hat mir ein Typ im U-Bahnhof von hinten in den Schritt gefasst. Ich war völlig allein und habe es richtig mit der Angst bekommen. Glücklicherweise ist er dann weggelaufen.« – Valerie, 32.

»Wenn ein unerwünschtes, sexuell bestimmtes Verhalten [...] bezweckt oder bewirkt, dass die Würde der betreffenden Person verletzt wird« – dann ist das sexuelle Belästigung. Das besagt das Allgemeine Gleichbehandlungsgesetz. Und zwar »insbesondere, wenn ein von Einschüchterungen, Anfeindungen, Erniedrigungen, Entwürdigungen oder Beleidigungen gekennzeichnetes Umfeld geschaffen wird«. Unerwünschte körperliche Berührungen können das sein – ein Schlag auf den Hintern etwa –, aber auch Bemerkungen, wenn beispielsweise jemand einen anderen zum Oralsex auffordert. Strafbar ist sexuelle Belästigung, wenn »eine andere Person in sexuell bestimmter Weise körperlich berührt und dadurch belästigt« wird. Wie in Valeries Fall. Bis zu zwei Jahren Freiheitsstrafe oder eine Geldstrafe sieht das Strafgesetzbuch dafür vor. Auch wer pornografische Zeichnungen auf Haustüren sprüht, per WhatsApp unaufgefordert Penisfotos verschickt oder sich vor jemandem ungefragt auszieht, verhält sich übergriffig.

Catcalling ist eine eigene Form der sexuellen Belästigung. Damit sind alle Kommentare gemeint, die Fremde über das Aussehen einer Person machen, wenn sie jemandem hinterherpfeifen oder in aller Öffentlichkeit Sexgeräusche und Küsse nachahmen. Jemandem »Hmm, sexy« an der Bar zuzuflüstern, zählt für viele ebenso zum Catcalling wie eine Frau auf der Straße anzuhupen oder einer Person wiederholt gegen deren Willen auf übergriffige Weise zu texten. Oft kommt es auch am Arbeitsplatz zu sexueller Belästigung – ein Drittel der befragten Frauen in Deutschland hat das bereits erlebt.

> »Ich war Praktikantin bei einer Werbeagentur. Abends haben Kollegen manchmal noch ein wenig im Büro abgehangen, ein Bier getrunken und Entwürfe von Kampagnen am Computer spaßeshalber umgebaut. Als ich einmal dabei war, montierten sie meinen Kopf auf den Körper einer anderen Frau, die leicht bekleidet war. Um dann noch zu sagen: ›Das würde dir doch gut stehen. So kommt dein hübsches Gesicht noch besser zur Geltung.‹ Ich habe mitgelacht, heute schäme ich mich dafür. Ich hätte mich beschweren sollen oder es abfotografieren und dem Vorgesetzten zeigen. Das haben die bestimmt auch mit anderen gemacht, und ich habe nichts dagegen getan.« – Theresa, 32.

Jeder, der sexuelle Belästigung erlebt, reagiert unterschiedlich darauf. Während es manchen schlichtweg egal ist, fühlen sich andere entwürdigt, beschämt, beschmutzt oder geben sich selbst die Schuld daran. »Ich hätte ihn nicht anschauen sollen«, »Kein Wunder bei dem engen T-Shirt, das ich anhabe«, »Mein Hintern fordert so etwas ja geradezu heraus«. Solche Gedanken greifen nicht nur den Selbstwert an, sondern führen mitunter dazu, dass manche Betroffene ihren eigenen Körper nicht mehr mögen. Geschieht es im Job, gerät man schnell unter Druck, wird unsicher und hat Angst vor beruflichen Nachteilen oder gleich ganz die Stelle zu verlieren. Gar nicht so selten fühlen sich Betroffene von ihren Belästigern außerdem ernsthaft bedroht. Jede zweite Frau, die sexuell belästigt wurde, hatte Angst um ihre persönliche Sicherheit, wie eine deutsche Studie zeigte. Nicht ohne Grund, denn in jedem elften Fall von sexueller Belästigung war dies nur der Auftakt zu ungewolltem Sex oder körperlicher Gewalt. Nicht wenige Betroffene haben anschließend immer wieder Angst vor Übergriffen und fühlen sich auf der Straße unsicher, vor allem im Dunkeln, und meiden bestimmte Gegenden, die sie als gefährlich empfinden.

WIE SOLL ICH REAGIEREN, WENN ICH SEXUELL BELÄSTIGT WERDE?

Jede Situation ist anders, es gibt keine Reaktion, die immer funktioniert. Doch einige Empfehlungen haben sich bewährt. Das Wichtigste: Hab deine Sicherheit im Blick.

- Halt wenn möglich Abstand, damit der Belästiger nicht noch zudringlicher oder körperlich übergriffig werden kann.
- Geh nicht auf die Äußerungen des Belästigers ein und lass dich nicht in ein Gespräch verwickeln. Er kann das als Interesse verstehen und weitermachen.

- Manch ein Belästiger reagiert gewalttätig, wenn er sich provoziert fühlt. Verzichte deshalb auf schlagfertige Sprüche, beschimpf ihn nicht und stell ihn auch nicht zur Rede.
- Falls nötig, sag, dass du nicht möchtest, was er tut. Ein knapper Satz genügt: »Ich möchte das nicht« oder »Hör auf damit«.
- Geh rasch weg und begib dich an einen Ort, wo du sicher bist.
- Wenn andere Personen in der Nähe sind, sprich sie an und bitte um Hilfe. Du kannst auch die 110 wählen und die Polizei rufen.

Was bleibt, ist oft ein mieses Gefühl. Zur emotionalen Ersten Hilfe nach einer sexuellen Belästigung gehört deshalb, sich klarzumachen, dass man weder komisch ist, noch billig oder schlecht. Und vor allem: Wem so etwas passiert, ist nicht schuld daran und hat es niemals verdient. Der Fehltritt liegt beim Belästiger, nicht bei dir.

Manche Betroffene wie Theresa ärgern sich, weil sie in der Situation nicht in der Lage waren, so zu handeln, wie sie es sich gewünscht oder vorgestellt hätten: schlagfertig zu sein oder dem Angreifer überlegen. Stattdessen waren sie vielleicht verunsichert oder vor Angst und Überraschung wie gelähmt. Sexuelle Belästigung kommt meist unvermittelt. Wer belästigt wird, ist deshalb oft erstmal erschrocken und überfordert, muss sich sammeln, neu sortieren. Die konkrete Situation kann schon vorbei sein, bis die oder der Betroffene überhaupt verstanden hat, was gerade genau passiert ist. Sei nicht zu streng mit dir. Kaum jemand kann in so einem Moment souverän reagieren.

Wenn du über das sprechen möchtest, was passiert ist, kannst du dich zum Beispiel einer Person anvertrauen, die dir nahesteht. Es sollte jemand sein, der sich in dich einfühlen und dir mit Verständnis begegnen kann. Sprüche wie »Das muss doch etwas mit dir zu tun haben, dass dir so was immer wieder passiert« oder »Schau doch mal, wie du vor die

Tür gehst. Da muss es doch so weit kommen« sind nicht hilfreich. Beratungsstellen wie Profamilia, die Frauennotrufe oder der Verein Wildwasser gegen sexuellen Missbrauch bieten persönliche Gespräche für Menschen an, die sexuell belästigt wurden. Online kannst du dich beispielsweise beim Hilfetelefon Gewalt gegen Frauen, beim Weißen Ring oder bei Lilli beraten lassen (s. Kap. 6, auch für weitere Beratungsangebote in Österreich und der Schweiz). In vielen Städten gibt es außerdem Selbstverteidigungskurse, in denen man lernen kann, sich im Ernstfall richtig zu verhalten.

Vergewaltigung und Missbrauch

»Es ist bei einem Date passiert. Er wollte mir plötzlich unters Shirt, ich habe Nein gesagt, da hat er mich ins Gesicht geschlagen. Ich war geschockt, wusste mich nicht mehr zu rühren. Danach konnte er mit mir machen, was er wollte. Er hat erst aufgehört, als ich einen Weinkrampf bekommen habe. Da tat es ihm plötzlich leid.« – Robert, 23.

»Ich muss drei oder vier gewesen sein, als es anfing. Erst als ich zehn war, hat es aufgehört, als meine Mutter sich von ihm getrennt hat. Wenn sie Nachtschicht hatte, kam er zu mir ins Bett. Bis heute habe ich Albträume, Schlafstörungen und verkrampfe nachts total.« – Michelle, 33.

Mehr als 9000 Anzeigen listete die Statistik des Bundeskriminalamts 2018 wegen sexueller Nötigung, Vergewaltigung und sexuellen Übergriffen mit Todesfolge. Da aber nur jede zwölfte bis sechzehnte Betroffene einen sexuellen Übergriff überhaupt bei der Polizei meldet, lässt sich von jährlich rund 110000 bis 145000 Taten in Deutschland ausgehen.

In einem großen Teil der Fälle sind die Täter aktuelle oder frühere Partner oder Partnerinnen, oft aber auch Bekanntschaften, etwa der Typ, mit dem man sich im Club unterhalten hat, ein Nachbar, eine Kollegin oder eine völlig unbekannte Person.

In Deutschland ist seit 2016 im Strafgesetz der Grundsatz »Nein heißt nein« festgeschrieben. Seitdem macht sich nicht nur strafbar, wer Sex mit Gewalt oder Gewaltandrohung erzwingt. Auch wer sich über den »erkennbaren Willen« einer anderen Person hinwegsetzt, die sagt oder zeigt, dass sie mit den sexuellen Handlungen nicht einverstanden ist, begeht eine sexuelle Nötigung oder Vergewaltigung. Auch wenn jemand Menschen zur Prostitution zwingt oder dazu, Darsteller in einem Pornofilm zu sein, verstößt er gegen das Gesetz.

Oft liegen die Fakten jedoch nicht ganz so klar. Was ist beispielsweise, wenn jemand zu unsicher ist, um Nein zu sagen? Sich überrumpelt fühlt und nicht schnell genug reagieren kann? Oder Angst hat sich zu äußern, weil das den anderen provozieren könnte? Vor Schreck erstarrt ist und kein Wort mehr rausbekommt? In solchen Momenten ist keine klare Willensäußerung möglich. Um Opfer in solchen Situationen zu stärken, geht Schweden noch einen Schritt weiter. Dort lautet der Grundsatz: »Ja heißt ja«, was bedeutet, dass jede sexuelle Handlung strafbar ist, die nicht im gegenseitigen Einverständnis geschieht. Wenn jemand passiv bleibt, wird das nicht mehr als Zustimmung zum Sex gewertet. Stattdessen braucht es ein klares »Ja« oder ein »eindeutiges Engagement«.

Sind Kinder betroffen, ist die Situation grundlegend anders, denn für sie gilt ein besonderer Schutz. Kinder entwickeln ihre Fähigkeit zur sexuellen Selbstbestimmung erst und können per Rechtslage nicht in sexuelle Handlungen einwilligen. Deshalb ist jede sexuelle Handlung an, von oder vor einem Kind strafbar, selbst wenn es vermeintlich zustimmt oder nicht erkennbar Nein sagt. Das gilt auch, wenn es nicht zum direkten Körperkontakt kommt, etwa wenn ein Täter oder eine Täterin sich vor dem Kind selbst befriedigt, es dazu bewegt, ihm oder ihr beim Sex zuzuschauen, oder ihm Sexvideos zeigt. Die Täter sind meistens Väter, Stiefväter, Onkel und Brüder, zum Teil aber auch andere Personen, die das Kind kennen, manchmal völlig Fremde.

ALLES NICHT SO SCHLIMM?

Wann ist es Gewalt, wann nicht? Die Grenzen sind vielen unklar. Was ist etwa, wenn du deinem Partner sagst, dass du etwas nicht möchtest, er oder sie es aber trotzdem immer wieder versucht? Du plötzlich einen Finger oder Penis in dir spürst, obwohl du erklärt hast, dass du das nicht willst? Du den Sex abbrechen möchtest, dein Gegenüber aber weitermacht, weil er oder sie kurz vor dem Orgasmus steht? Oder er heimlich das Kondom abzieht, bevor er in dich eindringt?

All dies sind Grenzüberschreitungen, manche davon unter Umständen strafbar. Doch längst nicht jede oder jeder, dem so etwas widerfährt, wehrt sich. Viele geben nach, weil sie sich nicht trauen, etwas zu sagen, die Stimmung nicht zerstören wollen, sie fürchten, den anderen zu kränken. Wieder andere sind besorgt, sich zu blamieren, als feige oder prüde dazustehen oder zurückgewiesen zu werden. Möglicherweise sind sie angetrunken oder auf anderen Drogen, sodass sie das Risiko nicht wahrnehmen oder gar nicht mehr in der Lage sind, Annäherungen zurückzuweisen. Nicht selten werden Übergriffe sogar bagatellisiert oder als normal hingestellt, und zwar nicht nur von denen, die sie verüben, sondern manchmal auch von den Frauen und Männern, die davon betroffen sind.

Wenn dein »Nein« nicht respektiert wird, ist das nicht O.K. Du hast das Recht, jederzeit abzulehnen, wenn du etwas nicht möchtest, und darauf zu bestehen, dass auf dich Rücksicht genommen wird. Selbst wenn du schon halbnackt bist, ihr mittendrin seid oder du letztes Mal noch Ja gesagt hast.

Gewalt hinterlässt Spuren

»Wenn ich mit meinem Partner schlafe, fühlt es sich an, als würde ich wieder vergewaltigt. Dabei weiß ich, dass er mir niemals etwas antun würde. Trotzdem habe ich Angst und fühle mich hilflos. Manchmal läuft so ein Missbrauchsfilm in meinem Kopf ab. Das sind die Momente, in denen ich total verkrampfe, nicht mehr richtig atmen kann und nur noch funktioniere, ohne etwas zu spüren.« – Rebecca, 29.

»Bis heute kann ich keine Frau an mich heranlassen. Flirten geht, aber sobald es körperlich wird, ist es vorbei. Dann bekomme ich Panik und ekle mich, vor allem wenn sie meinen Penis anfasst. Schon mehr als einmal bin ich von der Bettkante geflüchtet. Ich habe mir immer vorgestellt, dass ich eines Tages eine Familie haben würde, aber ich kann ja noch nicht einmal eine Beziehung eingehen.« – Jan, 47.

Ausgeliefert, ohnmächtig und hilflos, voller Angst, Abscheu und Scham – so fühlt sich ein Mensch, der vergewaltigt oder missbraucht wird. Oder wie betäubt, erstarrt und gelähmt, ohne Gefühl, als wäre nicht wahr, was gerade passiert. Körper und Psyche begegnen Bedrohungen mit einem Notfallprogramm, um sich zu schützen: Wenn möglich, reagieren wir mit Flucht und Abwehr, geht beides nicht, zumindest mit einem Rückzug nach innen. Dann dämpft sich die Wahrnehmung, manchmal schaltet sie sich ganz ab.

Ist die Gewalt irgendwann vorbei, hört das Leid oft nicht auf, im Gegenteil. Die Auswirkungen zeigen sich in den Wochen, Monaten und Jahren nach der Tat. Oft sind sie gravierend, besonders wenn es wiederholt zu Gewalt gekommen ist. Depressionen, Traumafolgestörungen, Ängste und Panikattacken oder andere psychische Erkrankungen machen vielen Betroffenen das Leben schwer. Hinzu kommen Körperbeschwerden aller Art: Schmerzen und Unwohlsein etwa, Herzklopfen, Engegefühle in der Brust, Atemprobleme, Kloßgefühle im Hals, Zittern, Übelkeit, Bauchweh, Durchfälle. Es sind die Zeichen eines ständigen Stress- und Alarmzustands, in dem der Körper verharrt. Für ihn ist die Gefahr noch nicht vorbei. Er bleibt wachsam, um sich jederzeit schützen zu können.

Auch auf die Sexualität wirkt sich die Gewalt aus. Weil Sex Ähnlichkeiten mit dem hat, was während des Übergriffs passiert ist, kehren die Erinnerungen mit Wucht zurück. Körperliche Nähe, Berührungen, bestimmte Sexpraktiken oder Stellungen, das Atmen des anderen, sein Geruch – alles kann Gefühle und Körperreaktionen triggern, die im Moment der Gewalt ausgelöst wurden. Die Grenzen zwischen früher und heute verschwimmen. Es fühlt sich an wie damals, so beschreibt es auch Rebecca. Dieselbe Ohnmacht, dieselbe Angst, oft auch Ekel und Wut, Scham und Hass auf sich selbst machen sich breit. Ein solches Wiedererleben ist typisch für eine posttraumatische Belastungsstörung. Vor dem inneren Auge tauchen Bilder des Übergriffs auf, manchmal auch verfremdet als Gewaltfantasien mit anderen Personen. Diese sind oft erregend, lösen Orgasmen aus, aber auch verstörende Gefühle: Was stimmt nicht mit mir? Hat mir das etwa gefallen, was mir angetan worden ist? Wie krank ist das?

Nicht selten blendet auch hier die Wahrnehmung aus, oft unbewusst und ohne dass die Betroffenen dies kontrollieren könnten. Dissoziation nennt man das, wenn jemand nichts mehr spürt, weder Gefühle noch den eigenen Körper. Wenn es scheint, als sei man nicht in der Realität. Oder wenn es zum Blackout kommt und man hinterher nicht mehr weiß, was passiert ist. Andere erstarren erneut oder zittern. Ihr Atem stockt, der Körper verspannt, im Genitalbereich tut es vielleicht weh. Nicht selten verschließen sich Vagina und Anus. Nichts soll hinein, weil es zu bedrohlich ist. Wer so reagiert, empfindet keine Freude beim Sex, sondern hat ihn höchstens, um die Bedürfnisse des Partners zu erfüllen.

Aushalten und durchhalten, sagen sich viele. Nicht wenige betrinken sich, nehmen Drogen oder Beruhigungsmittel, um ein bisschen mehr Abstand zu gewinnen. Oder sie gehen Sex wo immer möglich aus dem Weg. Was nicht selten bedeutet, dass sie sich auch von Partnerschaften verabschieden oder dem Wunsch, Kinder zu haben, weil dies für die meisten mit Sex zu tun hat.

Menschen, die zwar keine sexuellen Übergriffe erlebt haben, dafür aber körperliche und seelische Gewalt – in einer Partnerschaft etwa oder als Kind –, reagieren manchmal ganz ähnlich. Auch für sie kann sich körperliche Nähe bedrohlich anfühlen, sodass es zu Problemen beim Sex kommt. Traumatisierte Menschen haben zudem öfter als andere Personen keine Lust auf Sex und Probleme, dabei Erregung zu empfinden oder Orgasmen zu erleben.

»Wenn ich jemanden kennenlerne, gibt es keine Limits. Da bin ich nicht zimperlich. Ich mache alles mit und hoffe, dass er bei mir bleibt, wenn ich ihm sexuell gebe, was er will. Ich weiß schon, dass es gut wäre, ein Kondom zu nehmen, aber was ist, wenn er dann aufsteht und geht? Das würde ich nicht ertragen. Einige Male ist das richtig schiefgegangen. Drei Abtreibungen hatte ich schon. Und ein paarmal bin ich an Typen geraten, die ganz schön heftig mit mir waren. Einer hat mich sogar gewürgt, bis ich bewusstlos war.« – Daria, 27.

Sich wie Daria förmlich in die Sexualität zu stürzen, kann nach sexuellen Gewalterfahrungen ebenfalls vorkommen. Durch den Missbrauch sind die Betroffenen es gewohnt, dass ihr Wohlergehen nicht zählt, sie im Gegenteil Sex geben und dabei über ihre Grenzen gehen müssen, um Zuwendung zu bekommen. Doch damit nehmen sie viele Risiken in Kauf und bringen sich nicht selten selbst in Gefahr. Sie machen alles mit, ohne sich zu schützen – weder vor übertragbaren Erkrankungen, noch vor Schwangerschaften oder erneuten Übergriffen. Oft spielen Alkohol und Drogen eine Rolle. Doch wer im Rausch ist, kann Risiken noch weniger einschätzen und ist besonders gefährdet.

»Ein Mann kommt für mich als Partner überhaupt nicht infrage. Die Täter waren Männer, das würde mir viel zu viel Angst machen. Allein bleiben möchte ich aber auch nicht. Meine Partnerin und ich sind schon einige Jahre zusammen. Sex ist ihr nicht so wichtig, das ist eine Erleichterung für mich.« – Elisabeth, 45.

Frauen, die als Kind von Männern missbraucht wurden, lehnen manchmal Männer als Partner ab und gehen stattdessen Beziehungen mit Frauen ein, weil sie sich in einer gleichgeschlechtlichen Beziehung sicherer fühlen. Männer, die homosexuell leben und als Kind Opfer eines männlichen Täters wurden, fragen sich womöglich eines Tages, ob sie sich zu Männern hingezogen fühlen, weil ein Mann sie missbraucht hat – sie damals etwa »gelernt« haben, homosexuell zu sein. Auch Sexsucht ist bei Menschen mit sexuellen Gewalterfahrungen besonders häufig, ebenso wie sie häufiger selbst zu Tätern werden.

Was kann ich tun?

Wer Gewalt erlebt hat, kann sich zurückholen, was ihr oder ihm gehört: die eigene Sexualität. Auch nach schlimmen Erlebnissen kann man lernen, bei sich selbst anzukommen, körperliche Nähe zu genießen und (wieder) schönen Sex zu haben. Vorausgesetzt, es besteht ein echtes Bedürfnis danach. Gegen das Gefühl zu gehen, um einen Partner oder eine Partnerin zufriedenzustellen oder sich normal zu fühlen, wird das Problem nicht lösen. Dieses Buch kann ein Anfang sein, wenn du dich damit beschäftigst – in deinem Tempo.

Ein hilfreiches Buch für Menschen, die sexuelle Gewalt erlebt haben und die Probleme in ihrer Sexualität lösen wollen, hat die Psycho- und

Sexualtherapeutin Wendy Maltz verfasst, *The Sexual Healing Journey*. Die Autorin begleitet Leserinnen und Leser durch einen Prozess, der ihnen helfen kann, das Trauma ein Stück weit zu verarbeiten und schöne Seiten an der Sexualität zu entdecken. Das Buch ist auf Englisch erschienen, von der deutschen Ausgabe gibt es leider nur noch Restexemplare.

Ebenfalls auf Englisch erhältlich ist *Allies in Healing* von Laura Davies, ein Buch für Partner und Partnerinnen von Betroffenen. Auch sie sind oft belastet und verunsichert, wenn das Trauma sich auf die gemeinsame Sexualität und Beziehung auswirkt. Das Buch der Traumaexpertin beantwortet häufige Fragen von Partnern und gibt Empfehlungen, wie man mit den Herausforderungen umgehen kann.

Wenn du dich informieren möchtest, wie eine Therapie dir helfen kann, dich mit deiner Sexualität wohler zu fühlen und mit den Auswirkungen eines Traumas umzugehen, kannst du das in Melanie Büttners Buch *Sexualität und Trauma* nachlesen. Das Wissen und die Ideen, die sie zusammengetragen hat, sind nicht allein für Fachleute gedacht. Viele Anregungen und Übungen können von Betroffenen selbst umgesetzt werden.

WANN SOLLTEST DU DARÜBER NACHDENKEN, DIR VON EINEM PROFI HELFEN ZU LASSEN?

Wenn du Gewalt erlebt hast und mit deinen sexuellen Problemen alleine nicht so weiterkommst, wie du es dir erhoffst, kannst du dir Unterstützung holen. Halt Ausschau nach einer Psychotherapeutin, die sich mit Trauma und sexuellen Problemen auskennt, oder einem Sexualtherapeuten, der auch traumatherapeutisch arbeitet. Vor allem wenn du eine psychische Erkrankung hast oder in deinem Leben immer wieder Gewalt ausgesetzt warst – sei es in einer Partnerschaft, durch jemanden in deiner Familie oder durch andere Personen –, kann eine längere traumasensible Psychotherapie wichtig sein.

Erinnerungen an Gewalt werden auch im Körper gespeichert. Wer körperliche Nähe und Berührung nicht zulassen kann, sich nicht spürt oder nur auf unangenehme Weise, ständig verspannt ist oder Schmerzen hat – im Genitalbereich oder woanders –, dem kann eine körperorientierte Therapie helfen, zum Beispiel mit Somatic Experiencing, traumasensiblem Yoga oder Feldenkrais.

Die Trauma- und Körpertherapeutin Staci Haines bietet mit dem Video-Kurs *Healing Sex – The Guide to Complete Wholeness* außerdem eine Anleitung, wie traumatisierte Menschen mit dem Körper arbeiten können, um sich in der eigenen Haut wieder wohler zu fühlen (https://www.eroticmassage.com/class/1744). Ein Videokurs ersetzt zwar keine Therapie, kann aber für manche Betroffene eine gute Möglichkeit sein, sich weiterzuentwickeln.

Achtsamkeit, Meditation und Qi Gong können nach Gewalterfahrungen helfen, Stress abzubauen, bewusst im Moment zu bleiben und sich nicht von unangenehmen Erinnerungen an das Trauma überwältigen zu lassen.

Wo du einen Profi findest, erfährst du in Kapitel 6.

Süchtig nach Pornos und Sex

> »Zuerst dachte ich, es läge an meiner Partnerin. Dass der Sex mich langweilt, sie mich nicht anmacht. Dabei gab sie sich wirklich Mühe. Erst nachdem ich sie verlassen hatte, um jemanden zu finden, mit dem es beim Sex ›besser passt‹, ist mir klargeworden, dass ich diese Person nicht finden werde. Denn bei jeder Frau war es schnell wieder dasselbe. Mit der Zeit wurde ich depressiv. Erst ein Psychotherapeut hat mich darauf gebracht, dass mein Problem mit den Pornos zu tun hat, die ich seit der Kindheit anschaue. Als ich versucht habe, damit aufzuhören, habe ich gemerkt, dass es nicht geht.« – Samuel, 28.

Je mehr Sex, desto besser. Ständig scharf und bereit. Das ist es, was uns vermittelt wird, in Pornos, der Werbung und überall, wo mit Reizen gespielt wird. Sex ist gesund und macht glücklich, heißt es oft, wie kann es da ein Zuviel geben? Schließlich sind ein Porno oder One-Night-Stand doch längst nichts Verwerfliches mehr, sondern völlig normal. Was soll daran süchtig sein?

Lange Zeit wurde Sexsucht als Erkrankung nicht ernst genommen. Selbst viele Sexualwissenschaftlerinnen, Ärzte und Therapeutinnen haben das Thema beiseitegeschoben; als skandalisierte Überspitzung, ungerechtfertigte Moralisierung, absurdes Medienphänomen. Doch in den vergangenen Jahren haben Fachleute umzudenken begonnen. Die Diskussionen, ob sexuelles Verlangen krankhaft sein kann, wurden intensiver, auch weil sich mehr und mehr Menschen in den sexualtherapeutischen Praxen mit ähnlichen Geschichten melden. Sie berichten, wie der Drang nach Pornos und Sex unkontrollierbar wurde, dass sie sich nicht mehr frei entscheiden können und wie ihr Leben dadurch beeinträchtigt wird. Und sie leiden nicht nur psychisch, sondern oft auch körperlich darunter.

»Manchmal geht das stundenlang. Ich klicke durch die Filme und befriedige mich. Wenn ich gekommen bin, falle ich in ein Loch. Deshalb fange ich gleich wieder von vorne an. Es gab schon Tage, da konnte ich mich erst bremsen, als die Klitoris wund war.« – Saskia, 33.

Sex kann abhängig machen – spätestens mit der neuen Auflage der ICD-11, des WHO-Katalogs der Krankheiten, wird dies nun auch eindeutig anerkannt. Es gibt so etwas wie ein zwanghaftes Sexualverhalten, und es lässt sich diagnostizieren. Eine Studie aus den USA ergab sogar, dass Sexsucht alles andere als selten ist: Jeder zehnte Mann und jede vierzehnte Frau zwischen 18 und 50 Jahren hatte Probleme damit, sexuelle Gefühle, Impulse und Verhalten zu kontrollieren, und war dadurch deutlich gestresst oder eingeschränkt. Dabei ist für die Diagnose nicht von Belang, wie viel Sex jemand hat oder wie viele Pornos er sieht, sondern die Frage: Wie sehr leide ich unter der Sucht und welche Probleme bereitet mir das in meiner Beziehung, im Job, in meinem Alltag und womöglich auch finanziell?

Laut der aktuellen Definition gelingt es Betroffenen nicht, ihren starken Drang zu kontrollieren. Zu Pornos oder beim Webcam-Sex zu masturbieren, im Netz nach Sexdates Ausschau zu halten oder Sexarbeiterinnen zu besuchen, wird zum Mittelpunkt des Lebens. Dafür werden andere Interessen und Verantwortungen zurückgestellt. Wer so weit ist, pflegt Partnerschaften nicht mehr, vernachlässigt Kinder und Haushalt. Man sagt Freunden ab oder verabredet sich erst gar nicht mehr. Auch im Job zu funktionieren, wird immer schwieriger. Die Konzentration lässt nach, weil die Gedanken immer wieder zu Pornos und Sex wandern. Fehler passieren oder die Arbeit ist kaum noch zu bewältigen, weil man sie immer wieder unterbrechen muss, um zu masturbieren.

Versuch um Versuch, es zu reduzieren oder zu lassen, scheitert – obwohl Pornos, Masturbation und Sex längst nicht mehr befriedigen

»An manchen Arbeitstagen musste ich fünf-, sechsmal zwischendurch zur Toilette, um zu masturbieren. Irgendwann hat mich eine Kollegin darauf angesprochen und gefragt, was ich denn da mache. Schließlich hatte ich ein sehr unangenehmes Mitarbeitergespräch, weil aufgefallen war, dass mein Telefon so oft unbesetzt ist und ich meine Aufträge nicht zeitgerecht bearbeitet bekomme. Jetzt muss etwas passieren, sonst ist irgendwann mein Job weg. Allein aufzuhören, schaffe ich nicht. Nach zwei, maximal drei Tagen halte ich es nicht mehr aus, und es geht wieder los.« – Wolf, 43.

und die Konsequenzen unübersehbar sind. Besteht das Problem über längere Zeit und führt es erkennbar zu Stress oder Beeinträchtigungen in persönlichen, familiären, sozialen oder anderen wichtigen Lebensbereichen, kann ein Therapeut eine zwanghafte Sexualverhaltensstörung diagnostizieren.

BIN ICH SEXSÜCHTIG?

Ob du abhängig von Pornos oder Sex bist, kann nur eine Fachfrau oder ein Fachmann endgültig feststellen. Doch es gibt Anzeichen für die Störung. Wer einer oder mehrerer der folgenden Aussagen zustimmt, sollte ernsthaft erwägen, sich Unterstützung zu suchen:

»Ohne Pornos kann und will ich nicht.«
Du musst Sexfilme gucken – am besten täglich. Vielleicht spielt es keine große Rolle, welche Pornos du schaust. Vielleicht müssen sie bestimmte Features haben. Womöglich jagst du ständig neuem Material hinterher, vielleicht sammelst du, was dir gefällt, und hortest Hunderte Filme auf

deinem Computer. Der Porno kann als Suchtmittel im Zentrum der Sucht stehen, muss es aber nicht.

»Ich muss mich ständig selbst befriedigen.«
Du musst masturbieren, oft mehrmals täglich oder einige Male direkt hintereinander. Doch wenn es vorbei ist, empfindest du keine Befriedigung. Statt glücklich bist du in Katerstimmung – und allein Masturbation kann helfen, da wieder rauszukommen.

»Meine Partner wechsle ich häufig, es geht gar nicht anders.«
Du scannst deine Umgebung unerlässlich, ob da nicht jemand ist, der für Sex infrage kommt. Gerne auch im Netz. Die Person rumzubekommen, fällt dir nicht schwer. Du hast darin großes Geschick entwickelt, Gelegenheiten zum Üben gab es schließlich genug. Vielleicht reizt dich dieses Rumkriegen sogar mehr als der Sex an sich. Vielleicht darf es auch käuflicher Sex sein. Selbst in einer Partnerschaft hältst du dauernd Ausschau – das, was du bisher bekommst, reicht irgendwie nicht aus. Außenkontakte gehören für dich deshalb dazu.

»Ich mache immer krassere Dinge.«
Es ist nie genug. Ständig hast du Druck, willst mit deinem Partner schlafen. Die Praktiken werden immer extremer, weil nur noch das Krasse kickt. Zu Anfang genügte noch der Blowjob, jetzt muss es Deepthroaten sein. Oder Fisten. Oder harter Analsex. Erst wolltest du eine zweite Frau dabeihaben, jetzt versuchst du, deine Partnerin zum Gangbang zu überreden. Oder dazu, dass sie vor deinen Augen für Geld mit anderen schläft. Selbst wenn es deiner Partnerin damit nicht gutgeht, kannst du nicht stoppen.

»Ich habe vergeblich versucht, mich zurückzuhalten.«
Du möchtest eigentlich seltener Sex haben oder Hand anlegen. Doch es geht einfach nicht. Vielleicht klappt es mal kurzfristig. Aber letztlich läuft es immer wieder auf dieselbe frustrierende Erkenntnis hinaus: Du musst weitermachen.

Die drastischen Folgen

Für eine Partnerschaft ist eine Sexsucht oft eine enorme Belastung. Wird die Sucht dort ausgelebt, geraten Partner schnell unter Druck. Sie fühlen sich unzulänglich und schuldig, wenn sie den anderen nicht zufriedenstellen können. Benutzt, wenn sie merken, dass sie als Person nicht mehr wichtig sind, sondern nur noch Mittel zum Zweck. Mitunter geben sie immer wieder nach, lassen zu, dass eine Grenze nach der anderen überschritten wird, bis sie selbst irgendwann nicht mehr können. Mehr und mehr entfernen sich die Partner voneinander, der Frust wächst. Viele Abhängige gehen fremd, weil sie merken, dass ihnen der Sex mit dem Partner nicht mehr reicht.

> »Es ist wie ein Zwang. Ich muss mich an Männer ranmachen, sie oral befriedigen, manchmal auch mit ihnen schlafen. Wenn ich dabei nicht zum Orgasmus komme, drehe ich durch. Ich glaube, ich bin süchtig nach Orgasmen. Wenn ich eine feste Beziehung habe, kann ich den Mann aber nicht an mich ranlassen. Warum kann ich Sex nur mit Menschen haben, die mir nichts bedeuten, aber nicht mit jemandem, den ich liebe?« – Nora, 37.

Viele Sexsüchtige brauchen immer neue Sexpartner, damit es kickt. »Wo sie lieben, begehren sie nicht, und wo sie begehren, können sie nicht lieben.« Dieses Zitat des Psychoanalytikers Sigmund Freud beschreibt gut, was viele Sexsüchtige empfinden. Sex und Beziehung lassen sich emotional nicht miteinander verbinden. Es gibt nur das eine oder das andere. Zum Leidwesen des festen Partners. Diese oder dieser ist nicht selten schockiert und verletzt, wenn sie oder er mitkriegt, was der Sexsüchtige nebenbei tut. Nicht wenige Beziehungen brechen deshalb auseinander. Doch auch die Affärenpartner tragen nicht selten Verletzungen davon. Verführt, benutzt und bald wieder verlassen, so lässt sich beschreiben, was einige von ihnen erleben.

Wenn Pornos die Abhängigkeit triggern, wundern sich Süchtige und ihre Partner zunächst oft darüber, dass im Bett nichts mehr klappt. Der Orgasmus kommt einfach nicht, der Penis hält nicht durch, Lust auf Sex ist bloß noch selten zu spüren (s. Kap. 1, S. 21 und Kap. 5, S. 311). Auch weil sie beim Sex oft abwesend und in Pornofantasien versunken sind, lässt sich zu Pornosüchtigen beim Sex kaum Nähe herstellen. Die Bedürfnisse der Partner bleiben unerfüllt.

»Ich habe das Gefühl, es wird immer schlimmer. Deshalb hänge ich ganz schön durch. Und je schlechter es mir geht, desto mehr Pornos und Sex brauche ich. Aber das geht ganz schön ins Geld – die Gebühren für Porno- und Datingseiten, die Frauen, die ich treffe, viele machen es professionell. Inzwischen stehe ich vor der Privatinsolvenz. Ich will auch nicht ein Leben lang allein bleiben. Aber so finde ich keine Frau. Im Bett klappt nichts mehr, außer wenn nebenbei ein Porno läuft.« – Pascal, 30.

Wenn man sich für die Sucht verschuldet und arbeitslos ist, wird es schnell existenziell. Wer sich außerdem immer mehr von seinen Mitmenschen zurückzieht, Freizeitaktivitäten aufgibt, einsam wird, weil sich alles nur noch um das Suchtverhalten dreht, hat bald nicht mehr viel von seinem Leben. Depression ist eine typische Folge von Sexsucht. Gleichzeitig braucht es noch mehr Pornos und Sex, um die Niedergeschlagenheit und Leere zu vertreiben. So entwickelt sich schnell ein Teufelskreis.

Wer als Kind zu viel Sex mitkriegt, ist gefährdet

Pornos können im besten Fall unterhalten, anregen, inspirieren und helfen herauszufinden, was dir entspricht. Vor allem ständiger Konsum ist jedoch auch ein Risikofaktor für eine Sexsucht. Es gibt Hinweise, dass sich bei Menschen, die sehr früh begonnen haben, regelmäßig Sexvideos zu schauen, schon in der Jugend eine Suchtentwicklung abzeichnet (s. auch Kap. 1, S. 20). Im Gehirn gibt es sogar Anzeichen dafür. Vereinfacht gesagt, stumpft das Belohnungszentrum ab, die Struktur, die für Glücksgefühle, Befriedigung oder zumindest Erleichterung sorgt, wenn ein heißbegehrtes Verlangen erfüllt wird. Schon bei moderatem Pornokonsum kann das der Fall sein.

Auch wer in einem Elternhaus oder einer Umgebung aufwächst, wo Sex ständig präsent ist, hat ein erhöhtes Suchtrisiko. Es ist problematisch, wenn Kinder laufend Anzüglichkeiten erleben, nicht vom Sex der Erwachsenen abgeschirmt sind – die Schlafzimmertür steht stets offen, Pornos laufen auf dem Fernseher, Sexzeitschriften liegen herum, der große Bruder oder Vater führen den Dreizehnjährigen bereits an Sex heran. Erlebnisse wie diese können eine Sexsucht begünstigen.

Besonders gefährdet sind zudem Menschen, die als Kinder oder Jugendliche erhebliche Belastungen zu verkraften hatten. Nicht nur sexuelle, sondern auch emotionale und körperliche Gewalterfahrungen erhöhen das Risiko, an einer Sexsucht zu erkranken. Ebenso ist gefährdeter, wer wenig Aufmerksamkeit, Zuwendung und Liebe erfahren hat.

Die Abhängigkeit lässt sich behandeln

»Es war kein leichter Weg. Zeitweise hat es mich richtig viel Kraft gekostet. Das Nüchternwerden, aber auch die Rückfälle, die sich nicht immer haben vermeiden lassen. Doch mit der Unterstützung meiner Partnerin habe ich es geschafft. Ich habe großes Glück gehabt, dass sie bei mir geblieben ist und all die Krisen mit mir durchgestanden hat. Und dass ich nicht nur einen guten Therapeuten hatte, sondern vor allem meine Selbsthilfegruppe. Zu wissen, da sind andere, die kennen das. Denen kann ich nichts vormachen, aber die lassen mich auch nicht hängen, egal wie es mir gerade geht. Das ist mir bis heute eine große Hilfe.« – Jörg, 52.

Sexsüchtigen ist oft lange nicht bewusst, dass sie ein Problem haben. Mancher denkt: »Ich lass mir doch nicht einreden, dass ich krank bin. Das, was ich hier mache, ist ganz normal. Andere machen das auch so.« Einige sind sogar stolz, dass sie so viele Sexpartner haben – zumindest für gewisse Zeit. Es kann dauern, bis einem die Lage wirklich klar wird. Wenn die Erkenntnis einsetzt, stellen viele schnell fest: Allein komme ich nicht weiter. Sollte man sich also behandeln lassen? Letztlich ist die Bereitschaft entscheidend. Oft ist die Hürde, die Sucht aufzugeben, hoch. Aber wenn man sich ernsthaft vorgenommen hat, es anzugehen, gibt es einige Möglichkeiten: Sexualberatungsstellen sind ein guter Anlaufpunkt, ebenso Sexual- und Psychotherapeuten. Nähere Informationen und Adressen findest du in Kapitel 6.

SELBSTHILFEGRUPPEN

Hilfreich ist für manche auch der Besuch einer Selbsthilfegruppe wie der

- Anonymen Sexsüchtigen
- Anonymen Sex- und Liebessüchtigen

Für Partner und Partnerinnen von Betroffenen gibt es S-ANON, eine Selbsthilfegruppe, in der man sich mit anderen austauschen kann, die Ähnliches erleben.

6

Ich weiß nicht weiter – Unterstützung vom Profi

Manchmal kommt man alleine nicht mehr weiter. Dann kann es gut sein, mit jemandem zu sprechen, der oder die sich auskennt. Dafür gibt es zahlreiche Expertinnen und Fachleute, die dir helfen können. Nicht selten kann ein professioneller Blick von außen entlasten und dir neue Perspektiven aufzeigen. Auf den folgenden Seiten erfährst du, wo du direkten Kontakt zu Profis herstellen kannst, um dein Problem vertrauensvoll zu besprechen und nach Lösungswegen zu suchen.

Beratung und Therapie bei Problemen in Sexualität und Partnerschaft

Du hast eine bestimmte Frage, egal ob es um deine Beziehung oder um alles rund um Sex geht? Bei einer Online-Beratung wird dir anonym, streng vertraulich und kostenlos weitergeholfen, und zwar von überall, wo du ein Smartphone oder einen Rechner zur Hand hast. Du möchtest lieber persönlich mit jemandem sprechen? Dann wende dich direkt an eine Sexualberatungsstelle.

Online-Beratung

- *Lilli:* Nicht nur Informationen zu verschiedensten Themen rund um Sexualität, Partnerschaft und Gewaltschutz, sondern auch eine Online-Beratung gibt es auf dieser Aufklärungsseite. Mann kann hier auch seine Fragen loswerden und erhält Antwort von Ärztinnen, Psychologen, Psychotherapeutinnen, Sexualberatern und -therapeutinnen: www.lilli.ch
- *Sextra:* Mitarbeitende des deutschlandweiten Verbunds von Beratungsstellen Profamilia helfen im Netz auf Sextra weiter. Per Online-Formular und Mail erreichbar, leisten sie Unterstützung und beantworten Fragen: https://profamilia.sextra.de/onlineberatung/

- *Sexundso:* Für Jugendliche hat Profamilia ein eigenes Angebot für Fragen zu Liebe, Sexualität, Beziehung und Verhütung. Zudem gibt es grundlegende Infos zu all diesen Themen: https://www.sexundso.de/online-beratung/

Persönliche Beratung

Deutschland

- *Profamilia:* Seit 1952 berät die Organisation Profamilia in Sachen Sexualität und Partnerschaft, und zwar in vielen deutschen Städten. Insgesamt gibt es mehr als 180 Beratungsstellen: https://www.profamilia.de/
- Sexual- und Partnerschaftsberatungsstellen haben auch andere Träger. Ein Überblick findet sich auf den Seiten der *Bundeszentrale für gesundheitliche Aufklärung* (*BzgA*): https://www.bzga.de/service/beratungsstellen/sexualitaet-partnerschaft-und-verhuetung/

Österreich

- *Österreichische Gesellschaft für Sexualwissenschaften:* Die Fachgesellschaft listet zahlreiche Sexualberatungsstellen: https://www.oegs.or.at/sexualtherapie

Schweiz

- *Santé Sexuelle, Sexuelle Gesundheit, Salute sessuale:* Auf dieser Seite der unabhängigen Non-Profit-Organisation findet man diverse Sexualberatungsstellen (in deutscher, französischer und italienischer Sprache): https://www.sante-sexuelle.ch/beratungsstellen/

Sexualtherapie

Qualifizierte Sexualtherapeuten und -therapeutinnen kann man in den Verzeichnissen verschiedener Fachgesellschaften und Institute finden. Zum Teil sind auch Adressen in Österreich und der Schweiz aufgeführt:

- *Deutsche Gesellschaft für Sexualforschung:* Die älteste deutsche Fachgesellschaft für Sexualwissenschaft listet Sexualtherapeutinnen und -therapeuten, die nach DGfS-Standards ausgebildet wurden: https://dgfs.info/therapeutinnenliste/
- *Deutsche Gesellschaft für Sexualmedizin, Sexualtherapie und Sexualwissenschaft:* Auch diese Fachgesellschaft bildet aus und bietet ein Verzeichnis, in dem man nach einem Profi suchen kann: https://www.dgsmtw.de/behandler-finden/
- *Institut für Sexualtherapie:* Die hier aufgeführten Therapeuten sind in systemischer Sexualtherapie ausgebildet. Sexuelle Probleme können durch Konflikte in der Beziehung ausgelöst oder aufrechterhalten werden (s. auch Kap. 4, S. 218). Die systemische Sexualtherapie sucht deshalb die Lösung in der Arbeit mit dem Paar: www.ifsex.de.

  Wer einen vertieften Einblick in die Methode gewinnen möchte, kann das mit einem Online-Tutorial von Ulrich Clement auf Life Lessons (kostenpflichtig): https://www.lifelessons.de/kurse/prof-dr-ulrich-clement
- *Institut Sexocorporel Deutschland, Zürcher Institut für klinische Sexologie und Sexualtherapie, Österreichisches Institut für Sexualpädagogik und Sexualtherapien:* Hier finden sich Sexualtherapeuten und -therapeutinnen, die nach der Méthode Sexocorporel arbeiten. Die Beweglichkeit des Beckens und das »In-den-Körper-Spüren« spielen dabei eine große Rolle: http://institut-sexocorporel-deutschland.de/fuer-klientinnen/, https://www.ziss.ch/angebot/therapie.htm und https://sexualpaedagogik.at/.

Auch zu Sexocoporel gibt es ein Online-Tutorial auf Life Lessons (kostenpflichtig), und zwar mit der Sexualtherapeutin Karoline Bischof: https://www.lifelessons.de/kurse/dr-med-karoline-bischof

- *International Institut for Sexological Bodywork:* Sexological Bodywork ist eine körperorientierte Methode, die mit Berührung, Bewegung und Massage arbeitet. Therapeuten, die in dieser Methode ausgebildet sind, finden sich hier: https://sexologicalbodywork.ch/de/institut/practitioners

Körpertherapie

Manches Problem hat mit dem Beckenboden zu tun und lässt sich mit einer speziellen Körpertherapie lösen. Wer diese Körperregion gut kennt, dem fällt es leichter, beim Sex etwas zu spüren sowie Erregung und Orgasmen besser zu steuern. Außerdem lassen sich so Verspannungen lösen, die zu Einschränkungen und Schmerzen beim Sex führen.

- *Beckenboden-Physiotherapie:* Auf den Seiten der Arbeitsgruppe Gynäkologie Geburtshilfe Urologie Proktologie kann man eine Beckenbodentherapeutin finden: https://www.ag-ggup.de/therapeutenliste/therapeutenliste-beckenboden/
- *Pohltherapie:* Auch hier steht der Beckenboden im Mittelpunkt, wenn es darum geht, sexuelle Probleme aus der Welt zu schaffen: https://koerpertherapie-zentrum.de/therapeutenliste.html

Psychotherapie

Vor allem wenn zu einem sexuellen Problem noch eine psychische Erkrankung hinzukommt, kann eine Psychotherapie weiterhelfen. Dazu zählen etwa eine Depression, eine Angst- oder Essstörung, eine Sucht oder körperliche Beschwerden, die zu einer starken seelischen Belastung führen. Für Menschen, die Gewalt erfahren haben und traumatisiert sind, gibt es außerdem spezielle Traumatherapien (s. ab S. 359).

Deutschland

- *Kassenärztliche Bundesvereinigung:* Die Dachorganisation der 17 Kassenärztlichen Vereinigungen Deutschlands führt hier nicht nur Ärztinnen und Ärzte auf, sondern auch Psychotherapeutinnen und -therapeuten: https://www.kbv.de/html/arztsuche.php
- *Bundespsychotherapeutenkammer:* Der Interessenverband deutscher Psychotherapeutinnen und Psychotherapeuten bietet ebenfalls eine bundesweite Datenbank mit Kontakten zu Fachleuten: https://www.bptk.de/service/therapeutensuche/
- In einigen Städten gibt es außerdem *psychotherapeutische oder psychosomatische Ambulanzen*, wo Betroffene entweder Unterstützung bei der Therapieplatzsuche oder direkt einen Therapieplatz erhalten.

Österreich

- *Bundesministerium Arbeit, Gesundheit, Soziales und Konsumentenschutz:* http://psychotherapie.ehealth.gv.at/
- *Österreichischer Bundesverband für Psychotherapie:* https://www.psychotherapie.at/patientinnen/psychotherapeutinnen-suche

Schweiz

- *Assoziation Schweizer Psychotherapeutinnen und Psychotherapeuten, Association Suisse des Psychothérapeutes, Associazione Svizzera degli Psicoterapeuti, Associaziun Svizra dals Psicoterapeuts:* http://therapieplatzvermittlung.ch/content/d/thv/thv.php?N1=Therapieplatzvermittlung
- *Föderation der Schweizer Psychologinnen und Psychologen:* https://www.psychologie.ch/psychologensuche

BEI AKUTEN SEELISCHEN KRISEN

Im Notfall sind Fachleute auch immer per Chat, Mail oder Telefon erreichbar.

Deutschland: *Telefonseelsorge* unter 0800 1110111 oder 0800 1110222 oder auf https://www.telefonseelsorge.de/

Österreich: ebenfalls die *Telefonseelsorge* unter 142 oder auf http://www.telefonseelsorge.at/

Schweiz: der Verband *Die Dargebotene Hand* unter 143 oder auf https://www.143.ch/

Beratung und Therapie für Betroffene von Belästigung, Gewalt, Cybermobbing und Sexting

Beratung

… für Frauen, die aktuell von Gewalt betroffen sind oder es früher waren

Deutschland

- *Hilfetelefon Gewalt gegen Frauen:* Soforthilfe bei sexuellen Übergriffen, häuslicher Gewalt, Stalking, sexueller Belästigung am Arbeitsplatz, Online-Belästigung/-Mobbing, Sexting und jeglichen Formen von Gewalt. Auch Personen, die die Betroffenen unterstützen möchten, Angehörige beispielsweise oder Fachkräfte, können sich hier Hilfe holen. Beratung per Telefon, E-Mail und Chat rund um die Uhr, anonym, in 17 Sprachen und Gebärdensprache: 08000 116 016 und https://www.hilfetelefon.de/

- *Weißer Ring*: Beratung nach Vergewaltigung, bei häuslicher Gewalt, Stalking und Cybermobbing, per Telefon, E-Mail oder persönlich: 116 006 oder https://weisser-ring.de/

Österreich

- *Frauen-Helpline:* Die Hilfenummer für Frauen, die Gewalt erfahren haben. 0800 222 555 oder http://www.frauenhelpline.at/

Schweiz

- *143:* Unter der gleichlautenden Telefonnummer oder auf https://www.143.ch/ erhalten betroffene Frauen Hilfe.
- *Opferhilfe:* https://www.opferhilfe-schweiz.ch/de/

… für Männer, die aktuell von Gewalt betroffen sind oder es früher waren

Deutschland

- Auch Männer erhalten beim *Weißen Ring* Unterstützung nach sexueller und häuslicher Gewalt, Stalking und Cybermobbing, telefonisch, per Email oder persönlich: 116 006 oder https://weisser-ring.de/

Österreich

- Männer, die von sexueller, häuslicher oder anderen Formen von Gewalt betroffen sind, können sich an *Gewaltinfo* wenden: https://www.gewaltinfo.at/betroffene/maenner/

Schweiz

- *Opferhilfe:* https://www.opferhilfe-schweiz.ch/de/

… für Betroffene von sexuellem Missbrauch in Kindheit oder Jugend

Deutschland

- Das *Hilfeportal Sexueller Missbrauch* bietet Informationen und Beratung für Betroffene von sexueller Gewalt in der Kindheit, ihre Angehörigen und Fachkräfte, die sie unterstützen wollen. Beratung per Telefon unter 0800 22 55 530. Außerdem gibt es ein Verzeichnis von Beratungsstellen vor Ort (auch für Geflüchtete), Notdiensten sowie Therapeutinnen und Therapeuten: www.hilfeportal-missbrauch.de

Österreich

- Auf *Gewaltinfo* sind Beratungsstellen gelistet, die man kontaktieren kann: https://www.gewaltinfo.at/hilfe-finden/

Schweiz

- Hier unterstützt die *Opferhilfe:* https://www.opferhilfe-schweiz.ch/de/opfer-von/sexuellegewalt/

… für Jugendliche, die von Cybermobbing, Sexting oder Cybergrooming betroffen sind

- *Juuuport:* Jugendliche beraten Jugendliche auf https://www.juuuport.de/beratung/

Therapie

Für Menschen, die Gewalt erfahren haben und traumatisiert sind, gibt es Therapieangebote, die besonders auf ihre Bedürfnisse zugeschnitten sind. Die folgenden Verzeichnisse listen Therapeutinnen und Therapeuten in Deutschland, Österreich und der Schweiz, die mit verschiedenen traumasensiblen Methoden arbeiten. Im Gespräch mit den Therapeutinnen kannst du herausfinden, ob deren Vorgehen für dich das richtige ist:

- *Deutschsprachige Gesellschaft für Psychotraumatologie:* www.degpt.de und *TherapeutInnensuche* anklicken.
- *Gesellschaft für Psychotraumatologie, Traumatherapie und Gewaltforschung:* https://www.gptg.eu/service, dann Traumakompentenzliste anklicken.
- *Fachverband für Anwender der psychotherapeutischen Methode Eye*

Movement Desensitization and Reprocessing: http://www.emdria.de/therapeuteninnen/
- *Somatic-Experiencing Deutschland e. V.:* https://www.somatic-experiencing.de/traumatherapeuten-finden/
- In vielen Städten gibt es außerdem *Traumaambulanzen*, in denen man zu passenden Therapiemöglichkeiten beraten wird oder einen Therapieplatz erhält. Nach einer Traumaambulanz in Deutschland und in deiner Nähe kannst du auf dem Hilfeportal Sexueller Missbrauch suchen: https://www.hilfeportal-missbrauch.de/startseite.html

Traumasensible Körpertherapie

Vielen traumatisierten Menschen hilft außerdem eine traumasensible Körpertherapie besonders gut weiter. Du kannst dich erkundigen, ob in deiner Nähe eine Körpertherapeutin oder ein Körpertherapeut tätig ist, die oder der Erfahrung in der Arbeit mit traumatisierten Menschen hat. Eine Methode, die hierbei zur Anwendung kommen kann, ist zum Beispiel Feldenkrais.

Deutschland

- https://www.feldenkrais.de/feldenkrais-methode#practitioner-finden

Österreich

- https://www.feldenkrais.at/lehrer

Schweiz

- https://www.feldenkrais.ch/zertifizierte-praktizierende/

Nicht jede Therapie wird von der gesetzlichen Krankenkasse übernommen. Wenn du in Kindheit oder Jugend sexuellen Missbrauch im familiären Umfeld oder in einer Institution wie der Schule, einer Jugendeinrichtung, der Kirche oder dem Sportverein erfahren hast, kannst du beim Fonds sexueller Missbrauch finanzielle Hilfen beantragen, die zum Beispiel für eine Therapie verwendet werden können (für Deutschland): https://www.fonds-missbrauch.de/

Beratung und Therapie bei Pädophilie

Wer merkt, dass es ihn oder sie sexuell zu Kindern oder Jugendlichen hinzieht – ob im realen Leben, online oder in Pornos –, ist gefährdet, eine Straftat zu begehen und so nicht nur den Betroffenen, sondern auch sich selbst erheblich zu schaden. Hol dir anonym Hilfe bei einer der folgenden Stellen.

Online-Selbsthilfe

- *Troubled Desire:* Ein Online-Selbsthilfe-Programm für Personen, die sich zu Kindern oder Jugendlichen sexuell hingezogen fühlen: https://troubled-desire.com/de/

Deutschland

- *Kein Täter werden:* Wer befürchtet, dass er einen Übergriff begehen oder Kinderpornos konsumieren könnte oder das schon getan hat, den Strafverfolgungsbehörden aber noch nicht bekannt ist, kann sich hier Hilfe holen. Ebenso jemand, der in der Vergangenheit deshalb bereits angezeigt oder verurteilt wurde, seine Strafe aber verbüßt hat: www.kein-taeter-werden.de
- *Du träumst von ihnen:* Jugendliche, die sich sexuell zu Kindern hingezogen fühlen, können sich hier Ansprechpartner nennen lassen, die sie verständnisvoll und unter Beachtung der Schweigepflicht beraten: https://www.du-traeumst-von-ihnen.de/
- *Hilfeportal sexueller Missbrauch:* Weitere Anlaufstellen für Männer und Frauen, die befürchten, Täter zu werden oder es schon sind, finden sich hier: https://www.hilfeportal-missbrauch.de/informationen/uebersicht-schutz-und-vorbeugung/hilfen-fuer-potenzielle-taeter-und-taeterinnen.html

Österreich

- *Nicht Täter werden:* Dieses Projekt baut auf den Erfahrungen des deutschen Hilfsprogramms *Kein Täter werden* auf und richtet sich gezielt an Pädophile, die sich freiwillig ihrer Neigung stellen wollen: http://www.nicht-taeter-werden.at

Schweiz

- *Kein Missbrauch:* Männer mit pädophilen Neigungen finden hier Beratung und Therapiemöglichkeiten: www.keinmissbrauch.ch

Beratung zu sexuell übertragbaren Erkrankungen und Safer Sex

Deutschland

- *Aidshilfe:*
  - Berät nicht nur zu HIV, sondern auch zu Geschlechtskrankheiten und Hepatitis, und zwar online, telefonisch und persönlich: https://www.aidshilfe.de/beratung
  - Außerdem kann man auf der Seite nach einer Teststelle in der Nähe suchen: https://www.aidshilfe.de/wo-auf-hiv-testen#aidshilfen-und-checkpoints
  - Wenn das Kondom reißt, abrutscht oder vergessen wurde, kann man sich die PEP besorgen. Die Postexpositionsprophylaxe kann mit hoher Wahrscheinlichkeit verhindern, dass sich HIV im Körper einnistet. An welche Klinik in der Nähe du dich wenden kannst, steht hier: https://www.aidshilfe.de/PEP
- *Gay Health Chat:* Beratung per Live-Chat für Männer, die Sex mit Männern haben: https://www.health-support.de/
- *Buddy HIV:* Wer HIV hat, ist womöglich froh, sich mit jemandem austauschen zu können, der ebenfalls betroffen ist, und zu hören, wie der das Leben mit HIV meistert. Buddy HIV stellt den Kon-

takt zu anderen Betroffenen her, die dir ehrenamtlich bei den ersten Schritten in das Leben mit HIV zur Seite stehen. https://buddy.hiv/

Österreich

- Hier bietet ebenfalls die *Aidshilfe* umfassende Infos und Beratungsmöglichkeiten: https://www.aidshilfen.at/

Schweiz

- Das Verzeichnis von *Santé Sexuelle* listet verschiedene Stellen, die zu sexuell übertragbaren Erkrankungen und Safer Sex beraten: https://www.sante-sexuelle.ch/

26. Oktober 2018
Melanie schreibt ...

Melanie
Zur Info: Beltz hat gerade sein Interesse bestärkt, ein Buch machen zu wollen ... 😉

Sven
Das ist ja fantastisch!

18. Dez. 2018

Alina
Ich habe Lust, mit euch ein Buch zu schreiben. 🤗

Melanie
Jetzt kann Weihnachten kommen!

Sven
It's a deal!

7. März 2019

Alina
Alles startklar.

21. Juni 2019

Sven
Vorwort ist raus an euch.

11. Sept. 2019

Melanie
Fertig mit Kapitel 6. Jetzt nur noch Lektorat.

Alina
♡♡♡♡

Sven
♡😍🙏

19. Sept. 2019

Alina
WIR HABEN EIN COOOOVEEEEER

25. Sept. 2019

Sven
Wie lang darf unsere Danksagung sein?
(Ich habe schon fünf Seiten ...) 😜

Danke

Nun ist es geschafft. Was die Nachrichten unseres Gruppenchats nicht verraten: Zwischen ihnen liegen fast 600 000 Zeichen zu Sex. Mal zu Hause, mal im Urlaub geschrieben und überarbeitet, an manchen Tagen frühmorgens vor der Arbeit, an anderen bis tief in die Nacht, unterwegs in Zügen oder zwischendurch in Wartezimmern, beim Friseur, in Bibliotheken und Cafés.

Wozu das alles?

Allem voran für die Hörerinnen und Hörer unseres Podcasts, die uns immer wieder zeigen, dass das, was wir tun, hilft und einen Unterschied macht. Ihnen möchten wir von Herzen danken. Ohne euch gäbe es dieses Buch nicht.

Aber da gibt es noch mehr Menschen, die Dank verdienen:

Jochen, weil er uns drei zusammengebracht hat.

Alex, weil du mir den Rücken nicht nur unglaublich toll freigehalten, sondern auch gestärkt hast.

Christian, weil du dich schnell begeistern, aber nicht leicht aus der Ruhe bringen lässt.

Alberto, weil du mich trägst und jeden Tag daran erinnerst, dass schon mit einem Lächeln alles einfacher wird.

Und natürlich unsere Freundinnen, Freunde und Familien, die uns nach Kräften unterstützt haben.

Zudem danken wir Doro, die uns von der ersten bis zur letzten Zeile bestärkt hat – und weil sie wie unsere Lektorin Katharina immer noch einmal nachhakte.

Literatur

Das ausführliche Literaturverzeichnis findest du im Internet unter www.beltz.de. Gehe auf die Seite des Buches, klicke den Link zum Literaturverzeichnis an und gib folgendes Passwort ein: IstdasNormal? (Groß- und Kleinschreibung beachten).

Da Online-Materialien nur so lange verfügbar sind, wie das Buch lieferbar ist, empfiehlt es sich, das Verzeichnis herunterzuladen und auf dem eigenen Rechner zu speichern.